JN072794

イタリア地域精神医療の思想と実践

患者・家族・支援者は語る

森越 まや
Morikoshi Maya

ラグーナ出版

はじめに

本書は、鹿児島で精神医療福祉に携わる筆者らが、二〇一七年春、精神科病院を閉鎖した国イタリアの二つの地域、トリエステとトレントの地域医療の現場を訪ね、ともに生きる患者、家族、支援者と対話した記録です。

イタリアは、一九七八年、精神疾患の治療の場を病院から地域に転換することを法で定め、一九九九年、国のすべての精神科病院を閉鎖しました。その後現在まで、たとえ精神科病院がなくても地域に治療と支援があれば、患者が暮らしていけることを国単位で実証しています。

一方、日本は、長く病院中心の医療が続いており、精神科病床は三二万床（二〇二二年現在）に及びます。精神科病院のない社会で人々はどのように暮らしているのか、多くの問いを抱えて訪ねたイタリア。そこで、ともに希望をつくりながら地域で自分らしく暮らす人々に出会い、病院の有無や制度を超えて、生きることを深く考えさせられる旅となりました。

イタリアの医療システムには、各地域に設置されている精神保健センターに外来、訪問、デイサービスなど日本と同様の日中支援、居住支援、就労支援があります。外来患者には多職種チームが定期的に関わり、症状悪化の予兆には担当チームが早期に介入し、改善するまで頻回の訪問を実施し、暮らしの場で治療を進めます。必要時には、総合病院内にある精神科病棟で、短期間（トレントの平均は二週間）の入院となります。薬物療法も日本と同様に行われています。イタリアでは医療福祉は公的機関が担い、必要なサービスは原則無料で受けられます。しばしば、イタリア国内の治療格差が指摘されますが、国が配分した予算をどのように使うかは地方行政に決定権があるためで、今回訪れた二つの地域は行政と連携して、独自のシステムをつくり上げてきました。

トリエステは、精神医療改革を牽引した歴史的な地域でありながら、二四時間利用可能な保健センターが設置されるなど、今も前へ前へと歩みを止めることはありません。

トレントについては、本書で詳しくその理念と実践を紹介します。その中で、より良いケアを皆で話し合うために生まれたミーティング「再発見された言葉たち」は、誰でも参加し、何を話してもいい対話の場です。自分の言葉を他者に投げかけ、他者との関係で何かが生まれていく。言葉を再発見するとは自分を取りもどすことでもあるのです。「再発見された言葉たち」の話し合いから、数々のユニークな活動が生まれました。本書に繰り返し登場するウッフェ（患者家族のエキスパート）もその一つで、治療チームの一員として重要な役割を果たしています。

これらの背景には、ファーレアッシエーメ（一緒にやろう）の理念があります。一緒にやろうとは、皆一様に同じことをやろうということではなく、自分の軸を持った上で、自分のやりたいこと、誰かがやりたいことを一緒に実現していこう、ということです。制度はあっても使いこなすのは人であり、自分たちの手でケアをつくり上げていく。一人ひとりの話を聞きながら、草の根の治療思想とでもいうべき礎をひしひしと感じました。イタリアでは、精神疾患は回復していく病と考えられていました。病は人生の危機（クライシス）であり、再生のチャンスであるとも言われました。

かつて精神医療改革を進めたバザーリアは、病の原因の一つに、貧困や孤立など社会の問題があるとして、回復には家や仕事や人との関係が必要と考えました。精神医学的な疾患を否定するものではありませんが、貧困や孤立など社会的問題から生じた危機は医療の問題だけでは解決しない、とするものです。だからこそ、治療目標は症状の改善だけではなく、人や社会との関係性を再構築し、地域で生きることにおかれるのです。

尊厳を重要な指標とする治療思想を、私たちは精神科医中井久夫氏（以下中井）に学びました。中井は、「医者にできる最大の処方は希望だ」と書き、回復とは希望を持って自尊心を再構築していくこと、としました。また「精神医療に希望することは、病的なものだけをとり出すのではなく、むしろ、病的なものをこうむっている心身のほうに注目すること」として症状だけに目を奪われないようにと言い、「二四時間病気の人、一〇〇パーセント病気の人はいない」、必ずどこかに回復の糸口があるとしました。イタリアで、幾度も同じ言葉を聞き、実践として展開している様子に目を見張りました。

「良いケア」はどこにいても変わらないのです。同じ病、同じ人間なのですから。

日本で私たちにできることは、目の前の一人ひとりのその人自身に向き合い、他者の尊厳も自らの尊厳も破壊しないケアを考え続けること。そして、目の前の人が変われば地域が変わり、地域が変われば国中が変わることを信じたいと思います。

訪問した後、二〇一九年末から世界中を新型コロナウィルス感染症（COVID-19）が覆いました。外出制限など一人ひとりの暮らしの影響はもとより、精神医療への予算減額などその影響は計り知れず、システムも変わらざるを得ないかもしれません。しかし、私たちが見たトリエステとトレントの実践は、精神医療の一つの形を体現し、「前へ前へ」と進む確かなものでした。

イタリアでお会いしたすべての方々があたたかく迎えてくださり、日々の暮らしの中の思想と実践を分かち合い、信頼と希望を開いてくださいました。深く感謝いたします。

本書の取材は、南日本新聞社の吉松晃子記者、当事者リカバリーネットの畔津大輔氏、ラグーナ出版社長の川畑善博、通訳の花野真栄氏とともに行いました。花野氏は視察後も、ウッフェ世界大会「再発見された言葉たち」への参加や本書の出版にあたり、イタリアとの架け橋になってくださり、たいへんお世話になりました。厚く御礼申し上げます。

筆者が会長を務める株式会社ラグーナ出版（鹿児島市）は、出版と製本を生業とする就労継続支援A型事業所として、現在三三名の社員が精神疾患を抱えながら働いています。ともに働く経験とみんなの励ましがあったからこそ、イタリアの実践に私たちの希望と可能性を確信できました。現在まで導いてくれたすべての患者さんたちとそのご家族、すべてのみなさまに心からお礼を申し上げます。

本書を、深い感謝を込めて、中井久夫先生に捧げます。

二〇二二年一〇月　森越まや

※本文中の氏名、肩書、年齢は、二〇一七年当時のものです。

イタリア地域精神医療の思想と実践　患者・家族・支援者は語る——目次

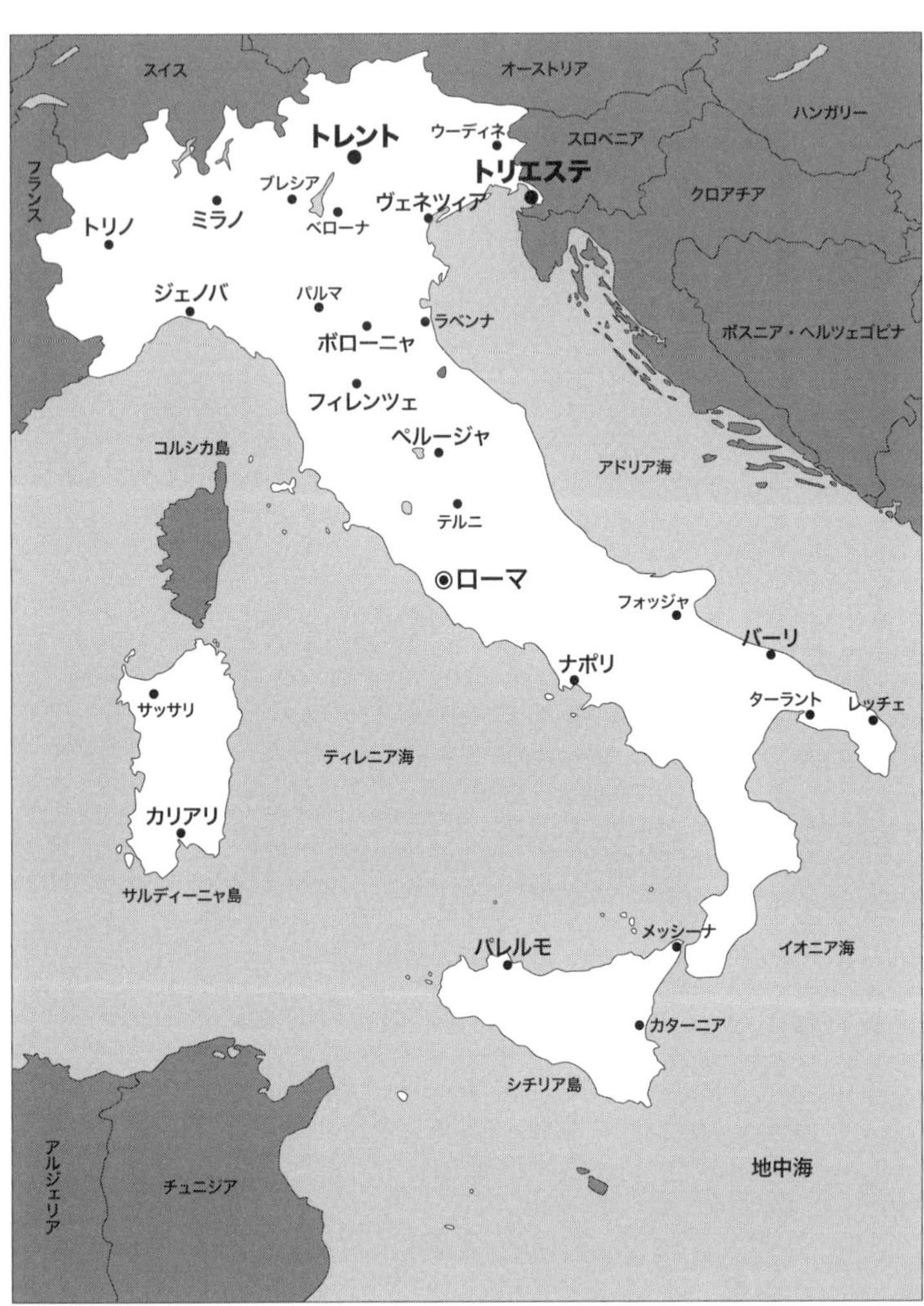
スイス
オーストリア
ハンガリー
スロベニア
クロアチア
ボスニア・ヘルツェゴビナ
フランス
トレント
ウーディネ
トリエステ
ブレシア
ヴェネツィア
ベローナ
ミラノ
トリノ
ジェノバ
パルマ
ラベンナ
ボローニャ
フィレンツェ
ペルージャ
コルシカ島
アドリア海
テルニ
ローマ
フォッジャ
バーリ
ナポリ
ターラント
レッチェ
サッサリ
ティレニア海
カリアリ
サルディーニャ島
メッシーナ
パレルモ
イオニア海
カターニア
シチリア島
地中海
アルジェリア
チュニジア
イタリアの地図

序章　日本とイタリアの治療文化

イタリアをはじめ欧州の国々では、医療が公的サービスであることが多いが、日本では精神科病院の九割以上を私立の病院が占めている。また、イタリアの精神医療を考えるとき、日本とイタリアでは精神医療が担う領域が同じでないことを念頭に置かなくてはならない。

イタリアで「精神医療」という場合は、依存症を含まない成人の精神疾患を対象としたものである。小児、高齢者はそれぞれ小児精神科、高齢者精神科で扱われ、治療の場も明確に分けられる。また、アルコールやドラッグ、ギャンブル依存など、依存症に関する治療や保健サービスは別に設置された依存局が担い、成人の精神疾患に関わる精神保健局とは明確に管轄を分けている。

一方、日本の精神医療では、小児・思春期や高齢者の専門があるにせよ境界は明瞭ではなく、未成年者も、依存症、認知症の方も同じ精神科で扱い、同じ病棟に入院することもある。近年、精神科病床が認知症病床に変換されていく現状もある。

本書で紹介するイタリアの精神医療の現場は、成人の精神疾患を対象としたものであり、日本でイメージする精神医療とは領域が異なることを確認しておく。

医療が明確に専門域に別れる一方で、地域で提供されるイタリアの医療保健福祉サービスは裾野が広い。日本で就労支援など福祉サービスを受けるためには、障害者手帳や、障害者総合支援法に基づく福祉サービス受給者証が必要であり、今、困っているとしても障害認定を受ける手続きに時間がかかる。イタリアでは、福祉サービスの対象を「社会的に不利な立場の人々（persone svantaggiate＝社会的弱者）」として、障害によらず生きづらさを基準として身体・知的・精神・感覚障害者、家庭的困難にある就労年齢の未成年、アルコール・薬物依存症、受刑者、ひとり親、失業者など、疾患や障害を越えて、今まさに社会的に困窮している人たちも支援を受けられるようになっている。

旅はヴェネツィアから始まった。

精神疾患を抱えた人々と家族、支援者は、地域でどのように暮らしているのか。現場の空気に触れ、言葉を集め、対話から生まれる力を吸収したいとさまざまな思いを抱えて、イタリアの地を踏んだ。そして地域精神医療の最前線であるトレント、トリエステを訪ねた。

トレントは、ヴェネツィアから西に一〇〇キロ、オーストリアとの国境にあるアルプスに抱かれた地域であり、病の体験、支援の体験と各々の体験を生かしてともに活動するウッフェ（UFE：Utenti Familliari Esperti／患者家族のエキスパート）とファーレ・アッシエーメ（Fareassieme／一緒にやろう）活動の発祥の地である。

トリエステはヴェネツィアから東に一五〇キロ、アドリア海に開き、隣国スロベニアに接する。世界で初めて精神科病院を閉鎖した歴史的な地であり、今も地域で「良い治療」への革新が続いている。半世紀前、地域で暮らす準備として病院内で始められた患者たちの労働組合のシステムは、社会的協同組合の礎となり、欧州を中心に世界的に広がった。

どちらも国境近くに位置し、辺境の地からイタリア精神医療を牽引してきた。

今回の旅は二〇日間。トリエステに三日間、トレントに一七日間で、トレントでは総合病院にある精神科急性期病棟に入り、訪問看護に同行するなど現場の実践にも参加した。限られた時間を惜しんで、二つの地域の多様な現場でインタビューを行った。年齢、役職、これまでの来し方は異なるが、一人ひとりが、自らの言葉で語ってくれた。その治療思想をたどると、信頼と希望、障害の有無にかかわらず、一人ひとりが社会の一員として、自分らしく誇りを持って生きることにいきつく。

イタリア精神医療を理解するためには、その土台となった法律一八〇号（バザーリア法）成立の歴史と内容を知る必要がある。本章はそこから出発し、病や障害をどう捉えるか、施設や制度をどのように脱するか、体験の力をどう生かすか、そして日本で私たちに何ができるかを考えたい。

法律第一八〇号（バザーリア法）

一九六〇年代は、世界中で社会変革の気運が大きく高まった時代である。イタリアでは、一九六〇年代後半から始まった学生運動と労働者運動の胎動が、一九七〇年代に入って目に見える変革の形として現れてくる。カトリック国として禁止されていた離婚や人工妊娠中絶が認められるようになり、学校教育においては特別支援教育が廃止された。以後現在まで、障害がある子も普通学校で支援員をつけて学ぶ統合教育が続いている。施設（精神科病院や刑務所、学校など）における

変革と、制度（家族、結婚、労働制度など）の変革が進み、共同性のあり方が大きく変化した時代である。※1

精神医療も、このような時代の中で、反施設運動など市民運動と結びついて施設や制度に対する改革が進み、一九七八年、精神科病院閉鎖を定めるに法律第一八〇号法が施行された。その後二〇年をかけて国中の精神科病院を廃絶するに至り、精神疾患の治療の場は病院から地域に移された。この改革を牽引したのは、ヴェネツィア生まれの精神科医フランコ・バザーリアである。彼の名をとってバザーリア法とも呼ばれる法律第一八〇号は、その正式名称を「自発的および強制的な病状評価と治療」という。

長年イタリアの精神医療を研究してきた松嶋健によると、法律一八〇号には二つの重要な治療思想、すなわち、「本人原則」と「地域原則」がある、という。

「本人原則」は、同法第一条冒頭に「病状評価と治療は自発的なものである」とあり、これは「病状評価と治療は患者本人の意志に発して行われる」ことを明確に示している。「地域原則」は、第六条に「精神疾患に関する予防・治療・リハビリテーションは、原則として病院の外で行われる」とあり、これにより、症状の重さにかかわらず、すべての人は地域でサポートされる。

ただし、緊急の治療的介入を要する例外も想定されている。本人原則の例外として、緊急に治療的介入が必要であるのに、本人の同意が得られない、地域で適切な措置を施すことができないという条件において、ＴＳＯ（強制的治療介入）が行われる。地域原則の例外として、ＴＳＯは総合病院内にある精神科病棟（ＳＰＤＣ／診断と治療のための精神医療サービス）で行われる。※2

ＴＳＯを発動するには、医師二人と市長の署名が必要であり、最長でも七日間と規定されている。この期間を超える場合は再び同様の手続きを踏む。ＴＳＯは四八時間以内に後見判事に伝えられ、誰であってもＴＳＯに対する不服申し立てができる仕組みだ。基本にあるのは、病者の人間としての尊厳と市民としての権利を守るという原則である。だからこそ、ＴＳＯの条件として「社会的危険性」や「犯罪のおそれ」が書き込まれず、あくまで本人にとっての治療的な観点からのみ発動されることに限定されているわけである。[※3]

ここで重要なことが二点ある。

① 強制的治療の介入が本人の病気の重篤度ではなく、地域で適切な精神保健サービスが行えないときとされること。

② 強制的治療の介入の判断は、本人の治療的観点から判断されること。

①では、強制的治療介入によりＳＰＤＣに入院する場合、本人の精神症状が重いかどうかよりも、地域で、家族や支援者が支えられるかどうかが問題とされる。急性期状態で激しい興奮がある場合、最も大切なことは心身の安全を図ることである。

実際、筆者らの滞在中、トレントのＳＰＤＣでは、かなり症状の重い患者が一週間の入院で退院していった。主治医に退院の目安を尋ねると「地域で暮らせるかどうか」と答えた。地域で暮らすためには、家でもグループホームでも、住むところで安心安全が保証されるかどうかであり、専門職の訪問は必要に応じて日に何回でも要請できる。また各地域の精神保健センターに準備されているデイホスピタルやデイケアを終日利用することもできる。トリエステには二四時間利用できるセンターが四カ所開いていた。

いずれにしても、急性期状態は、集中的な治療介入が数週間あれば状態は改善するという見立てである。

②では、強制的治療介入は、あくまでも、治療的観点によるべきであることを明確に定めている。

日本でこのＴＳＯに相当するのが、医療保護入院、応急入院、措置入院である。これらの入院の決定には精神保健指定医による診察が必要であり「自傷他害のおそれ」の判断が加味される。措置入院については、精神保健及び精神障害者福祉に関する法律第二十九条に、「その診察を受けた者が精神障害者であり、かつ医療及び保護のために入院させなければ精神障害のために自身を傷つけ又は他人に害を及ぼすおそれがあると認めたときは、その者を国等の設置した精神科病院又は指定病院に入院させることができる」とある。ここで付け加えると、「自傷他害」の記載が必要なのは医療だけではない。地域で障害福祉サービスを利用するためには、障害を認定され、行政の障害支援区分を受ける必要がある。その際提出しなければならない医師の意見書には、自傷と他害の項目に加えて、社会的適応を妨げる行動として「周囲に恐怖や強い不安を与えたり、小さくても犯罪行為を行なったり、どこへくかわからない、などの行動」を五段階評価するようになっている。このような記載は、患者自身が目にすることもあり、主治医の評価に何を感じるであろうか。そもそも自傷他害とは治療的観点から必要な視点であろうか。そして自傷他害の危険性は精神科医が判断できることであろうか。

法律一八〇号施行から半世紀近くを経た。現在、イタリアの精神保健システムにおいて、地域差に大きな課題があり、優れて機能しているサービスと不十分なサービスが混在することがしばしば指摘される。また、一方で、ＴＳＯの延長や長期強制治療を目的とした三〇床以上の居住施設の建設など、強制入院や施設化を是とする動きもあるという。

多様な現状を踏まえて、地域差をなくし安定したサービスを維持するために一八〇号に続く新しい法案をつくり出そうという動きが、トレントを中心に始まっていた。[※4] この動きは、付録1の「再発見された言葉たち」の会で、ウッフェの話し合いから生まれたものである。

精神保健法以降の日本の精神医療――個人的な経験から

筆者は、一九八七年から精神科医として仕事を始めた。一九八七年とは、それまでの「精神衛生法」が「精神保健法」（一九八八年施行）に改正された年である。一九八三年、職員の暴力により入院患者が死亡した宇都宮病院事件を契機に、強制入院や長期収容が国際的にも問題になり、日本の精神医療が変わろうとしている時代であった。

私が仕事を始めた当時、閉鎖病棟では、外出や面会、金銭、郵便物も管理され、電話もナースステーションにあり、入院患者はスタッフが耳をすませる中で遠慮しながら会話をしていた。開放病棟でも、外出には許可が必要で、行き先と帰りの時間を記入し、預けてある自分のお金をお小遣いとしてもらい、持ち帰った物は細かくチェックされた。そのころの病室の多くは畳部屋で、個人の空間も仕切りもなく、荷物も最小限に制限された。トイレの扉も上下が開いており、一人のスペースも、籠り泣く部屋もなかった。保護室（隔離室）は、危険を理由に椅子やテーブルはもちろん物を持ち込むこともできず、狭い部屋の角に便器があった。監視カメラは常時作動し、見回りにくる看護師がドアを開けなくても外から観察することができるようになっており、食事も小さな隙間から差し入れられた。

新米の私は、いつも患者たちに助けられた。食堂に座っていると、誰彼となく来て話をしてくれた。当直の夜も部屋を回ると患者たちが迎えてくれた。診察室で話すときとは違う人のように、素の時間があった。

心の病は、生死を分かつ病である。そのつらさは目に見えず、幻覚妄想や、世界が変わる恐怖はどんな表現も十分ではない。病の困難さを共有できないまま、仕事としてその病に向き合わなくてはならない私を患者たちが励ましてくれた。彼らは皆、この病は体験した人でなければ真に理解できないことを知っていたが、共有の手立てのないことを責めず、その苦しみを知らない者の的外れな意見も静かに聞いてくれた。

長年入院していても、患者の誰もが退院を望んでいた。退院したいかと聞かれて迷うのは、地域の暮らしが想像できない不安や孤独からだと思う。患者が望む治療を果たせていないことは私の心を重くし、二、三年ごとに勤務先を変えた。ある日、馴染みの患者さんと、いつものように病棟の廊下にしゃがんで、話すでもなくぼんやりとしていると、彼がポツリと「精神科医なんてつまんないもの辞めちまえ」と言った。やがて私は故郷の鹿児島に戻り、二〇〇五年精神科病院に勤務した。

そこで竜人（ペンネーム）に出会った。彼は保護室で統合失調症の急性期状態にあり、はたから見ると疎通が取れず、自分を傷つける行為を繰り返す興奮状態の中で必死に何かを書き記していた。後に彼が語ったところでは、自分のすべてを否定する何かが起こり地球人よりも多い数の声に攻め立てられ、遺書のつもりで書いていた、という。生きるという希望を失えば自然に死ねるかもしれないと、絶望という自然死を目指していたという。病気ではないと固く薬を拒んでいた彼は、同じ病気の体験をした人の言葉で薬を飲み始めた。そんな彼の言葉から、「病の体験を言葉にして力に変えよう」を合言葉にして病院内で本作りを始めた。集まってくる言葉に手応えを感じ、病院の外でも多くの言葉を集めたい、とＮＰＯ法人を設立。編集会議と称して誰もが参加できるおしゃべり会を開き、出来上がった本を手に書店を回った。診察室を離れてともに過ごす時間は、私自身の世界を格段に広げた。

二〇〇四年、国は、「入院治療中心から地域生活中心へ」という基本方針の下に、障害者自立支援法（現・障害者総合支援法、二〇〇六年施行）を成立させ、地域での就労、居住支援など福祉サービスが提供されることになった。

本作りを給与の出る仕事にしたいと願った私たちは、二〇〇八年、ＮＰＯ法人から株式会社ラグーナ出版を設立し、就労継続支援Ａ型事業を開始した。「病の体験を言葉にして生きる力にしよう」を合言葉に、現在では患者三三名、スタッフ一二名、役員二名の、計四七名（二〇二一年九月現在）が働いている。編集会議では、病の体験も語られる。急性期症状で入院したときの話では、病のつらさに加えて入院の苦しさが語られる。どのように受診に至ったか、拘束や保護室のきつさ、面会や連絡の禁止、などなど。

「安心して病気にもなれない」とは竜人の言葉だ。再発の恐怖はもとより、入院や社会生活が変わる恐怖が大きい。それでも「障害があっても不幸ではありません」と穏やかに暮らす日常がある。

ラグーナで病を抱えた皆と働く経験は、何より私自身を幸福にした。皆の言葉に触れていなければ、イタリアで見たものもまったく違う世界のように思ったであろう。

「患者たちには力がある」とトレント精神保健局長のレンツォ・デ・ステファニは繰り返す。私も患者たちには力があることを日々実感しているからこそ、イタリアの「信頼と希望」を納得することができたと思う。

「良い治療」とは何か

トレントでもトリエステでも、さまざまな人との対話の中で「良い治療（伊 buona cura、英 good care)」という言葉が繰り返された。自分たちは「良い治療」をするために働いている、「良い治療」を問い続けているのだ、と。心の病は誰もがなりうる。自分が病気になったときに、何が必要で何が必要でないだろうか。社会の制度や治療は、人が幸福に生きるためにあるのではないか。そうだとしたら、良い治療とはどのようなものであろうか。

トリエステで、ロベルト・メッツィーナ精神保健局長は、治療は疾患を基準にするのではなく、人生における価値を基準にするべきだ、と言い、次のように語った。

「診断は、治療の指標となりその人の人生に役立つものでなくてはならない。薬物療法も、症状を消すところにあるのではなく、人生における可能性を提供することを目標にする。治療は患者の社会的な主体としての力を取り去るのではなく、主体性を回復、強化する形で行う。

病という危機（クライシス）を受け入れ、乗り越える土台として、患者は尊厳、つまり主体性を持って、自由を保障されていなくてはならない。市民として当然引き受けるべき社会的な責任も本人から取り上げてはいけない。必要なのはサポートである」と。

バザーリアは「患者が真っ先に必要としているものは治療、そして、人間的な関係、お金、家族。治療者にとって必要なものは患者にとっても必要なのです[※5]」と語ったが、それは今でも現場で語り継がれていた。「精神症状の改善」も大切であるが、その人の自尊心、人間性を取り戻すことが第一の目標であり、人とつながり、社会との関係性を取り戻す支援が共有されていた。良い治療とは、症状の足元にある生活や人間関係の困難を理解し、信頼と希望を取り戻すこと。その背景には、病は人生の危機（クライシス）の一つであり、乗り越えていくもの、再生をもたらすものという理解がある。

病を否定するのではなく、病をかっこに入れて、本人の苦悩や生活苦と対峙する。これが良い治療につながる。「そのためには患者の話をよく聞く、その人の歴史を知る。関係性を維持し、自尊心を再建する、ともに考えること」とメッツィーナ氏は語った。

目の前の業務を追いかけて走り続けるような日本の臨床にいると、このような治療が本当にできるのだろうか、と想像もできないでいた。

実際に現場に入ると、イタリアの精神科医も主治医として患者を抱え、ミーティングに参加し、外来、往診と業務をこなしている。そして患者は回復し、地域で暮らしている。病院や施設では二四時間管理することが主要な業務の一つとなるが、ここにはそれがない。同じ疾患を扱う仕事であるのに、優先順位の付け方や必要なことに費やす時間の使い方で、こうも余裕がつくれるのだ。

精神保健センターの外来では、一人の精神科医が半日で数人、時間をかけてじっくり話を聞いていた。通院患者で特に問題がない場合、電話で近況を聞き、行きつけの薬局に処方箋を送って終了。日常はこの方法で診療が続けられる。

面接を希望する場合は予約して精神保健センターを訪れる。情報は共有され、主治医が不在時は代わりに動けるチームがある。無駄のない流れ作業のようであった。そもそも支援者の余裕がなくては、良い治療は望めないだろう。

イタリアで実感したのは、一人ひとりが力を発揮できるシステムだ。専門職が、現場で臨機応変に判断し、時にはルールも変えることも厭わずに、その人に適切な支援を実践していく。日本では、現場の専門職が個人で判断し実践できる裁量は少ない。医師を頂点にした組織の関係性では難しい。専門職として働くときに、自分が学んだことや経験したことを患者のために存分に役立たせることは幸せなことだ。良い治療は、患者だけではなく支援する側にとってもやりがいのある仕事であるはずだ。

急性期病棟で言われたことは、まず治療関係を構築することである。治療の初めに重要なのは、治療を受けることへの同意を得ることであり、安心して委ねてもらえる関係性を築くこと。最初に丁寧に信頼関係をつくっておくことが、その後の治療を楽にする。

信頼関係を築くには、きちんと相手の話を聞く。何をしたいのか何をしたくないのかをきちんと聞いていく。会いたい人がいたら一緒に会いにいく。話し合って、一緒に動くことを積み重ね、関係性を安定させていく。必要なことに対しては、支援のネットワークを使いながら対応する。家族も不安になっているので家族の話もよく聞き、家族と安定した関係性を築き信頼を得る。関係から生まれる信頼と希望を土台とすることで、苦しんでいる本人の人生が変わっていく。「地域ネットワークの土壌は信頼と希望である」と、デ・ステファニは言う。

信頼は一人では生まれない。希望も一人ではつくれない。「信頼と希望」は、薬でも役割でもなく、人間性を理解し、認めあうことが必要なのだ。このように、イタリアでは関係性の在りようを良い治療の礎としていた。

トリエステの急性期病棟で出会った精神科医アントニオにチーム医療について尋ねたとき、「治療は関係性がすべてだと思う。関係性をつくるのは精神科医が一番不得手かもしれない。チームの誰か、看護師やケースワーカーや他のメンバーのほうがよりよい関係性を築けることが多いでしょう。だからチームの意味もあるし、どの職種が上とか下とかそんなことはない」と笑った。

ミーティングでも立場に関係なく自由に座り、遠慮なく発言する。急性期病棟のスタッフミーティングでは、開いているドアから入院患者が入って来て、自然に席に着いたが、みんな何事もないかのように、その患者も交えて話し合いが続いた。

クライシス（危機）について―病のとらえ方―

イタリアでは、患者たちは精神科の症状を診断名ではなく、人生上の問題として語る。これは、自らの病の体験を語るとき、皆一様に「私のクライシスは……」という語り方からもわかる。診断名はあまり重要ではない、とも言われた。

「患者を（医学的な）対象とみなしたものが診断ですが、クライシスは患者の主体性に関わるもの」とバザーリアはいう。[※6]クライシスの語源は、再生の可能性を含んだ危機を意味するのだ。

一般的に精神医療で「クライシス」というときには、「急性期状態」を示す。本人にとっても家族にとっても、急性期状態をどう乗り越えるかが、治療過程の最重要課題であることは、日本もイタリアも同じである。

日本で、「イタリアには精神科病院がない」と言うと、「急性期の時にどうするんですか」、「興奮している患者さんはどうするのですか」と尋ねられる。日本であれば入院となりがちなこの時期を、イタリアではどのようにサポートし、乗り越えているか。私は、急性期状態を危機と再生と考えるこのクライシスの捉え方に文化の違いを感じ、この捉え方のなかに良い治療の導きの糸があるのではないかと考えた。このことをメッツィーナに問うと、次の言葉が返ってきた。

クライシスを病の大変な状況と考えると、その先をネガティブに考えてしまいます。回復には希望や、力をくれる人とのつながりが必要です。大切なことは、本人の力を維持すること。クライシスを人生の危機、危機をチャンスと捉えて、その後をよくしていくことを考えていく。危機の時だからこそ、気が付いていなかった人間関係のズレや生活の困難が表に出てくるので、足元を見直すチャンスになります。苦しみや危機の意味を本人が理解できるように、サポートしていく。苦しみ、危機が本人にとってどのような意味があるのか、それはどういった新たな道を開いているのかを一緒に考える機会になるのです。

症状は二四時間続くわけではないし、一〇〇パーセント病気の患者もいません。どんな人も、生きていたら休息や避難場所が必要であるように、クライシスをサポートする場所が必要なだけです。しかし、それは精神科病院である必要はなく、本人が選べる避難所、休息場であること、安心して休める場所が必要なのです。

自分は精神科の患者であると思ってしまうと、自分の人生を諦めてしまうこともありますが、クライシスは誰にでも起こりうる。人生の一部です。だから普通の人生の中で対応されなくてはならず、回復のために人生上の多様な人々も巻き込みます。クライシスだから、急性期だからといって特別な場所に連れていくのではなく、安心できる場、生活とつながっている場で、信頼関係を築いていくことがその後の生活への安心につながるのです。

人生のクライシスに陥るときは社会的に孤立していることが多いものです。ですから、もう一度その人の周りにネットワークを築いていく。どんなセラピーを考えるより前に、まずちゃんと人間関係を築く。失ったさまざまな関係性のネットワークを再び築いていく。苦しむ本人と、そばにいる家族の苦しみの経験を聞き、社会化（言語化）していく。このようなことが大切です。

治療の連続性は極めて大切です。連続性とは利用者の動きについていくという意味での連続性であり、その人が生きるいろいろな場所に沿っていくという連続性です。入院についていえば、総合病院内の精神科病棟に入院することは、身体疾患による精神症状を見逃さないためには有益でしょう。

二四時間オープンの地域精神保健センターの活動ではクライシスを中心に据えています。在宅でも、センターのベッドでも、クライシスだからといって特別な場所に連れて行くことはしません。精神医療に専門化されたサービスではなく人々が生きるということの全体性に対して

「包括的」に応じていくのです。

トリエステの精神保健センターは、精神保健サービスの中心であり、非常に柔軟な組織体制で誰でも利用できます。もちろんクライシスの本人とも交渉し、回復のプログラムを一緒につくっていきます。ベッドが八床あり、必要ならば休息を説得します。二四時間オープンとは単に開いている時間が長いというのではなく、まさに生活の場であり、地域がその場所に入り込んでいるということです。病気も関わっているが、人は二四時間ずっと病気であるわけではありません。病気と同時に健康なのです。だからこそ、ネガティブなものを対象にして介入するのではなく、人が持っているポジティブなものにも働きかけながら、仕事をするのです。

地域保健センターは、地域精神医療サービスを一つの窓口、ワンストップで集約しています。活動は具体的には非常にシンプルなことの積み重ねです。クライシスで泊まっている人とセンターに日中通ってくる人のスペースを分けていません。利用者とスタッフのスペースも分けていません。そのことによって利用者とスタッフとのバリアを減らしていく。ドアは街の道に面しており、二四時間開いています。出ていかないように鍵をかけるのではなくて、そこに人がいて、一緒に寄り添うことで出ていかないようにする。人がそこにいて、人がつきそうという形で仕事をしています。

要約すると、クライシスマネージメントで大切なことは三つです。

一つめは「なぜという問い、なぜについて話し合って意味を見つけていくこと」。

二つめは、「本人の周りの社会的つながりを維持すること」。

三つめは、「精神保健サービスの資源や人的資源の利用」です。

このことを実現するためにはミーティングが重要であり、参加者同士が対等となるための工夫が必要になるのです。

地域で精神医療を行うということ

なぜ、イタリアでは施設や病院ではなく、治療は地域にあると考えるのだろうか。

一九六〇年代、変革に着手したバザーリアは、精神科病院に赴任した当初から病院閉鎖を考えていたのではなく、病院内でできる最良の治療を目指していたという。しかし、病院の扉が開かれ、患者たちが地域に出て少しずつ自由を取り戻すにつれ、問題が変わっていったのだ。バザーリアは言う。

私たちは病院の外にとても居心地のいい場所を見つけたので、そこで、精神科病院の外で病気に向かい合うことにしたのです。すると精神病者の危険性と結びつけられていた諸問題が軽減していくのを、目の当たりにすることになりました。私たちの前には、もはや一つの「病気」があるのではなく、代わって患者にとっての「危機」が立ち現われてきたのです。〈中略〉問題を危機と見るのか、それとも病気と見るのかは全く別のことです。なぜなら病気の診断は客体であるのに対し、危機というのは主体性の問題だからです。[※7]

入院や施設での生活は、どんなにうまく機能しているように見えても、集団生活の規則や閉じられた関係性は、人それぞれの個性や主体性、可能性を奪ってしまう。病院では、病を介して人間関係がつくられ、病に焦点が当てられて「入院患者」としての役割を負うことになる。これをバザーリアは「施設化（istituzionalizzazione）」と考えた。管理され、主体性を失い、施設化された場でその人自身に出会うことは困難であり、その人自身に出会えずに治療は行えない。そして、問題は、精神科病院をどのように変えていくかということよりも、精神科病院を必要としている社会を変えていかなくてはいけない、と考えたのである。

精神医療はその始まりから何らかの社会的な機能を負わされてきた。社会で、「病気」は「非生産性」とされ、さらには「危険」「他害」などの偏見の中で、排除される人々の管理を精神科病院が担ってきた歴史がある。

精神科病院は「施設」であるが、施設（病院）を動かしているのは「制度」である（「施設」も「制度」も一つの言葉、英語ではinstitution、イタリア語ではistituzioneで表す）。

バザーリアは制度を問題とした。施設としての精神科病院はなくさなくてはならないが、施設としての精神科病院をなくしても、精神科病院を必要とするもの、精神科病院を動かすものが変わらなければ、同様の「施設」が生まれてくる。

松嶋は、バザーリアは「精神科病院の壁の崩壊」と「施設の論理の破壊」を区別した[※8]、と指摘する。すなわち、バザーリアにとって「精神科病院の解体」とは、実際に精神科病院の壁をなくすことを意味するのではなく、壁の内外に通底している「精神科病院を必要とする論理」の内と外の境界を撹乱することによって、多様な人々が共存する新たな社会の論理を築くことを目的とした。

「まず、重要なことは人間が非常に大きな潜在力を持っていることを知ることだ」とメッツィーナは言い、患者たちが地域社会に出てきた当時を振り返って次のように語った。

「壁が開かれ、患者たちが外に出た時、どんな大変なことが起こるかと待ち構えていたにも関わらず何も起こらなかった。患者たちは壁を超えたところで、主体性と自分の人生を取り戻していった。病院を閉鎖するという不可能と思われたことを成し遂げられたのは患者たちの力があったからだ。バザーリア自身が『バザーリアの改革ではなく患者たちの力なのだ』と話していた」と。

施設化は患者だけの問題ではない。そこで働く職員は、さらに重度の施設化に侵されているかもしれない。私自身、病院に勤務している時、入院中の患者に、「退院したい、働きたい」と言われながら、難しいと考えてきた。その人の秘めた力や可能性を少しも汲み取れていなかった。このような管理は必要ではないと思っても、主治医として主体的に判断し、行動する力を私自身が失っていた。隔離、拘束とマニュアル通りに進むとき、個人の迷いは自覚される間もない。いったい自分が何と戦っているのか、わからなくなる。管理する側もされる側も、管理され、抑圧される。そこにいる人の主体性と自由という尊厳を奪うものが施設の論理であると思う。

近年日本は、国の方針により、グループホーム、生活支援、就労支援と、地域の福祉サービスが進んでいる。ここに「施設の論理」、つまり管理を必要とする見えない壁はないだろうか。支援という形で、日常生活の現場に諸々の管理が入り込む。服薬、金銭、時間（つまり人生）の使い方、支援される人とする人の抗えない関係が生まれ、入院生活が地域に移動しただけの福祉になってはならないと思う。社会の中で、見えない管理や抑圧を認識し、地域の中に新たな壁をつくらず、「精神科病院を必要とする論理」を超えていくことは可能か。今回の旅で生まれた新たな問いである。

【引用文献】

※1　松嶋健『プシコ ナウティカ――イタリア精神医療の人類学』世界思想社、二〇一四年、七九頁。
※2　前掲書、八四頁。
※3　前掲書、八五頁と、レンツォ・デ・ステファニ、ヤコポ・トマージ、花野真栄訳『イタリア精神医療への道　バザーリアがみた夢のゆくえ』日本評論社、二〇一五年、二〇、二四頁を要約した。
※4　新たな法案の動きについて知りたい方は、前掲書『イタリア精神医療への道　バザーリアがみた夢のゆくえ』を参照のこと。
※5　前掲書『プシコ ナウティカ――イタリア精神医療の人類学』、二六頁。
※6　前掲書、三〇頁。
※7　前掲書、一四〇―一四一頁。
※8　前掲書、一四八頁。

第１部
イタリア精神保健医療の歴史と制度

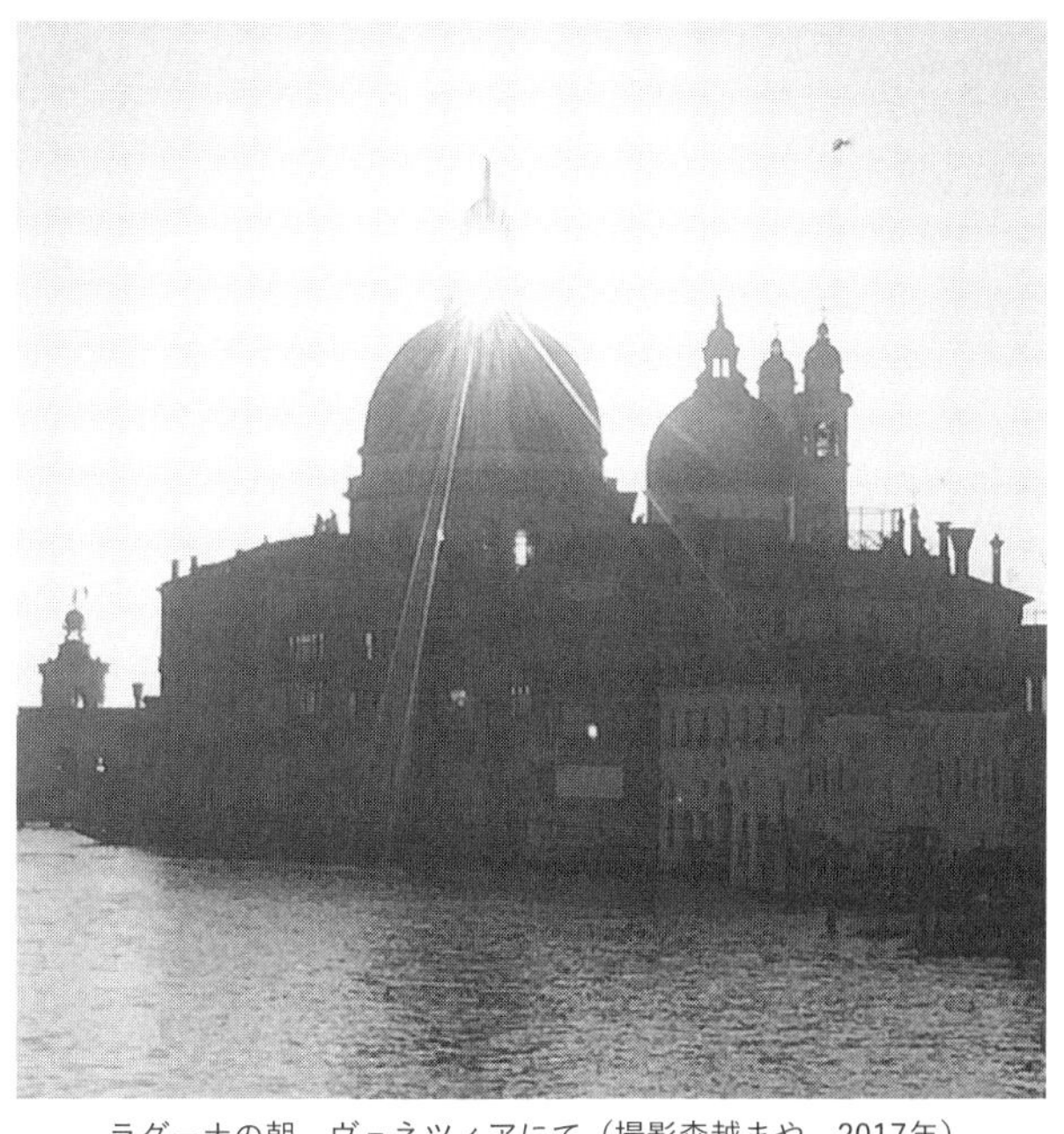

ラグーナの朝　ヴェネツィアにて（撮影森越まや、2017年）

第1章　イタリア精神医療と国民保健サービス

一九七八年五月、イタリアで精神科病院の閉鎖を定めた一八〇号法[注1]が公布された。この法により、精神疾患の治療の場は病院から地域へ移行し、入院中の患者は退院して地域医療サービスを受けながら暮らす道筋ができた。一八〇号法は、この精神医療改革を牽引した精神科医フランコ・バザーリアの名をとって「バザーリア法」とも呼ばれる。施設化へ抗い、精神医療の軸足を入院から地域での暮らしに移したこの改革は、一人ひとりの人としての尊厳を守るための闘いであり、社会を変える運動であった。

病院から地域へ、法制定から四〇数年を経た。イタリアではもはや多くの人々が精神科病院を知らない。病院閉鎖を担った当時のスタッフは、現場では第一世代と呼ばれ、今や第三世代が活躍している。

病院を軸とする日本の精神医療の中では、精神科病院のない社会は想像することさえ難しい。入院によらず、地域で暮らしながら回復を支える治療は、どのように実践されているのか。第1章ではイタリア精神保健医療の現状を紹介し、第2章ではその歴史をたどる。

注1

一八〇号法の基本理念は以下の通りである。（レンツォ・デ・ステファニ、ヤコポ・トマージ共著、花野真栄訳『イタリア精神医療への道 バザーリアがみた夢のゆくえ』二四〜二五頁、日本評論社、二〇一五年から抜粋、要約した）

１　精神病院は閉鎖する。何人たりとも精神病院に入院させてはならない。既に入院している者には徐々に退院を促し、その治療は患者の暮らす各地域の中で行われるものとする。

２　精神病の予防、治療、リハビリテーションの全てに関しては、精神病院閉鎖後に結成される地域サービスを通して実現されるものとする。重篤な急性期患者のため総合病院に於いて精神病棟を設けるが、病床数は最大一五を限度とする。これは、数百の病床を備えた従来の精神病院と大差ない施設の再生防止のためである。

３　強制措置治療（ＴＳＯ）は医師二名の合意によって提案され、その提案は市長により認可され、また裁判官により監督されるものとする。この方法は強制措置入院が非常時ケースのみに実行される措置であることを保証し、また法律によって患者が可能な限り守られることを示している。ＴＳＯ期間は原則七日間とされ、期間の延長は然るべき厳格な法的手続きが必要とされる。

「地域で本人の主体性を尊重した治療」という基本理念をもとに、実践においては三つの原則が導かれる。

①　社会への参入：精神障害を患った者の治療および社会復帰は、可能な限り当人が生活、就業している地域で為されるものとする。精神病院だけではなく、クリニックや私立病院での長期入院も廃絶される。患者は当人の住居、もしくは地域に対し積極的に開放された施設で治療されるものとする。

②　すべての治療の統合：全治療は一つの運営システムによって統合される。それが精神保健局（ＤＳＭ）である。この方法により、病状の各段階、ＤＳＭ各エリアで当事者と家族は治療を受け、それぞれの治療内容を相

互に連動させることができる。

③　継続した治療担当：一貫した継続治療を保証する任務と責任を担う専門職員をＤＳＭに置く。当事者や家族に対するケア対応の各段階、各環境において、治療とプロジェクト経過の照会責任者である。

１　イタリアの国民保健サービスの実際

ここから、イタリアの地域精神医療について見ていこう。なお、本章末にデ・ステファニ精神保健局長からのトレント地域精神医療の詳しい解説を掲載した（翻訳／花野真栄）。

国民保健サービス（ＳＳＮ：Servizio Sanitario Nazionale）

現在の日本の国民保健サービスでは、保健料を支払って健康保険に加入し、医療費の一部を自己負担する。イタリアでも同様に、市民は国民保健サービスに加入して医療福祉を受けるが、イタリアでは病院などの保健医療機関は公的機関であり、医療福祉は原則として無料で受けられる。本書で紹介する医療福祉機関も公的機関であり、そこで働く専門職は医師、ウッフェの一部も含めて公務員である。

住民は、住んでいる地域でホームドクター（かかりつけ医）を選んで登録する。必要があればまずかかりつけ医を受診し、かかりつけ医が専門医の診察が必要と判断したら、専門病院に紹介される。専門医療では一部自己負担が生じることもあるが、すべての国民は基本的に医療費無料で保健医療サービスを受けることができる。そのサービスの一環として精神保健医療もある。国民保健サービスの提供範囲は広く、住民のみならず旅行者や外国人滞在者も利用できる。国民保健によらない自由診療の私立のクリニックや病院もあるが、この場合は全額自費となる。

この背景には、保健医療は国民にとって警察や消防と同様な安全保障とする考えがあり、それは「すべての国民が平等に保健医療サービスを受けられること」を保障する法に基づく（国法八三三）。この法の基本理念には「共和国は、国民保健サービスによって、個人の基本的権利および集団の利益としての健康を保護する。心身の健康の保護は、人格の尊厳と自由を尊重しつつなされなければならない」と謳われている。

松嶋[※1]によると、ここでいう「健康の保護」という理念は「疾病の治療」と同じではない。それは病的状態に陥ってからの治療行為にとどまらず、そもそもそうした状態に陥らないようにするための事前の予防や病気の後のリハビリテーションまでも含んでいる。それが「医療」ではなく、健康の保護・保持としての「保健」と謳われていることの含意であり、これらのサービスが基本的に無料で提供されるのが国民保健サービスなのである。精神保健サービスもまた、こうした国民保健サービスの一部である以上、予防からリハビリテーションまで全国民を対象に無料で提供されることになった。

地域保健公社（ＡＳＬ：Azienda Unita Sanitaria Locale）

各地域において病院及び地域での各保健医療サービスを統括するのが地域保健公社（ＡＳＬ）である。ＡＳＬは、人口五万人から二〇万人ごとに設置され、組織的には病院サービス部門と地域サービス部門に分かれる。病院サービスは精神科以外の身体疾患の医療専門を管轄し、地域サービスはさらに精神保健部門を担う精神保健局と依存局とに分かれる。

すべての国民は居住地域のＡＳＬに登録し、自分でかかりつけ医を選び、無料で医療を受けることができる。緊急の場合は、非住民でも（居住地域外でも）無料で公的機関の治療を受けることができる。これらの医療福祉の財源は国の税収で賄われる。国が人口比で各州に財源を分配し、さらに州内のＡＳＬに配分され、その使い道は州が管轄する。

イタリアは州に分かれており（二〇二二年現在二〇州）、各州が独自の州政府を持つ共和制である。国民保健サービスは国の制度であるが、各州政府は、国の法に基づきながら独自の特徴を打ち出して予算を決めることができる。

松嶋は、病院から地域へと大きく転換したことの一つに予算の使い道を挙げ、「病院中心の精神医療の時代には、病床や施設などハード面に使われていた予算が、地域精神医療においては予算を個別のプログラムに使うことができる。つまり、病床や施設という間接的なモノに対してではなく、人間に対して直接用いることができるようになった[※2]」と指摘している。

同じ制度のもとでも州ごとに保健サービスの予算の組み方や方針が異なると、良くも悪しくも地域格差が生じてくる。医療福祉サービスの地域格差はイタリアでも今後の課題とされている。

精神保健局（DSM：Dipartmento di Salute Mentale）

精神保健局（ＤＳＭ）は、地域精神保健医療の各サービスを横断的に統括し、精神疾患や精神障害のケアを行う。依存局は、アルコールやドラッグ、ギャンブル依存など各種依存症への治療と精神保健サービスの提供を行う。日本では依存症の治療も同じ精神科で扱うが、イタリアでは依存局が独立し、明確に分けられている。

精神保健局の役割は、管区内のデイホスピタル（精神科外来）、デイセンター、居住施設、そして、診断と治療のための精神医療サービス（ＳＰＤＣ）と呼ばれる総合病院内の精神科病棟の総括である。

精神保健局は、さらに人口約五万から一〇万人毎に地域を分割して、それぞれの管区に精神保健センターを設置している。精神保健センターは、地域における精神保健サービスの窓口となって、外来診療、在宅支援の全般、救急サービスと連携している。住民が気軽に来所できるように、通常、町中のアクセスしやすい場所に設けられており、さまざまな経路で住民が相談に訪れる。前述の通り、通常はまずかかりつけ医を受診して専門医療に紹介されるが、精神保健センターには直接受診、相談に訪れることもできる。

デイホスピタル（精神科外来）では、日本と同様に外来診察が行われ、薬が処方される。デイホスピタルやデイセンターで日帰り入院のように終日休息をとることも可能だ。自宅治療に問題があれば、地域医療チームに依頼し、訪問診療、就労支援、居住支援などの地域医療チームが始動する。日本では、通所、居住、就労サービスは、障害者総合支援法で福祉サービスに位置付けられ、医療の手を離れるが、イタリアでは地域支援も医療サービスの一環として、医療的、治療的関わりが途切れることはない。

また、急性期症状を発症し、自宅から離れたほうがよいと判断された場合、精神保健局が管理している居住支援のサービス（ショートステイ）を短期間受けられる。地域レベルで対処できない急性期のクライシス状態の場合は、総合病院の精神科病棟に入院する。精神科病棟は総合病院ではなく精神保健局の管理下にあるので、入院前と同じ地域医療チームが連携して入院治療を行う。

緊急の場合、一一八番（日本の一一九番に相当）に緊急通報して救急車を呼ぶと総合病院の救急に搬送される。精神科の治療が必要な場合は、救急医の要請で精神科医が呼ばれて診察を行う。状況によって、翌日自宅に戻りそこから精神保健センターに行く場合もあれば、総合病院内の急性期病棟に入院することもある。病棟は、前述のように地域医療チームとつながっているのでスムーズに連携が図られる。

居住地以外の場所で入院した場合は、退院後は自分の住んでいる地域に戻り、そこの精神保健センターを利用することになる。入院は平均二週間前後と短く、一時期の不穏がおさまったら退院となり、地域医療チームに引き継がれて治療が継続する。

精神的な不調は、原因として精神疾患のほかに身体疾患や貧困、社会的に不利な環境もあると広く認識されており、行政や外部組織との連携も積極的に図られている。

ここで、トレント精神保健局を具体例として各部門を見ていこう。

①精神保健センター

他地域のセンターと同様に、トレント精神保健センターも市民が気軽にアクセスしやすい学校や広場に近い町の中心部にある。精神保健センターと同じ建物内に、デイホスピタル、デイセンター、地域医療チーム、運営事務局、また精神保健全般の予防やリハビリテーション、偏見を防ぐための啓蒙活動を企画実行する事務局、トレント独自のファーレ・アッシエーメ部も置かれ、診療部門では、外来一般診療と地域医療チームが組んで往診や在宅支援を行う。

それぞれの部署には、精神科医、看護師、心理士、作業療法士、教育福祉士（エデュカトーレ）、リハビリテーション技術者、ウッフェ、教育職、事務職からなるチームが配置されている。ウッフェとは、Utenti Familiari Esperti の略で、「エキスパートである患者およびその家族」の略であり、病を体験した患者や家族がスタッフとして働くトレント精神医療の象徴的な存在である。

トレント精神保健センターに一歩足を踏み入れると、まず受付でウッフェのマーラが笑顔で迎えてくれた。初めて相談に訪れた人が誰もいない窓口で戸惑うことがないようにと、ウッフェが交代で受付を担当する。受付の壁には、少しでも不安が和らぐようにと、マーラが描いた明るい絵が飾られていた。

マーラは、「『私たちは皆で一緒に良い治療を実現していく準備ができています。あなたの役に立ちたいと思っています』という気持ちを込めて訪れる人を迎えます」と語った。今困っている人をあたたかく迎えるという空気が穏やかに流れている。

初回面接のことを「歓待」（伊 accoglienza、英 welcome）というそうだ。初回面接は看護師が行い、基本情報を聞いて、カルテカードをつくる。その後、精神科医の診察が行われ、地域医療チームの支援が必要と判断されると担当のチームが決められる。

多職種合同のミーティングを重ね、症状のみならず生活の困難や問題に対して一人ひとりの治療方針が立てられて、支援プログラムがつくられる。その人が主体的に自分らしく暮らすための日常の支援が、センターの大きな役割の一つである。

もう一つの大きな役割は、急性期クライシスに対応することである。急性期の不穏状態には、往診、在宅訪問、ウッフェメンバーも総動員した人海戦術と、デイホスピタル、デイケアなど休息の場とを利用しながら臨機応変に対処していく。必要なときには、総合病院内の精神科病棟（SPDC）に数週間の入院となる。繰り返すが、SPDCは精神保健局の管轄下にある治療チームの一員であり、入院で治療が分断されることはない。治療は、医療を軸としているが医療だけではなく地域で生きる支援まで含むのである。

センターの一角に、就労支援のNPOが運営するバール（喫茶コーナー）があった。スタッフも患者もさまざまな人が立ち寄ってウッフェのもてなしにホッと一息を付いて、おしゃべりをしたり、珈琲を飲んだり、置かれているピアノを弾いたりと和やかな時間が流れていた。

②総合病院内の精神科病棟（SPDC）

単科の精神科病院は閉鎖されたが、精神科救急の入院に対応するために総合病院内に精神科病床が設置されている。この入院病棟は、SPDC（診断と治療のための精神医療サービス）と呼ばれ、人口一万人に対して一病床と定められている。総合病院内に場を置いているが、精神保健局の管轄下にあり、地域医療サービスの一環として急性期入院がある。精神保健局が病院内に急性期病床を持つことにより、治療が分断されず、入院した時点から病棟チームと地域医療チームとの連携が始まる。

トレントでは人口一七万人に対して一五病床があり、年間平均入院数は三百人、平均入院期間は一三日。強制措置入院の制度もあるが、年間平均一〇件を下回るという。

トレントにおいては、病棟の扉は状況に応じて施錠または開錠される。入院患者は自由に出入りし、家族も病棟で一緒に過ごすことができる。センター同様にここでも市民ボランティアが関わる活動が行われており、広間で行われるリカバリーの勉強会には、本人はもとより家族や友人も参加していた。入院によって社会や人とのつながりが分断されない、ということが極めて重要であると考えられている。

薬物療法は日本と同様な向精神薬、抗精神病薬が使用されていた。隔離室はなく、トレントでは拘束しないことが取り決められている。隔離や拘束をしないために人が寄り添って鎮静を図るのである。これには家族や友人が重要な役割を果たす。入院時に付き添える人と時間をあらかじめスタッフに伝えておき、万が一の場合はその時間に付き添える人にＳＯＳがいく。家族や友人が治療に参加することは関係性の維持にも役立ち、スタッフの負担も軽減されるであろう。実際、訪問時にも、一人の患者が落ち着かず、連絡を受けて駆けつけた家族や友人が患者とトランプをしたり、カフェに付き添ったりするうちに落ち着きを取り戻していた。

ウッフェはここ急性期病棟でも活躍している。日中は病棟内に必ず一人以上のウッフェが勤務しており、患者に目を配り、声をかけ、患者や家族の相談に乗る。ほかのスタッフと同じように病棟ミーティングにも参加する。同じ病の体験を持つウッフェがそばにいることは、急性期の混乱と孤独の中にいる当事者のみならず、家族にとっても頼れる存在となっていた。

③デイホスピタル

トレント精神保健センターは、一階にデイホスピタルがあり、受付、相談室、処置室、休憩室、カルテが置かれる事務室がある。診療部門は、診察室、静養室、相談室などを備え、日本のクリニックのイメージである。二階には精神科医のオフィス（個室）があり、診察はそれぞれの主治医のオフィスで行われる。日本との大きな違いは電話診察が多いことだ。電話での診察の後、主治医は処方箋をオンラインでかかりつけの薬局に送り、患者は都合のよい時間に薬局に薬を取りに行けばよい。安定しているときは電話再診で済ませるため、待ち時間もなく、待合室の人影も少ない。病気のこと、病気以外のことでも主治医と会って相談したほうがよい場合は、診察を予約する。医師は、午前中を数名の外来診察の時間に当てて、じっくり時間をとって話を聞き、午後は地域医療チームとともに往診、訪問と地域に出ていく。

④デイセンター

デイセンターには二つの機能がある。

まず、日帰り入院とでもいえる、日中スタッフの見守りのもとで安心して休めるスペースを提供すること、次にデイケアのような日中の活動の場、人が集う場の提供である。だれでも朝九時から午後四時まで時間制限なく無料で利用することができる。具合が悪いが入院するほどではない、一人でいることが難しい、少し家から離れたいなど、ちょっとした理由でもデイケアにやってきて終日休むことができる。地域の中にある保健室のような役割だ。

また、休養と同時に、日本のデイケアのような活動の場としての機能を併せ持つ。広間でコーヒーを飲んだり、おしゃべりをしたりそれぞれが好きな時間を過ごす。さまざまなグループ活動も組まれており、誰もが自由に参加できる。絵画、マッサージ、チェス、哲学、英語や外国語学習など、どの活動も多くの市民ボランティアが関わって運営されており、ボランティアの方から新しい講座の企画が持ち込まれたりするそうだ。

トレントデイセンターのまとめ役を務めるのはウッフェのレナート。彼が考案した「クワージアミーチ」(ほとんど友達)とよばれるユニークなシステムを紹介したい。朝のミーティングの時に、困りごとがある人が手をあげて助けを求め、応えられる人が名乗り出るというものだ。例えば、ある人が「どなたか郵便局に一緒に行ってくれませんか?」と声を上げると、広間のプロジェクターにその内容が表示され、可能な人が「はい、私が」と応える。頼んだり頼まれたり、誰かを信頼して助けを求め、また自分も誰かの役に立つ、この相互ヘルプのつながりは関係性を取り戻す大きな力になると感じる。また、一人の小さな声を増幅して多くの人に伝えるという活動は、後述する「ファーレ・アッシエーメ(一緒にやろう)」の理念や、「再発見された言葉たち」に体現されている。

⑤ 地域医療チーム

地域で生活しながら治療を続けるための支援として、デイホスピタル通院やデイセンター通所のほかに、往診や訪問看護、居住、就労支援があり、地域医療チームはその在宅医療全般を担う。地域医療チームの役割は、日常生活の全般を支援し、暮らしの中で治療を続けること、急性期症状を発症した場合はなるべく入院させずに地域(病院外)で治療を行うこと、である。センター所属の精神科医、看護師、教育福祉士がチームを組み、トレントではそこにウッフェも加わってそれぞれの専門を生かしながら治療と生活支援を行う。

一人の患者の支援チームを組む場合、デイホスピタルの外来主治医がそのまま地域医療チームに参加して往診、訪問診療など生活全般に関わる。主治医だけでなく同じ支援チームメンバーがすべての治療過程を継続して担当する。例えば、通院中の担当患者が調子を崩し、自宅での支援が必要となると、主治医が地域医療チームに依頼して支援体制が組まれる。毎日開かれるネットワークミーティングで情報は常に共有され、その日にやるべきことや役割分担が確認される。

急性期発症時は、精神保健センターのさまざまなエリアを縦横に利用して対処を図る。センターにあらかじめ登録しておけば、デイホスピタル、デイセンター、さらには住宅支援サービスの短期間利用（ショートステイ）も可能だ。その人の暮らしの場でクライシス（急性期症状）を抜けられるように地域医療チームが日に数回訪問することもある。どうしても地域で対処できない場合には、総合病院の精神科病棟に入院となる。

地域支援の効果を最大限に上げるために、トレントでは独自のプログラムをつくって実践している。プロジェクトノートとＰＣＣ（治療共有プロセス）の活用、そしてガランテ（保証人）の存在だ。

プロジェクトノートは数ページの小冊子で、生活における目標と目標を達成するための活動を書き込んでいく。当事者とケースマネージャーで目標を定め、その目標を達成するサポートのために、チームのメンバーが為すべきことを記していく。そして通常二、三カ月に一度行われるサポートネットワークミーティングで、目標がどのように達成されたか、達成されなかったとしたらどうすればよいか、を確認し合う。本質的に重要なことは、当事者もサポートメンバーもそれぞれ全員が自らの課題をきちんとこなすことであるという。そのための道標がプロジェクトノートである。

ＰＣＣは、治療の道筋を示し、関わるすべての人が平等な立場で情報を共有できるようにシステム化された治療メソッドで、二七頁のＰＣＣワークブックに集約される（付録2参照）。ＰＣＣワークブックは、チームメンバーで書き込んでいく治療プロセスの記録であり、共有されるカルテのような役割を果たす。

2　居住支援

「治療は地域の暮らしの中にある」という理念に基づくと、家はただ住めればよいというわけではない。「家」は自分の人生を送り、安心、くつろぎ、ゆとりを取り戻す場である。安心のある場でこそ、回復は進むであろう。

「治療」という観点からも、居住支援は地域精神保健サービスの重要な柱の一つである。病院閉鎖によって、治療は地域に移行し居住支援が整備されている。二四時間支援者が常駐する住居施設から、六時間〜一二時間サポートが得られるタイプ、必要時にサポートが入るアパートタイプまで、支援の必要度により三つに分けられている。

トレントの「居住支援マップ」を見ると、スタッフ常駐グループホーム、必要に応じて職員が支援するセルフヘルプ型住居、シェアアパートメント、相互扶助型同居システム、などさまざまなタイプの住居が見て取れる。その中から希望者自身が住みたい場を選ぶことが重要とされている。「ゆとりの持てる居住」支援にもユニークなアイデアがあふれている。なかでも冒険的なプロジェクトは、同居型のグループホームに政治的難民と当事者が一緒に住むというものであり、見事な成果を上げていた。

3　就労支援

イタリアで障害を抱えながら働くためには、企業の障害者雇用で働く制度と社会的協同組合に参加する方法がある。障害者雇用では、従業員五〇人以上の企業は、私的公的にかかわらず社員の七％以上（日本の障害者雇用の割合は、職員四〇名以上の国や地方自治体二・六％、職員四五・五名以上の企業は二・三％／二〇二二年四月現在）の障害者を雇用することが義務付けられている。

社会的協同組合は、A型とB型、もしくはAB型に分類され、A型は、社会福祉、保健、教育サービスを提供し、B型は「社会的不利益を被る者の就労を目的」として、農業、製造業、商業など多様な就労支援サービスを展開している。B型の就労支援の対象は「社会的不利益を被る者」とされ、障害者、疾病や失業、貧困、ホームレス、アルコール依存者、薬物依存者、シングルマザー、移民、移住者など一時的に生きにくい状況にある人たちに幅広く福祉サービスが提供されている。

日本で就労支援などの障害福祉サービスを受けるには、障害者手帳や、障害者総合支援法に基づく福祉サービス受給者証など障害認定を受けなくてはならない。一方、イタリアで働きたいと思ったら、地域保健局の窓口に相談すると就労支援専門職員と連携が図られ、社会的協同組合や障害者雇用の枠で仕事が探される、というシンプルな手順である。

「働く」概念の中では、障害者は労働者と見られ、さまざまな働き方と可能性が見えてくる。トレントでは、ウッフェとしては働くことも、就労の一つである。ウッフェにはボランティアもあれば、正式に雇用される場合もあり、本人が選択できる。当事者や家族がその経験を生かして医療や福祉の現場で活躍する姿には目を見張るものがある。

トレントのＮＰＯ法人ラ・パンキーナは、社会的協同組合の制度でも働くことが難しい就労希望者の受け皿として設立された。デ・ステファニによると、「就業には〝重篤〟な状況にある当事者が適切な労働環境を見つけられずに、仕事の世界だけではなく、社会的存在、もっと広い意味では人生そのものから追いやられてしまうリスクを避けるために、ＮＰＯ法人ラ・パンキーナと協働関係を保っている」という。狙いは、当事者本人が自分の能力と可能性を見つけること、もう一つはその仕事に対してプロフェッショナルな経験を持つ市民ボランティアの能力を活用することであった。

実際、現場に行くと、ケータリング、カフェの運営、庭仕事など、市民ボランティアスタッフがフルタイムで共に働き、教え育てている。近所の家から仕事を受けることも多く、受注された仕事に希望者が手をあげて次々に決まっていく様子は、さながら競り市場の賑わいだった。

【引用文献】

※１　松嶋健『プシコ ナウティカ――イタリア精神医療の人類学』世界思想社、二〇一四年、二〇〇頁。

※２　前掲書、二〇〇頁。

※３　Berwick, Donald M What 'patient-centered' should mean: confessions of an extremist. Health Aff (Millwood)

レンツォ・デ・ステファニ講演録　トレントの地域精神医療

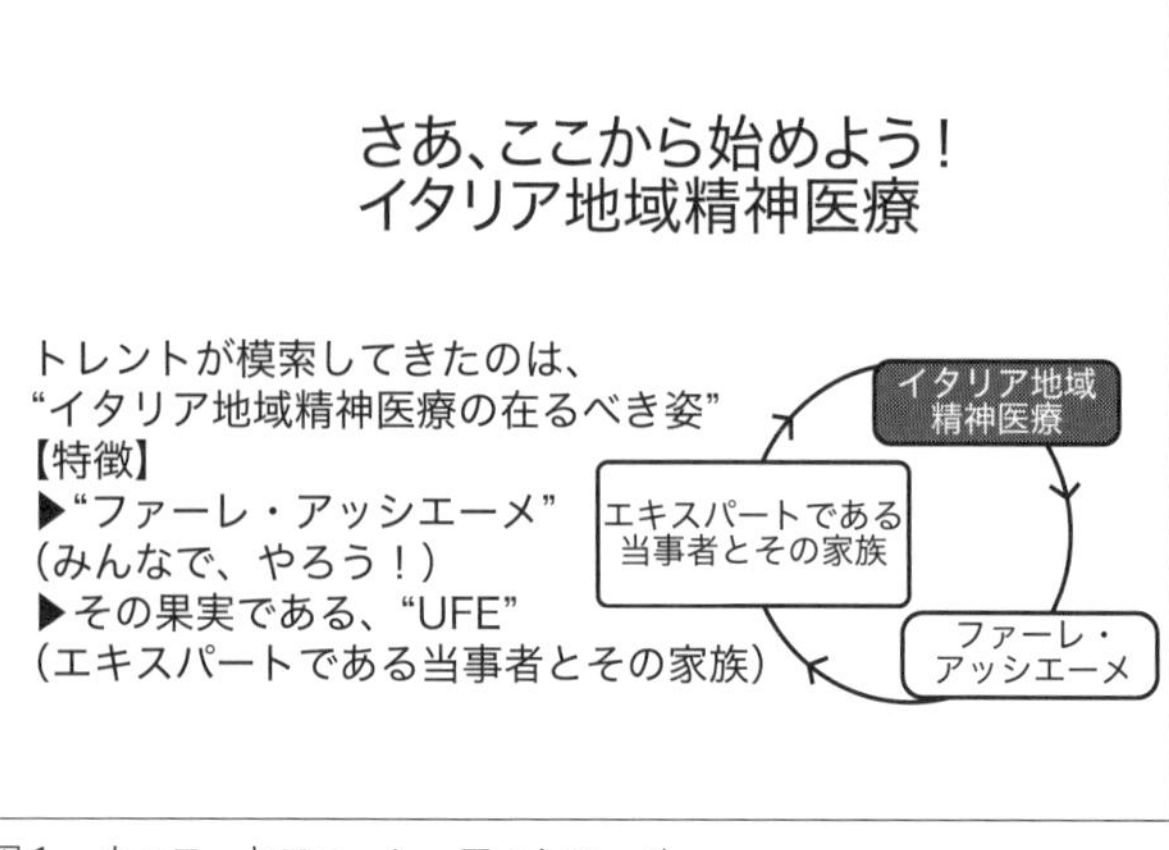

図１　ウッフェとファーレ・アッシエーメ

トレントの精神保健を代表するのは、ウッフェ（患者・家族のエキスパート）の存在と、ファーレ・アッシエーメ（一緒にやろう）の理念です（図１）。

ここでは、トレント精神保健局の活動とウッフェについて説明し、ウッフェが活躍するシステムやファーレ・アッシエーメの具体的な取り組みを紹介します。

まず、トレント精神保健局の活動について、精神保健局を各部署ごとに紹介し、それがどう連動しているかを説明したいと思います。

みなさん御存じのとおり、イタリアでは今から四〇年前、一九七八年に精神科病院を閉鎖し、医療の現場を病院から地域に移行する、とする法律が誕生しました。改革者の名をとってバザーリア法と呼ばれるこの法律一八〇号は、イタリア精神医療のすべての基礎であり、それまで病院で行なっていた治療を地域に移行するきっかけとなったものです。

バザーリア法制定後は、精神科病棟として総合病院の中に最大で一五床の病床が準備されています。これは急性期のクライシスを安全に経過させるための入院病床であり、病床数を定めることで精神科病院の代用となるような施設が乱立し、同じようなことになってしまう事態を防ぐ目的もありました。

ＴＳＯ（強制的治療介入）というのもかなり明確に決められていて、人間の尊厳が尊重されています。

実際一八〇号法は、イタリアでさまざまな物議を醸し出してきました。というのも現状として全員が賛成したわけではないからです。一八〇号法はすばらしい法律ですが、問題があるとすると、精神科病院閉鎖を定めておきながら、その後の地域医療の具体的な実践法を明示していない点です。それゆえに今も残る問題としてイタリアの精神医療保健の大きな地域格差があります。しかしこれは一八〇号法の責任ではなく、責任があるとしたら法や制度を実践している人、制度を使う人間側の責任です。

イタリアの地域精神医療には三つの特徴があります（図2）。

一つは、精神保健局です。治療を含めさまざまな福祉サービスを集約する場です。

次に、治療の継続性が保たれていること。たとえば人は、家で暮らしたり、働いたり、病院に来たりと、生活や仕事のさまざまな場所を移動するわけです。その時にその人の情報が途中で途切れないように、担当者がきちんと治療の継続性を保つこと、これが第二の特徴です。その場合、

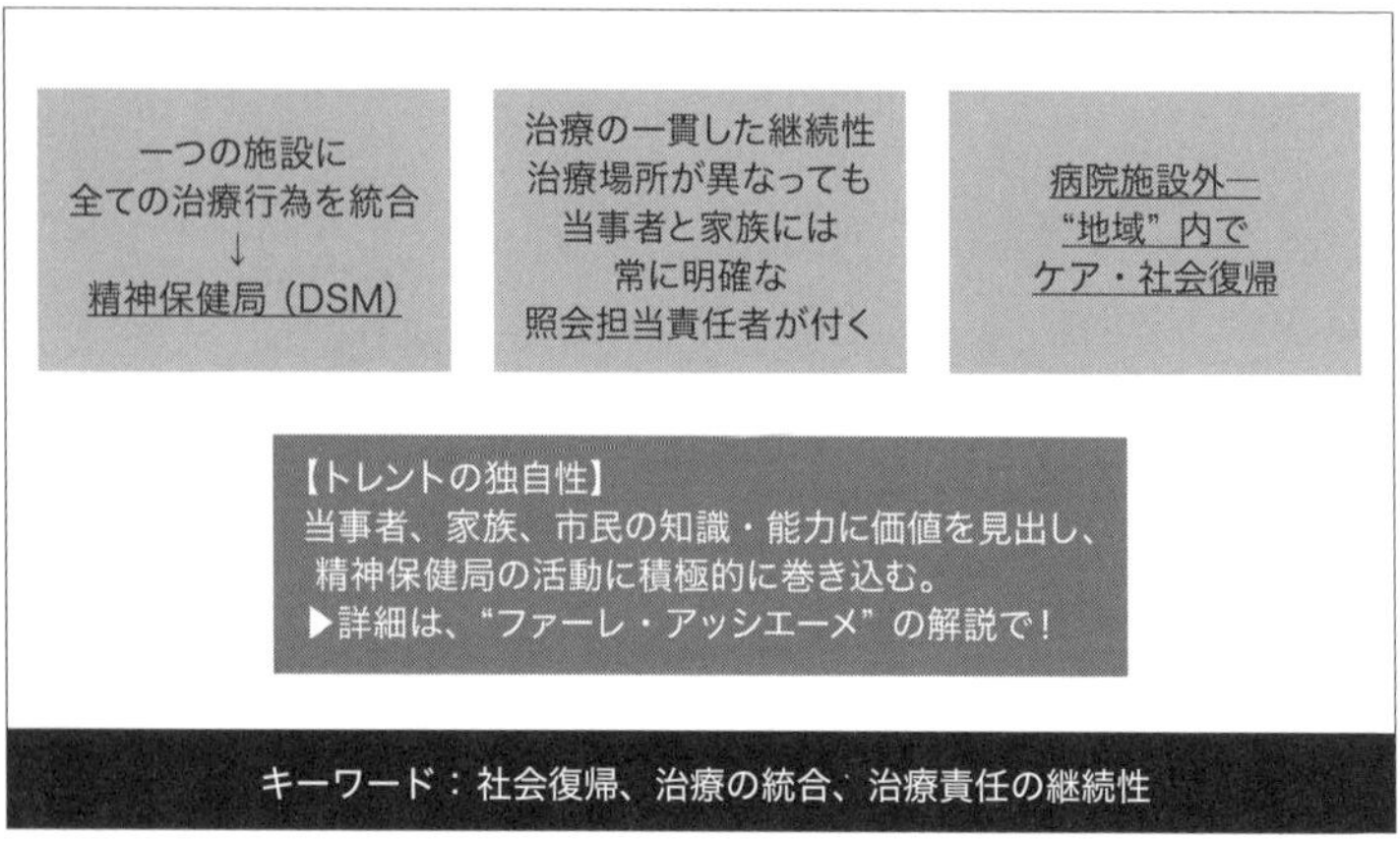

一つの施設に
全ての治療行為を統合
↓
精神保健局（DSM）

治療の一貫した継続性
治療場所が異なっても
当事者と家族には
常に明確な
照会担当責任者が付く

病院施設外─
“地域”内で
ケア・社会復帰

【トレントの独自性】
当事者、家族、市民の知識・能力に価値を見出し、
精神保健局の活動に積極的に巻き込む。
▶詳細は、“ファーレ・アッシエーメ”の解説で！

キーワード：社会復帰、治療の統合、治療責任の継続性

図２　トレント地域精神医療の三つの特徴

病院の立ち位置は後ろといいますか、まずは病院の外で治す、病院の外で地域の中にいるということが最終の最重要ポイントであって、病院は後ろの立ち位置にいる、というのが大事な特徴です。

そして、最後はトレントの特徴ですが、当事者と家族の経験知を生かして治療にあたることです。代表的なものとしてウッフェです。

図３は、トレント精神保健局の象徴的な図です。ファーレ・アッシエーメ、一緒にやろうというフィロソフィーがある。一本の樹からいろんなエリア、就労支援、地域支援、総合病院の精神科など、枝が広がり、お互いにつながりあっているのがわかると思います。当然ながら一つ一つが孤立しているのではなくて、お互いつながりあって成立し、いっしょにやろうということです。

そのため、ミーティングをとても大切にしています。例えば、朝のミーティングは、前日の特に症状の重い患者の状態を共有していくものです。精神科医、地域医療チーム、看護師、教育福祉士、などさ

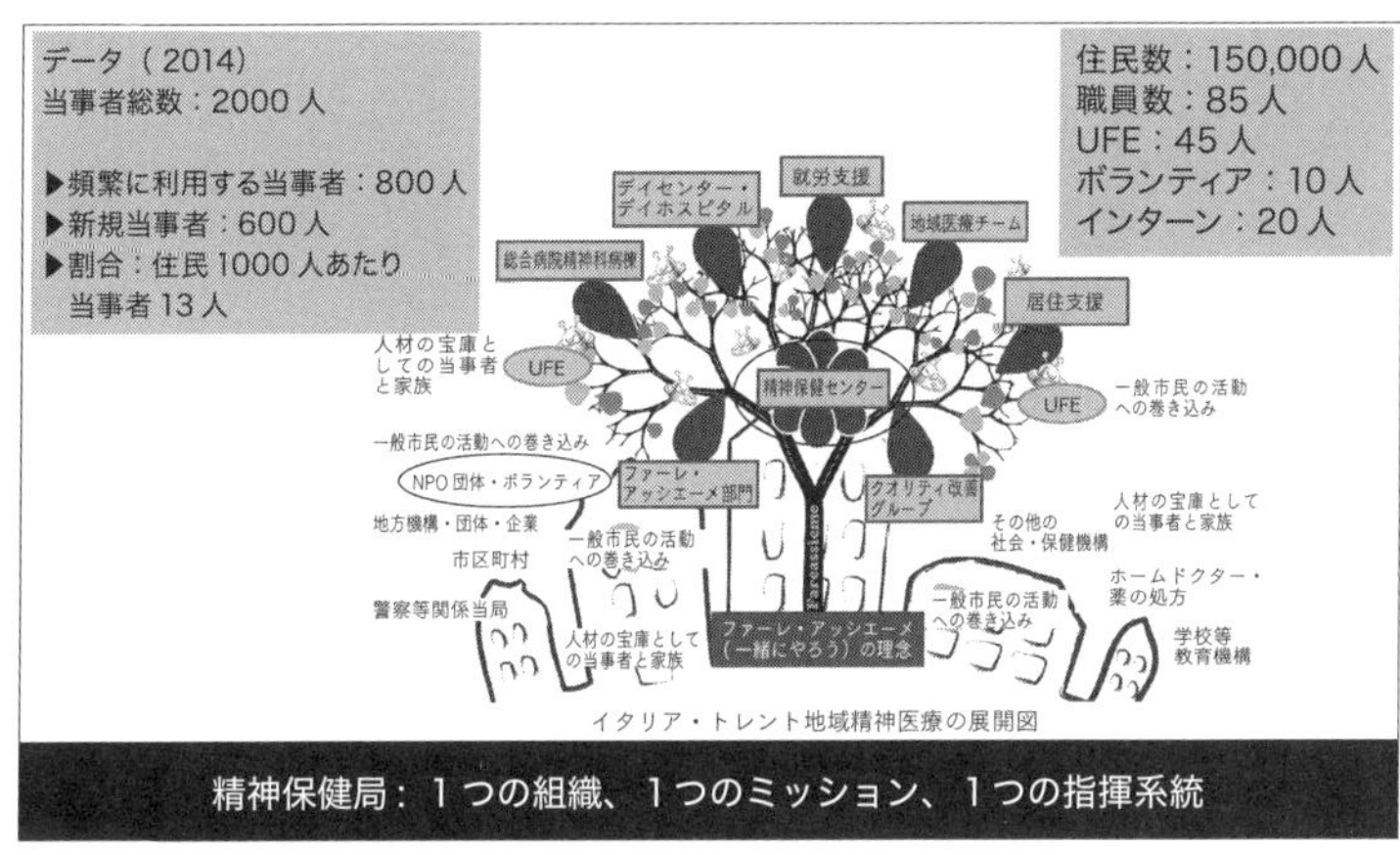

図3　トレント精神保健局の組織図およびネットワーク

まざまなポジションの人が、みんなで情報を共有して今日の仕事に当たるシステムです。ミーティングは、単なる情報の共有だけでなく、その情報の共有を受けて、今日誰がどこで何をするかというのをその場で話し合い決定する。つまり、具体的な行動につなげていくというのがミーティングの役割でもあります。

保健局の建物の中に、治療の中心的な位置を占める精神保健センターと地域医療チームや居住支援など地域支援の拠点があります（図4）。

精神保健センターには、外来と日中休める場所を備えたデイホスピタルとデイセンターが置かれ、何か精神的な問題が起きたときに、市民がまず来るのが精神保健センターの窓口なのです。まずはかけこむ、といった意味で市民の精神保健の中心であり、誰でも相談に来ることができるのが精神保健センターです。家族にしろ、かかりつけの家庭医にしろ、警察であってもまず精神保健センターに連絡をして、ここが出発点になります。

SERVIZIO DI
SALUTE MENTALE
保健局の全サービスの入口
トレント市で発生する
精神保健に関する全要求が、ここに集約される。
地域レベルで、クライシス対応
保健局内外のサービスを問わず、
利用可能な全資源を活用
さまざまな地域機関の、最初のコンタクト先
総合診療医、市役所、警察、学校、ＮＰＯなど
法律により、病院外の設置が要求される
精神科医２名＋職員10名：看護師・エデュカトーリ（教育福祉士）
＋UFE3名　週７日開館

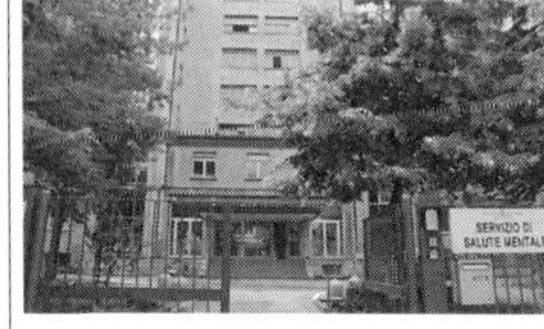

図４　トレント精神保健センター

たとえば私の症状が悪くなって精神保健センターに運ばれると、デイホスピタルで外来診察を受け薬物療法を受けます。デイホスピタルは、急性期状態やクライシス状態にある患者を受け入れ、精神科医が診察し、薬物療法が施される場であり、デイホスピタルに通うことで入院を避けることにもつながります。

トレントのデイホスピタルには診察台が四つと五つの点滴台があり、一日四人から八人が利用しています。また、デイホスピタルだけではなく職員が見守るデイセンターで休むこともできます。デイホスピタルやデイセンターで回復し、地域医療チームにまかせられると判断された場合、地域医療チームが私の治療を継続するシステムになります。

地域医療チームは非常に重要な役割を占めています（図５）。トレントには、北部と南部の二チームがあり、七人の精神科医、看護師、エデュカトーレ（教育福祉士）、そのほかのスタッフで一二名程、あと二名のウッフェが加わり二〇名程のチームで、訪問や

▶担当患者の治療を、継続して果たすことを保証。
▶多職種プロフェッショナルで構成。
▶多様な現場で活動展開：救急外来、往診…
利用者が生活し、就労する全ての場に於いて。
▶各種プロジェクト及び 治療プロセスの責任担当。
▶当事者が、保健局の他のサービスを受ける際の同伴

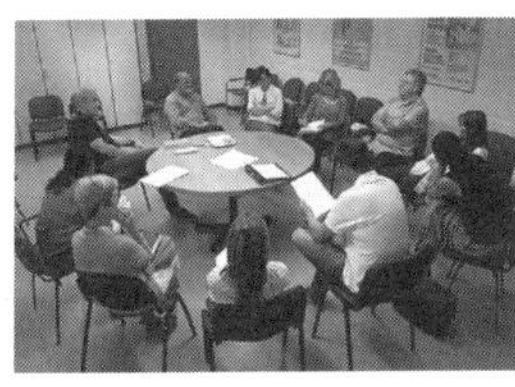

精神科医７名
＋職員12名：看護師・エデュカトーリ（教育福祉士）
＋UFE2名
活動：月曜日〜金曜日
担当している当事者：約2.000名
（うち800名は頻繁に利用する当事者）

図５　トレント地域医療チーム

生活の支援を行い、週に一回、全員で集まって情報の共有をしています。

全イタリアにこうしたデイホスピタル、デイセンターが置かれています。デイセンターには二つの重要な目的があります。一つは前述したように、クライシス状態に陥った患者が日中付き添いを必要とする際に利用できる場であること、もう一つは、リハビリテーションが必要な患者のために、守られた安全な場所を提供することです。いくぶん症状の重い人が社会に適応するためのステップとなるような活動をデイセンターでやっているわけです。

トレントのデイセンターでは一日三〇名から四〇名の当事者が利用しており、ウッフェのレナートが統括しています。孤立せずいっしょに回復していくことが大切だと考え、グループを主体として運営されています。

毎日朝九時半からデイセンターを利用する希望者が集まってミーティングをします。この会では参加者全員がその日もしくは前日に起きた良いこと、悪

▶地域レベルでは対応不可なクライシス症状患者の受け入れ。
▶180 号法の規定により、15 床を限度に設置。
▶強制措置治療にも対応（年間5-10件）
▶開放病棟。拘束反対方針―当事者がベッドに拘束されることは決してない。
▶当事者との面談が毎日行われる。
▶ボランティア運営のグループ・リハビリ活動を毎日実施。
病棟内に“生命感”を吹き込む重要な要素となっている。

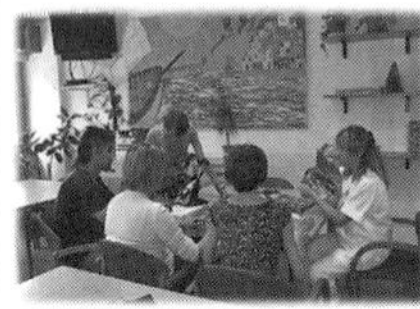

精神科医３名
＋職員 23 名：看護師・エデュカトーリ（教育福祉士）
＋UFE７名
年間入院者数：300 名　平均入院期間：12 日

図６　総合病院内の精神科病棟

いこと、嬉しいこと、苦しいことなど何でも表現し、助けが必要な人にはだれかが手を差し伸べられるよう話し合われます。たとえば、「デ・ステファニは不安が強くなっているので三〇分毎に声をかける」、「私は買い物に行けないから街までつき合ってほしい」など、ミーティングで上がったことを共同広場のスクリーンに表示します。それをレナートが、誰が誰をケアするのか、つまりどの当事者がどの当事者をケアするのか、といったコーディネーター的な役割も果します。

これは、クアージアミーチ（ほとんど友達）と呼んでいる、当事者間の相互セルフヘルプのような支援活動です。

総合病院の精神科病棟について（図６）

総合病院の一フロアに一五床の病棟があります。開かれた扉、拘束しない、というポリシーで、三人の精神科医、看護師、エディユカトーレ、七人のウッフェなど二三人の職員がいます。平均入院日数は一

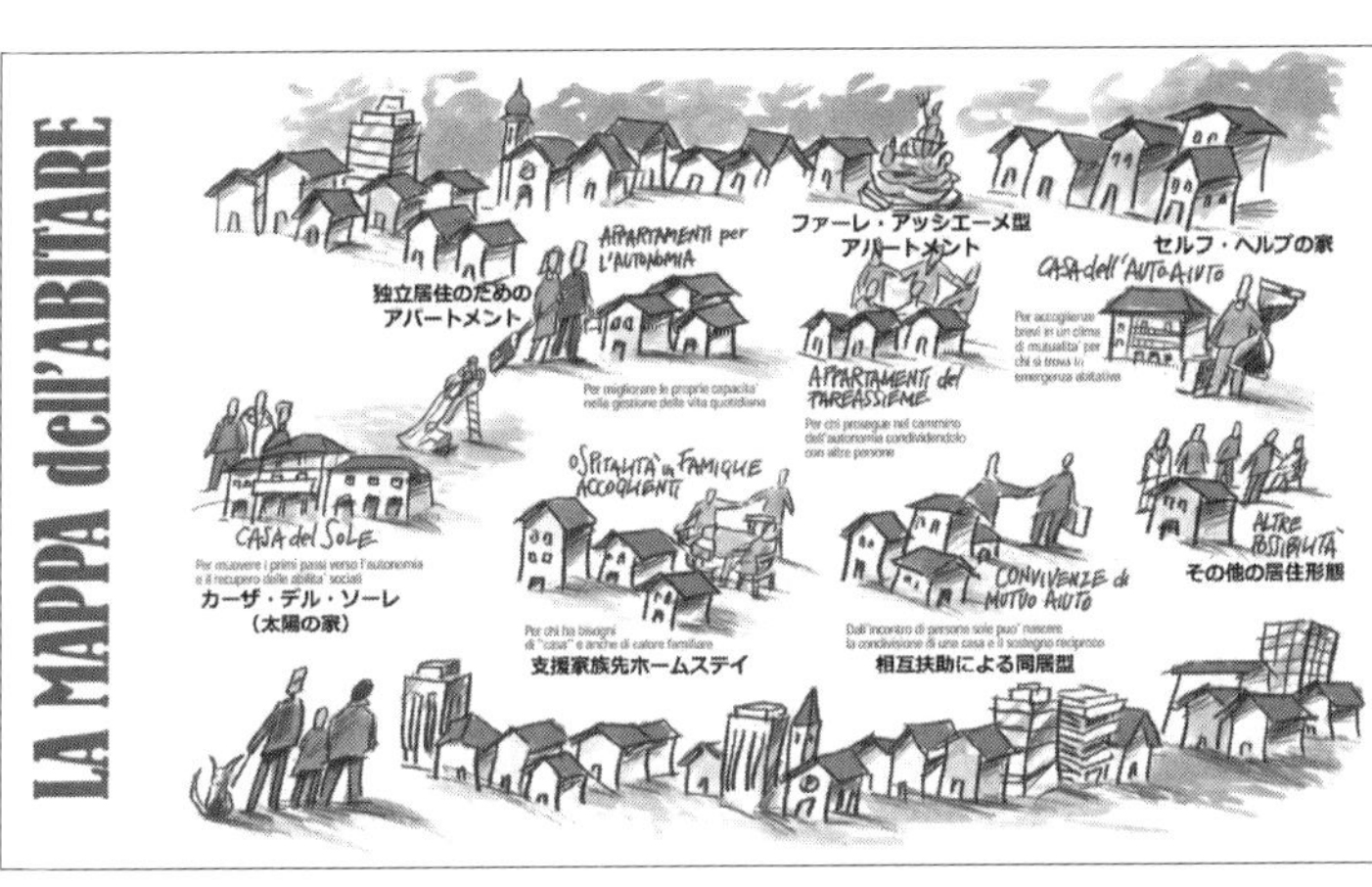

図７　居住支援マップ

二日間、一年に三〇〇件ぐらいの入院数です。

居住支援について（図７）

住む場所というのは非常に大事です。たとえクライシスから脱しても、自分の居場所、住む場所がないとすぐに困るのですから。私達が気をつけているのは、俗に言う保護しすぎないこと、です。監視ではないにしても職員が二四時間いる住居というのを極力減らす努力をしています。同居型というのはそのために発足したシステムです。職員が二四時間いなくてもすむように、当事者同士の同居、難民と住む当事者―難民型の同居、重度の方のための共同住宅カーサ・デル・ソーレがあります。

住居を決めるときには、居住支援マップを使います。当事者が「さて、どこに住もうか」と居住場所を決めるときに、職員や医師が「ここに住んだら」と薦めることはありません。円卓を囲んで、真ん中に地図を置いて、家を探している当事者を一緒に座らせて、自分たちもいっしょに座って、マップを説

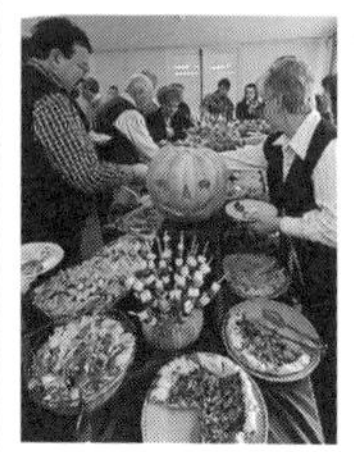

精神保健局は担当職員を擁し、特に２方向から就労機会を提供：

第１類：国や州が定める法や規則による、社会的弱者に対する政策的な雇用受入。当事者は必要とされる基本能力を備えている必要がある。重篤症状の者はこの支援サービスは利用できない。

第２類：保健局内部で、パートナーＮＰＯ法人「ラ・パンキーナ」との協働で行われる、重篤症状の患者のための就労エリア。就労分野に専門スキルを持つ市民ボランティアがサポート。市場に対して価値ある高品質の製品・サービスの供給。再利用素材を用いたバッグ、ケータリング、洗車、社会ツーリズム（B&B）、清掃、ガーデニングなど。（次のスライドのパンフ写真参照）。

職員（教育福祉士）３名＋ボランティア４名
▶第１フィールド：利用当事者 165 名
▶第２フィールド：利用当事者 141 名

図８　就労支援

明しながら、どこに住みたいか、どこがいいかなと、決めていくのです。最終的な決断というのは当事者にあります。当事者がここに住みたいなとか、ここはどうだとか嫌だとか言ったら意思は尊重されるのです。地図だと指差しもできますから、ツールとしてとても役にたっています。これには、自己決定することで責任感が生まれるという効果があるでしょう。

かつては医師や職員がここに住んでくれと指示していましたが、何か症状が悪化したときに、「私はこんなところに住みたくなかったのに住めと言われたから決めた。ほんとはこんなところ嫌だ」ということがありました。だから当事者が最終決定をすることで当事者自身の責任感を育みたいと願っています。

就労支援について（図８）

一般の仕事にいく前の準備段階的な機能も兼ねて、就労支援をやっています。ガーデニングとかカー

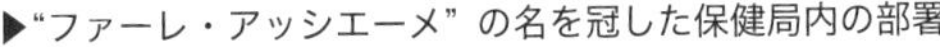
▶“ファーレ・アッシエーメ”の名を冠した保健局内の部署
▶専門の職員を配置
▶内外に“ファーレ・アッシエーメ”を広めるミッション
◎家族会合サイクル
◎レオポルド（討論のテーブル）
◎学校への啓蒙活動
◎スポーツ活動
◎雑誌『リベラ・ラ・メンテ』
◎セルフヘルプグループ
◎治療共有プロセスなど
保健局内部でも“ファーレ・アッシエーメ”のアプローチと日々の実践を浸透させる役割！

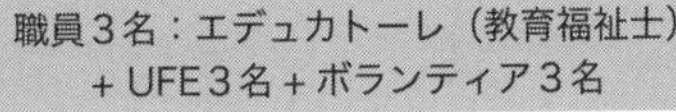
職員3名：エデュカトーレ（教育福祉士）+ UFE3名 + ボランティア3名

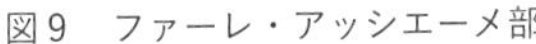
図9　ファーレ・アッシエーメ部

サ・デル・ソーレ（太陽の家）の清掃業務、かばんの縫製、バール（コーヒー店）とかですね。先ほどコーヒーを飲んだバールの男性も当事者です。当事者なんですが、バールで仕事をする能力を持っている。この就労支援を引っ張ってくれるスタッフというのは職員ではなく、市民ボランティアの人たちが協力してくれています。これは大変な力、大きな特徴です。また、ケータリング、ガーデニングもボランティアの人が指導して、運営されています。

ファーレ・アッシエーメについて（図9）

ファーレ・アッシエーメという大事なフィロソフィーを広め、その運動をプロモーションするファーレ・アッシエーメ部があります。

ファーレ・アッシエーメとは何かといいますと、家族会合やレオポルドという会合、当然、学校への啓蒙活動なども入ってきますし、スポーツイベントとかリベラメンテ（広報誌）、他にPCC（治療共有プロセス）もそうです。ファーレ・アッシエーメ部署に

▶地域コミュニティとの協働ネットワークを可能な限り構築する
▶ スティグマ・偏見に対する断固としたアクション
▶家族との幅広い協働
▶地域レベルでの即時の急性期対応
▶治療における全プロセスを当事者、家族、職員と共有。チームで治療に携わる。また外部の視点としてガランテ（保証人）を設置。これは UFE が担当する。
▶唯一の総合病院の精神病棟でも多くのアクティヴな活動が行われ、患者の拘束行為は行わない。
▶全ての当事者と家族には、照会担当の職員が付く。
▶ドロップアウトした当事者にも注意を払う。
▶居住および就労支援にも注力。
▶業務のクオリティ評価を継続的に行う。
▶当事者・家族をはじめ、全員の持つ知識、経験知に価値を見出す。

イタリア、欧州のほとんどの保健局では、20―30% の利用者がドロップアウトする。
トレントでは 2.5―5% である。

図10　トレント精神保健局の地域精神医療の特色

は三人の職員、三人のウッフェ、三人のボランティアがいます。

クオリティグループ

保健局の、いわゆるクオリティの向上を保つためにクオリティグループがあります。つまり当事者と家族、ボランティアはもちろん職員も含めて、クオリティを常に高めていくという運動で、一カ月に一回、クオリティ向上グループという会合を持ちます。批判や足りないところを受け止めて、どうすれば改善できるかを話し合います。

特に大事なことは、この活動に以前企業でクオリティ向上の経験のある二人の家族メンバーが参加してくれたことです。彼らが保健局に持ち込んでくれた企業の手法は非常に効果的でした。ここでも家族の力と経験知を最大限に利用するという姿勢がクオリティ向上に役立ったのです。

イタリア地域精神医療の基本原則、良い治療、効果に重点を置くケアは重要
しかし、もっと肝心なこと・・・：

◎保健局全部署に於ける、温かく受け入れる雰囲気
◎感情に寄り添う共感性
◎“信頼”と“希望”の強い推進
◎落ち着いた、くつろげる環境　それは、人間的なアプローチ！

良い精神保健を目指すトレントのアプローチ：“ファーレ・アッシエーメ”
ユニークなUFEの存在。人間を―その能力と人間性を―信じるアプローチ

良い精神保健を実践することは必ずできる！

図11　“良い”精神保健の姿

ディッラトゥワ（Di la tua／意見をきかせて）
　これは多くの意見をくみ上げるシステムで、少なくとも一年に二回、すべての人が規定の用紙に要望を書くのです。このような方法でクオリティを上げる。二〇一五年度夏には、ウッフェからの要望が二〇〇ほど集められ、この中から二〇の要望がとり上げられて、二〇一六年にアクションに移されるというプロセスをたどりました。これは日本のトヨタのシステムをモデルにしたもので、非常に楽しいシステムになりました。トヨタありがとう。

　トレント精神保健局の特徴をまとめますと（図10、11）、

①　さまざまなネットワークをできるかぎり地域でつくっていく。
②　また偏見や悲観的なものに対してアクションしていく。
③　家族メンバーとの最大限のコラボレーションを行う。

④　ＰＣＣでは、ウッフェを中心としたガランテ（保証人）が一人入っている。

⑤　治療をドロップアウトした人にも連絡を取り、支援の手を差し伸べるシステムがある。

重要なことは経験知です、みんなの経験知を生かす。それは当事者であれ家族であれ、すべての人の経験知を生かすシステムになっています。

イタリアの精神医療の大事なポイントである地域医療では、薬物療法はもちろんですが、そのほかにもいくつか大切なことがあると思います。私が個人的にもっとも大切にしている点は、保健局のすべての場所で、あたたかに人を迎える雰囲気、受け入れる雰囲気をつくることです。笑顔や私の投げキスも実はそういう意味です。シンプルに人間的なアプローチがいちばん大事なのだと思っています。このシンプルなアプローチが世界のすべてのところでなされているわけではありません。

多くの場合、精神保健システムは硬く、制度やルールに縛られているというのが現状です。そうなると当事者や家族は幸せではないし、システムのルールに阻まれて腹立たしく感じたり困惑させられたりするのです。ここでウッフェの存在の意味は大きい。ウッフェが入ることで必要な人にすぐに手を差し伸べられる。私はこれがウッフェのもっているすばらしい力だと思っています。

「ファーレ・アッシエーメ（みんなでいっしょにやろう）」とは、「平等の立場で何でも言い合いましょう」ということ、その哲学を一言で言うと「かならず変化を起こせる。必ず実現できる」ということです。もちろんお金は大切ですが、お金がすべてではありません。皆がそれぞれ自分のなかにある力を持っていて、その力を信じるということです。言葉にすること、そしてそれを行

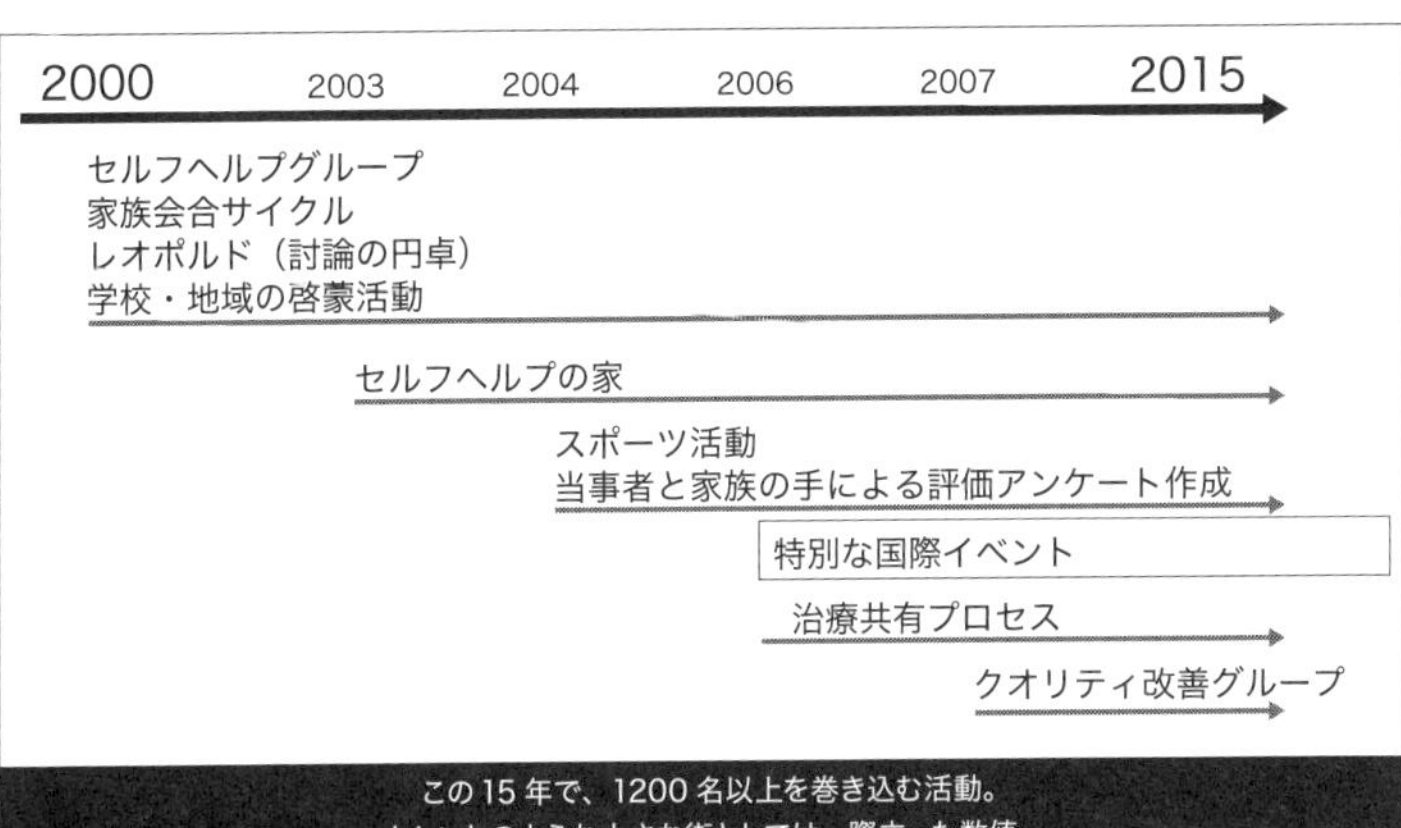

図12　ファーレ・アッシエーメの主要な活動

動に起こすこと、この言動とアクションの一致がとても大切というか、それが大原則だと考えています。分析し、学んでいくことは非常に大事なことです。いい雰囲気は何より大切な土台をつくるものです。

二〇〇〇年は転期となった年です（図12）。私は一九九九年にトレントの精神保健局で仕事を始め、二〇〇〇年はファーレ・アッシエーメの活動が始まった年です。それ以前は、精神医療のシステムがうまく機能しておらず、適切な治療が行われていたとはいえない状態で、それを変えられると信じている人もほとんどいなかったのです。

適切に機能しない治療システムに家族がとても怒っていました。そのなかでまずセルフヘルプのグループが動き出しました。セルフヘルプのグループは当事者と家族によって行われるのでお金もかからないし、現在まで非常にすばらしい活動を続けている家族会合です。

怒れる家族をなだめるために最初に家族会合の場を持ったのが二〇〇〇年です。一般に心理教育といわれるものをみんなでいっしょにやっていこうとしたのが家族会合サイクルです。八回を一サイクルとし、週に一回二時間の会合を八回行い、大体一〇～一五の家族が参加します。ここでもウッフェが参加し、進行役を務めたりします。家族には職員よりもウッフェの発言が心に響くようで、重要な役割を果たしています。このような場から家族が自分たちは一人じゃないと思うようになり、心配を和らげることもできるのです。二〇〇〇年から二〇一五年までの間に五〇サイクルが行われ、六〇〇の家族メンバーがそこに加わりました。

レオポルドという円卓会議

この会合も二〇〇〇年から始まりました。保健局のサービス改善を目的として二カ月に一回行われ、誰でも参加可能、みんなが好きなことを話してよい場です。つまり、当事者、家族、職員が同じテーブルを囲み、一緒に解決方法を模索するのです。ここで大事なことは、「何てこと言うんだ」というような無理な提案であろうとまずはちゃんと聞き、受け止めるということです。レオポルドで決められた二つのケースをお話しします。

ひとつは、家族からの要望として、「土曜日の一二時に閉まっていた保健センターを日曜日も開けてくれとほしい」という意見が挙がりました。なぜかというと、「急性期というものに休日はなく、閉まるのはおかしい、日曜日も開けてほしい」とのこと。

これには日曜に出てくる職員の待遇に注意も必要ですし費用も発生する、私が一人で決定をすることも認められないので、非常に難しい要望だったのです。そこで当事者、家族、職員の混成チームが結成され交渉開始、六カ月間いろいろ話し合いをくり返し、とうとう日曜日も開けるようになりました。これは家族の勝利です。家族からすればなんで日曜日に閉まるのかという怒りももっともなことでしたから。

もうひとつのケースは、私にとって悪夢のようでもありました。もともとは私が作ったこのガイドブック「トレント精神保健局ガイドブック」は、我ながらいいものができたと内心誇りに思っていました。しかし、当事者グループも家族も、このガイドは全然だめだと言うのです。まず長すぎて、最初の一、二ページ見てポイッと捨ててしまいたくなる、と。

これもレオポルドにかけられました。レオポルドのルールの一つに、そこで提案されたことは実現可能かどうかを吟味され、実現可能なものを実行するということがあります。結局、当事者たちがグループをつくって、自分たちがいいと思うものを新しく作ってくれた。それははがき型のガイドブックで、その小さい紙にすべてのインフォメーションが入って非常にわかりやすく便利なものでした。そして、そのグループはカードを作っただけではなく、そのカードを薬局や図書館などいろいろな所に持っていき置いてもらえるようになったのです。つまり自分たちで情報媒体を作成し、それを手に町中を周り保健局のプロモーターとして活躍したのです。このことは当事者のパワーと意見を聞くことの大切さに気付かせてくれました。

私は精神保健局長なので自分が決めるということもできるポジションですが、どうやら自分は一歩引いて降参しなくてはなるまいと、あらためてわかったわけです。ファーレ・アッシエーメというアクションが秘めている革命的な力を端的に表しているこのエピソードは、私だけでなくて、全員にとって大きな転機となったのです。

勉強会

二〇一五年からトレント市が主催してイベントファーレという勉強会が始まりました。みんなでいろんな知識を得て学んでいく、責任をもって知識を得よう、研修しようという目的です。このイベントの特徴は、職員や当事者や家族が一緒になって決めていくことです。みんなで話し合いたいことをリストアップしており、テーマはそこからウッフェが選びます。

たとえば一〇月七日はリカバリー、一〇月一〇日はパニック障害、不安とかパニックとか起きたときどうするかをテーマに勉強します。ほかにも、よく眠るにはどうすればいいか、アンガーマネージメント、自分に自信を持つにはどうすればよいかとか、仕事の世界に戻るにはどうすればよいかなど、いろんなテーマがここで扱われています。

会の目的の一つは、それぞれが持っている経験知や知識を分かち合おうというものですから、医師だけでなくウッフェも家族も話すのです。勉強会といっても医師が専門的な知識を説明するようなものではありません。

グルーポ・ディ・プロダクツィオーネ

二〇一四年、保健局の中に、グルーポ・ディ・プロダクツィオーネという一種の議会みたいなものをつくりました。六人の職員、五人の当事者、三人の家族、ボランティア一名の総計一五名で構成されており、一カ月に一回集まって三時間ディスカッションします。一五人は選挙で選ばれるのですが、そのグループは非常に現実的な実行する力を持っていて、私もこの議会が決定したことには従わなければなりません。つまり、民主主義的な方法をもち込んだのです。

UFE とは次のような当事者と家族である：

* 成功した治療プロセスを体験。
* 自らの経験知が持つ価値を自覚しており、ゆえにエキスパートである。
* 未だ困難の中にいる当事者や家族に、自らの経験知を、対等な立場で、伝えることが出来る。
* 未だ困難の中にいる“対等な”当事者や家族に対して、包容力があり、ポジティヴである。
* 当事者と家族が、誰でも UFE になれるわけではない。UFE になることを望み、ここに掲げた特徴を備えた者のみがＵＦＥになる。

UFE はヒーローでも、心理士的な存在でもない。自ら病気を体験し、克服したという豊かな経験知に裏打ちされ、そして優れた人間力を備えた、ごく普通の人たちなのだ。

図13　ウッフェ（UFE：Utenti Familiari Esperti）

ウッフェについて（図13）

トレントの象徴であるウッフェについて話しましょう。

最初に明確にしたいことは、当事者であれば即ウッフェになるかというとそうではありません。現在トレントに二〇〇〇人の当事者がいるなかで、三〇名から四〇名くらいがウッフェとして活躍しています。ウッフェの条件は何かと言うと、まず良い治療が行われ良好な治療関係を維持していること、そして自分たちの経験には価値があり、その経験知は自分やだれかの役に立つのだ、ときちんと理解していること、安定したおだやかさと、人を受け入れる度量というか力量があって、人を助けるのに躊躇しないような人が要求されます。怒ったりするようなウッフェだとその人はウッフェの役割を果たせません。ウッフェはプロフェッショナルであるべきなのです。ウッフェは特別な研修をうけるわけではなく自分の病状から学び、日々の暮らしのなかでその知

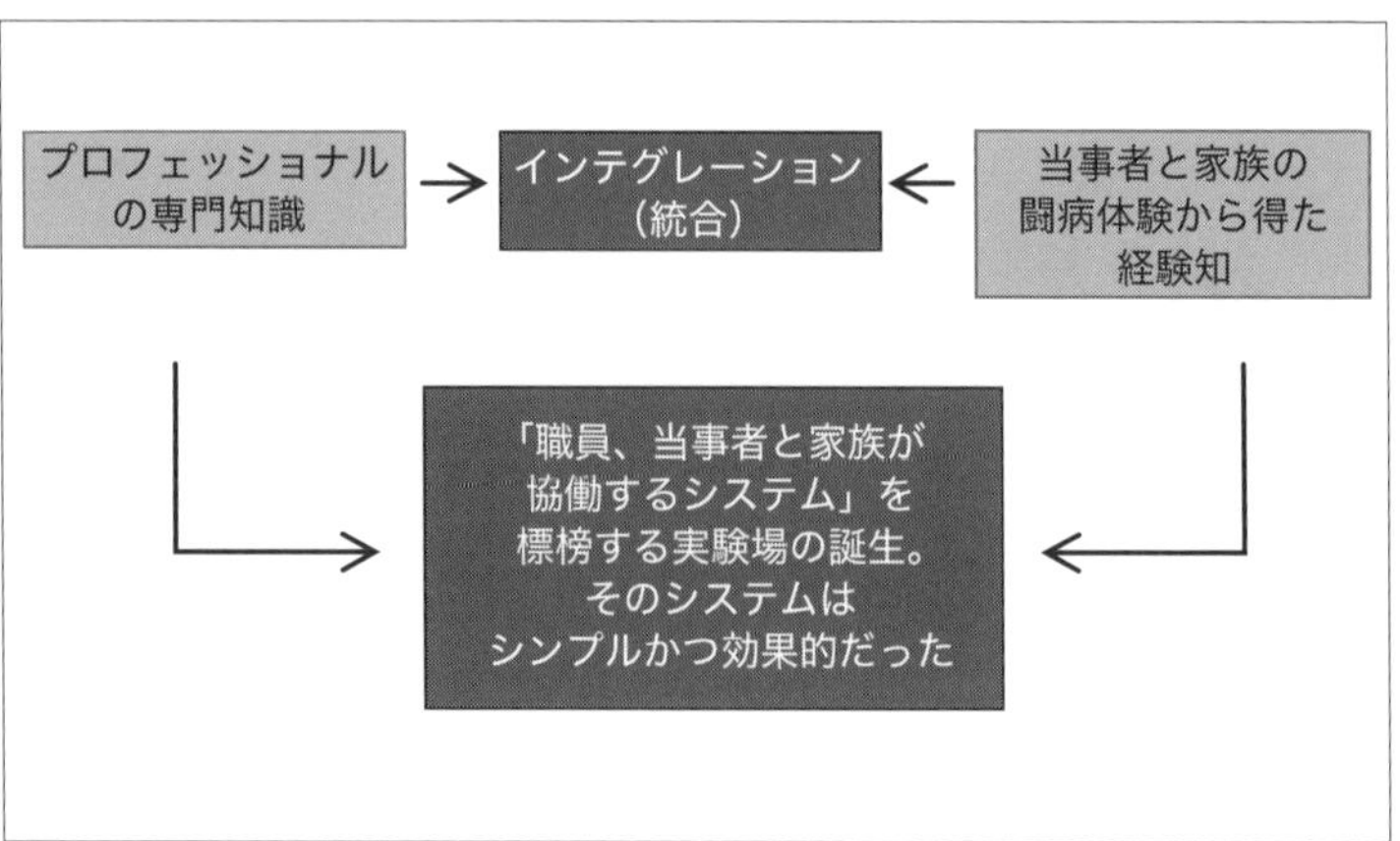

図14　ウッフェを実らせた、カギとなる考え方

を役立てるプロフェッショナルなのです。

ウッフェとして仕事につくと、数時間からフルタイムまで仕事に応じて報酬が支払われます。一方、ボランティアで働くウッフェもいますが、フルタイムで働くと月一〇〇〇ユーロ以上とイタリアの平均的な初任給を越える報酬が払われます。

繰り返しますが、ウッフェの体験知と医療者などの専門職の知識が融合された新たな知識が生まれるということです。図14の示したように、ウッフェと家族の知識と、プロフェッショナルな知識の真ん中に融合された知識を目指しています。活動が始まった最初のころは、職員でもウッフェの意味がわからない人が多かったです。今日でも理解の個人差が当然あると自分は思いますが、世界はそういうものでしょう。世界にはいろんな花が咲いているわけですから。

それから明確にしておきたいのは、よくウッフェはデ・ステファニがつくったのかとか、クーニがつくったとか、誰かが計画的につくったと思われるこ

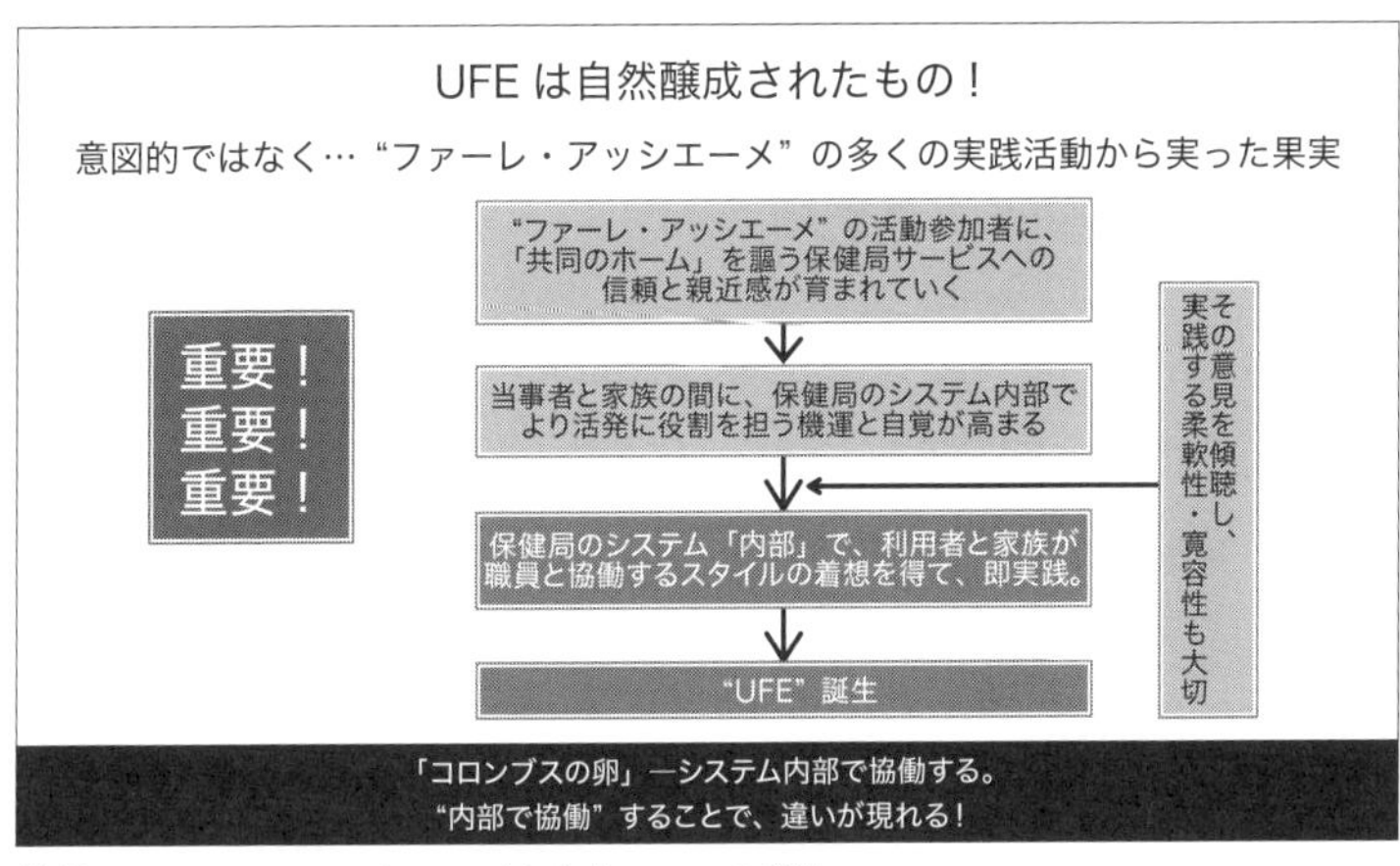

図15　ファーレ・アッシエーメからウッフェの誕生

とが多いのですが、誰かがウッフェをつくろうと思ったわけではなく、自然発生的な流れで生まれて、それがウッフェとして形成されたわけです。ファーレ・アッシエーメの活動で説明したように、家族会議などで当事者と家族がディスカッションしていくうちにもっと自分たちが活躍したい、もっと自分たちができることがある、と考えるようになり、それなら治療の中に入ってもらうのがいいんじゃないかと思ってちょっと一緒にやってみた。そのようなことの繰り返しで自然に、ファーレ・アッシエーメ活動から派生して現在のウッフェに至るのです。

重要なことは、まずファーレ・アッシエーメがあってウッフェなのであって、先にウッフェがあってファーレ・アッシエーメではないのです（図15）。なぜこのことを強調するかというと、他の地域でウッフェを導入しようとするとき、「ファーレ・アッシエーメ、皆で一緒にやろう」ということをわからないまま導入してしまうと、一部の上の人が決めて、硬いシステムというか流動性が全然ない別なものになっ

もし健康福祉がテーブルの議題ならば、テーブルには全員が集うべきだ
ー当事者と家族、職員、そして市民！：ルシアン・リープ・インスティチュート(2008)

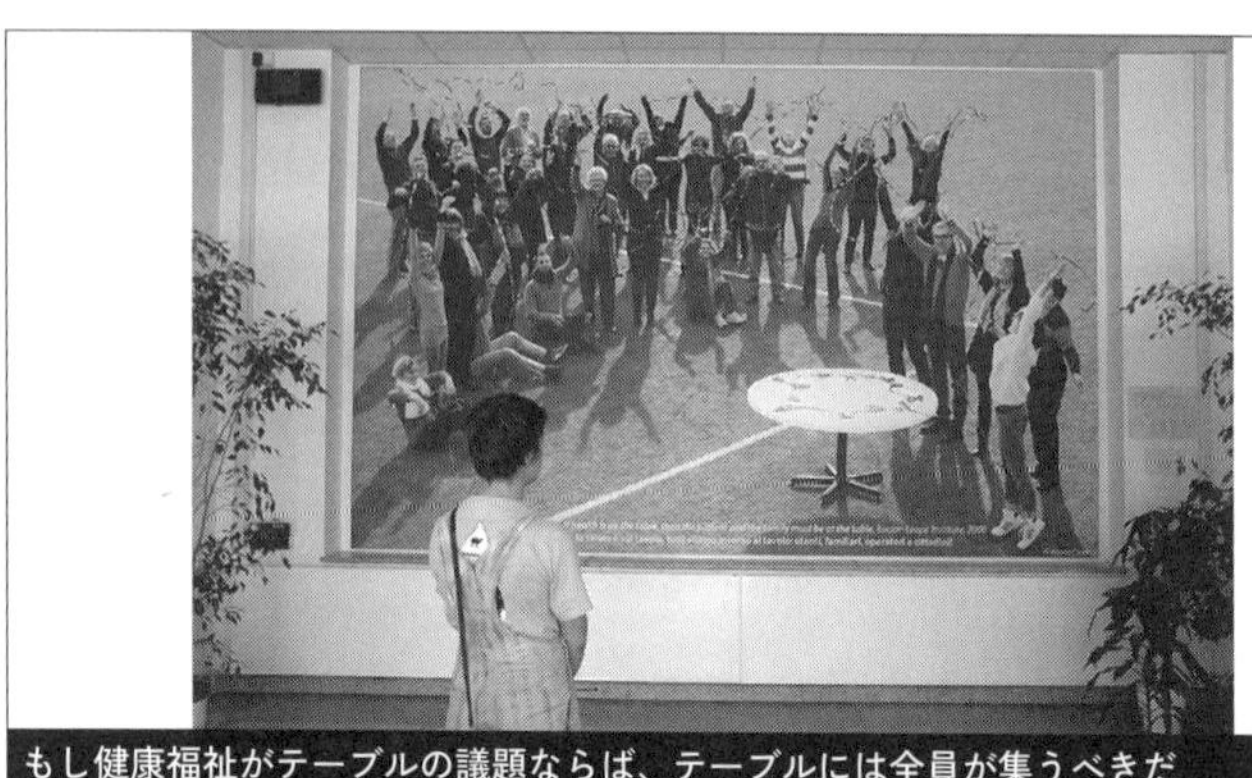

図16　ファーレ・アッシエーメの写真

てしまうのです。

ウッフェはいろんな長所を持っています。当事者と家族の気持ちがよくわかるので、職員はウッフェを通して当事者と家族の気持ちを理解することができます。当事者と家族はウッフェというものをまず信用、信頼する、そして希望を与えることができるのです。なぜならウッフェは病を負って社会で生活しているわけですから。そしてウッフェになることで、ウッフェ自身も人生がすごく豊かによい人生を歩むことができる。ウッフェのマウリッツオやレナートが話してくれると思います。

ウッフェが活躍することは、地域にとってもよい作用があろうと思います。昨日のラグーナプレゼンでの「よいことをして新聞に載ろう」というキャッチフレーズがありましたが、まさしくウッフェが一種のアイコンとなるので地域にとってもいい意味があると思います。

もっとも素晴らしいことの一つは、ウッフェの人たちが職員や医師たちの精神をもよくしてくれるこ

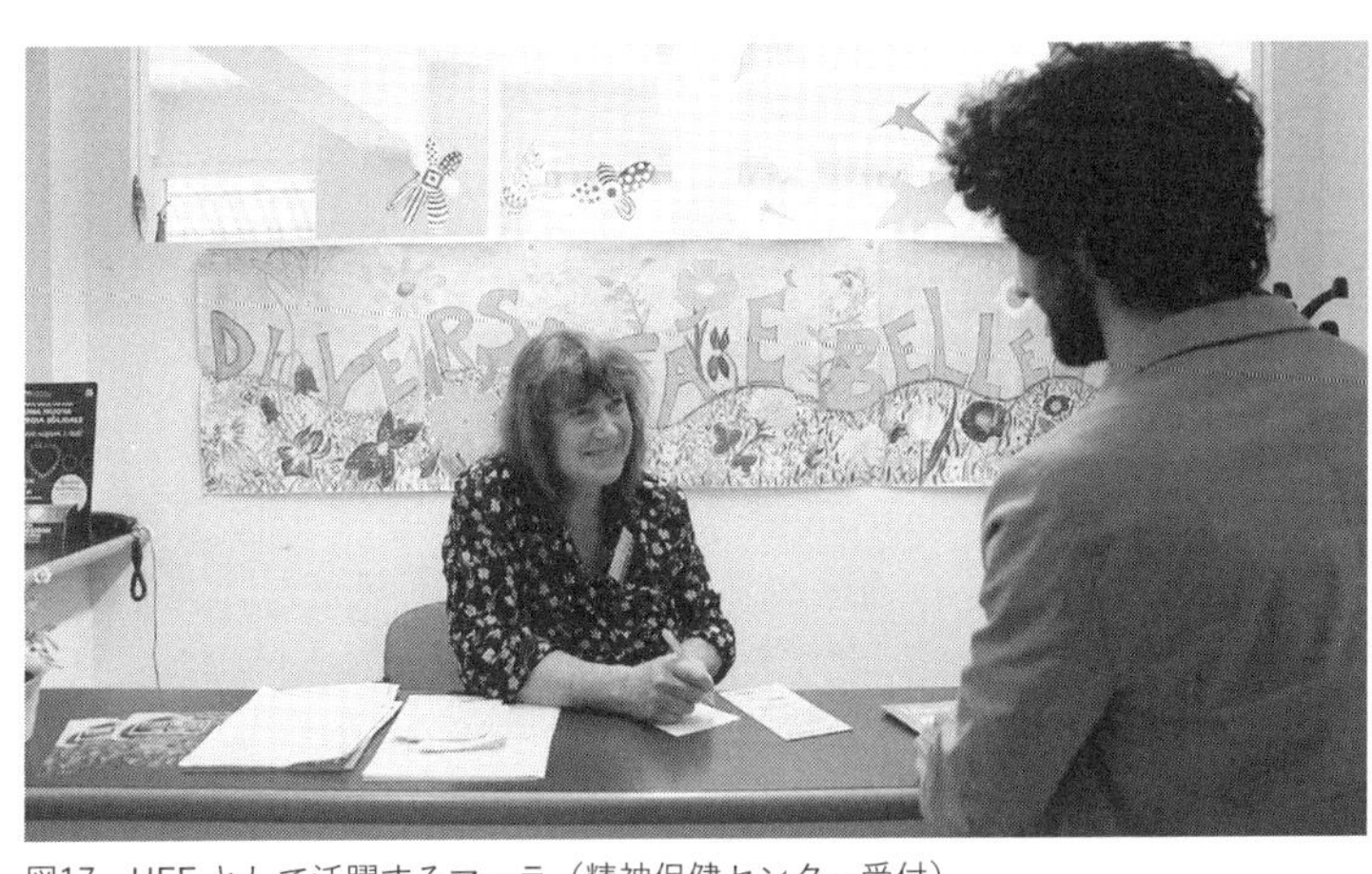

図17　UFEとして活躍するマーラ（精神保健センター受付）

とです。ウッフェが職員だけの世界に入っていくことでその世界が変わっていく。そこにウッフェの素晴らしいパワーの意味があるのです。

二〇一六年現在、四五名のウッフェがいます。当事者が三二名。家族のウッフェが一三名です。性別では女性が二九名。男性が一六名。週平均して一〇時間ウッフェとして働き、平均年齢五二歳です。

図16は、ファーレ・アッシエーメの代表的なテーマの写真です。内訳すれば一〇人の職員、一〇人の当事者、一〇人の家族、一〇人の市民、計四〇人入っていて、誰が職員、誰が市民かわからない、その誰かわからないけれど、みんないっしょにやっているというフィロソフィーがよく出ている写真です。

図17は仕事しているウッフェの図です。まあ保健局に行ったら受付でしょう。つまりここに来た人はまずウッフェに出会うことになっています。ウッフェが対応します。

今朝のミーティングですけれどもウッフェはかな

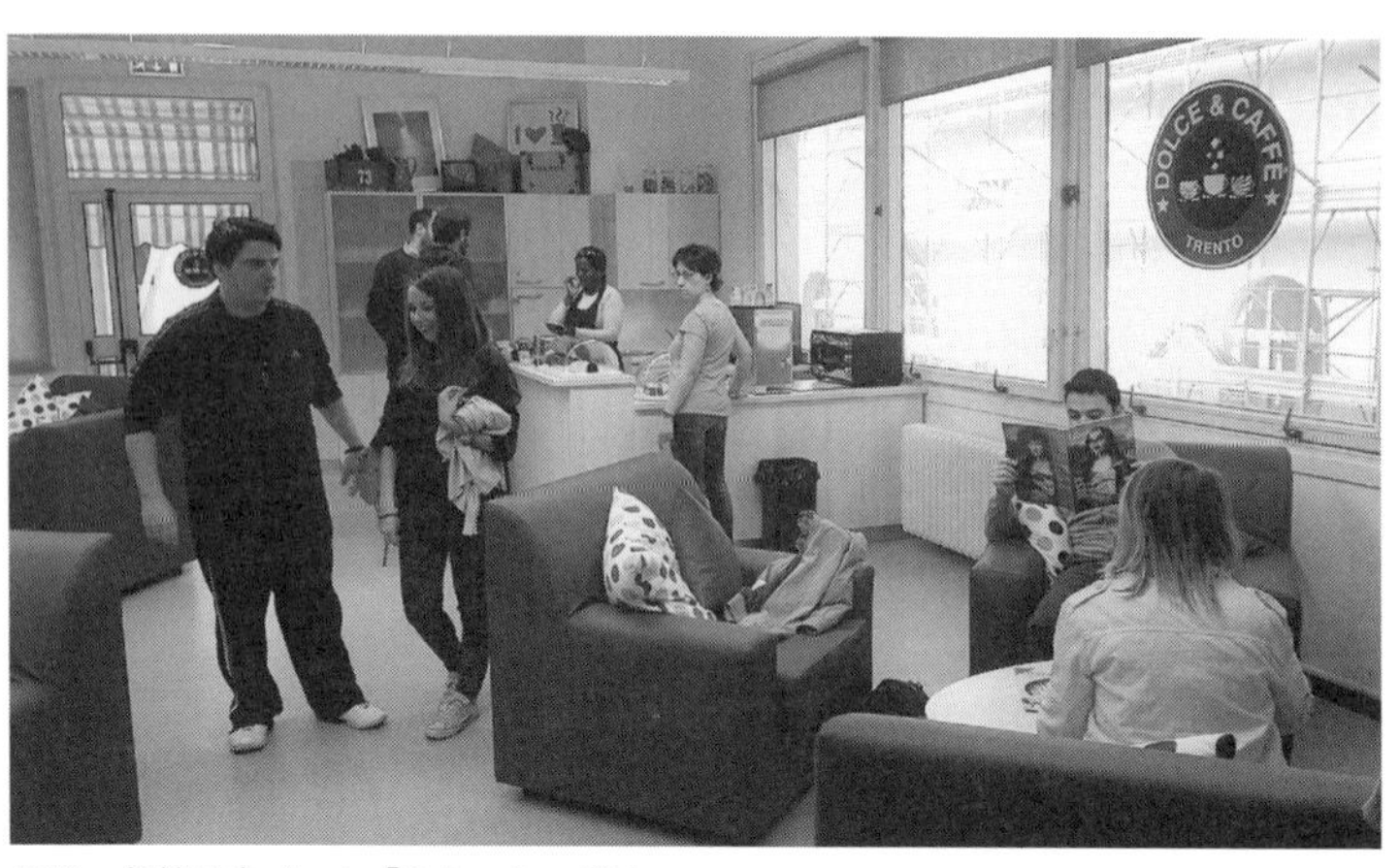

図18　保健局内バール「Dolce & caffè」。

らず入っています。地域チーム、急性期病棟のなかにも。ウッフェのマウリッツオは朝八時から夕方六時までは働いています。グループホームのカーサ・デル・ソーレでは、ウッフェが、夜、宿直しています。イタリアでも夜勤は職員が普通するものなのでとても珍しく、ウッフェが夜勤をすることでフレンドリーな空間をつくってくれています。これが職員とか看護師であればウッフェほどの友好的な雰囲気はつくれないと私は思います。

世界はウッフェでいっぱいだ。しかし、それを発見するためには心の目を開いてみる必要がある、と花にたとえてみています。つまり、自分が見たいと思えばウッフェという存在が見えてくるはずだということです。

図18は、保健局内のバールの様子です。こちらはマルコ。居住支援の現場で会ったと思いますが、二五歳のリビアの人といっしょにいた人です。バールはとても大事な場です。いろいろ話をしたり、診察が終わって泣きたいときもあるわけで、そういうと

きにリラックスできる場所が必要なのです。診察室を多くつくるよりもこういったバールをつくることがいいのではないかと考えました。

ウッフェが注目されるようになり、イタリアの政府からいくらか援助が出て、ほかの都市でもウッフェをやってみようという動きがあります。

ウッフェは世界をまわって講演も行います。日本、中国にも行きました。二〇一〇年一月には北京に行き、中国の人もウッフェに非常に興味をもってくれました。ウッフェが受賞したなかのひとつに、スウェーデンのものがあります。受賞の理由は、ウッフェのなかに当事者中心の医療というものが非常に明確に実現されている、当事者中心型の医療を推進しているという点でした。

現在イタリアよりもスイスのほうがウッフェの人数が多いです。国がバックアップしたので非常にウッフェの人数が増えてスイスではすごくさかんになっています。アメリカ合衆国でオバマ大統領以前に精神医療を推進し、二〇〇〇年に亡くなった教育者ドナルド・バーウィックの著書に、「よりよい日常を目指すのであれば、コントロールと権力は、治療を施す側から、治療を施される側の手に移されるべきなのである」と書いてあります。現実世界では、職員はこの言葉に対して、過敏な反応を持つ方も少なくはありませんが、私はこの言葉に啓蒙されました。

よい治療のためには、いろんなアンケートも必要であるしリサーチも必要です。何が一番大事かというと、それは愛です。クオリティの秘密はアモーレ、愛にある。治療にこめる愛情表現のことです。

ウッフェは啓蒙のためにさまざまなイベントを実行してきました。二〇〇七年、ヴェネツィアから北京まで列車で横断する冒険旅行に二〇〇八人が参加しました。「自由が大切だ」をメッセージ

ムイェイェ村は、ケニアにある極貧の村。
トレント及びその他イタリアの精神保健局は、学校建設目的のため資金を集めた。
そして250名でムイェイェに赴き、学校建設に携わった。
―2011年2月17日、学校の設立式典が行われた!

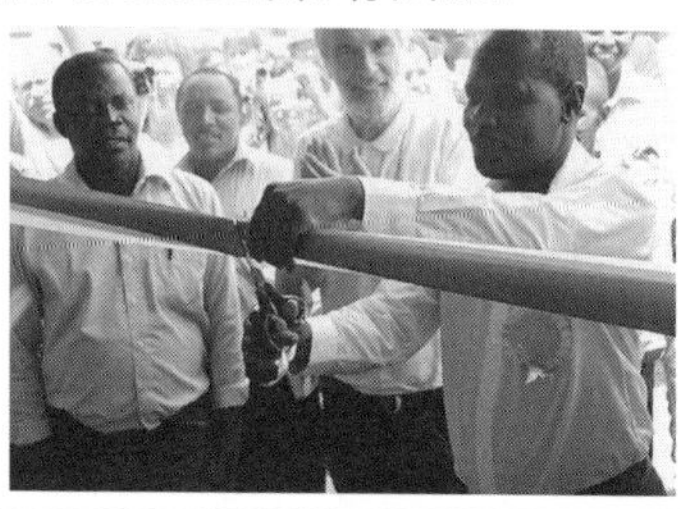

この学校は、ムイェイェのたくさんの子供たちの、
人生の素晴らしい希望である

図19　ウッフェのイベント活動

に掲げて北京まで行きましたが、思えば危ないことをしたものですね。二〇〇九年にはイタリア中から資金を募って、アフリカのケニアに学校をつくりました（図19）。

ウッフェ一〇周年の二〇一六年には、一〇人のメンバーでヨットで大西洋を横断しました。当事者、職員、家族という構成メンバー、皆で力を合わせました。当時イタリアでいろいろ話題になった冒険的なイベントです。アメリカの西海岸から東海岸へ、講演をしながら大陸横断ツアーも行いました。他にも日本や中国、ノルウェーツアーなど、講演ツアーを行いました。メディアにとりあげてもらうのは、当事者がこういうことができるんだ、と広く伝えるためです。

最後の図20です。カーサ・デル・ソーレ（グループホーム）の裏には、あるちょっとした子どもの遊具が置いてあります。それはひとつのシンボル的なものでもあって、近所の人が自由に来て、子供が遊んでも安心できる、そういう町なのだという思いを込め

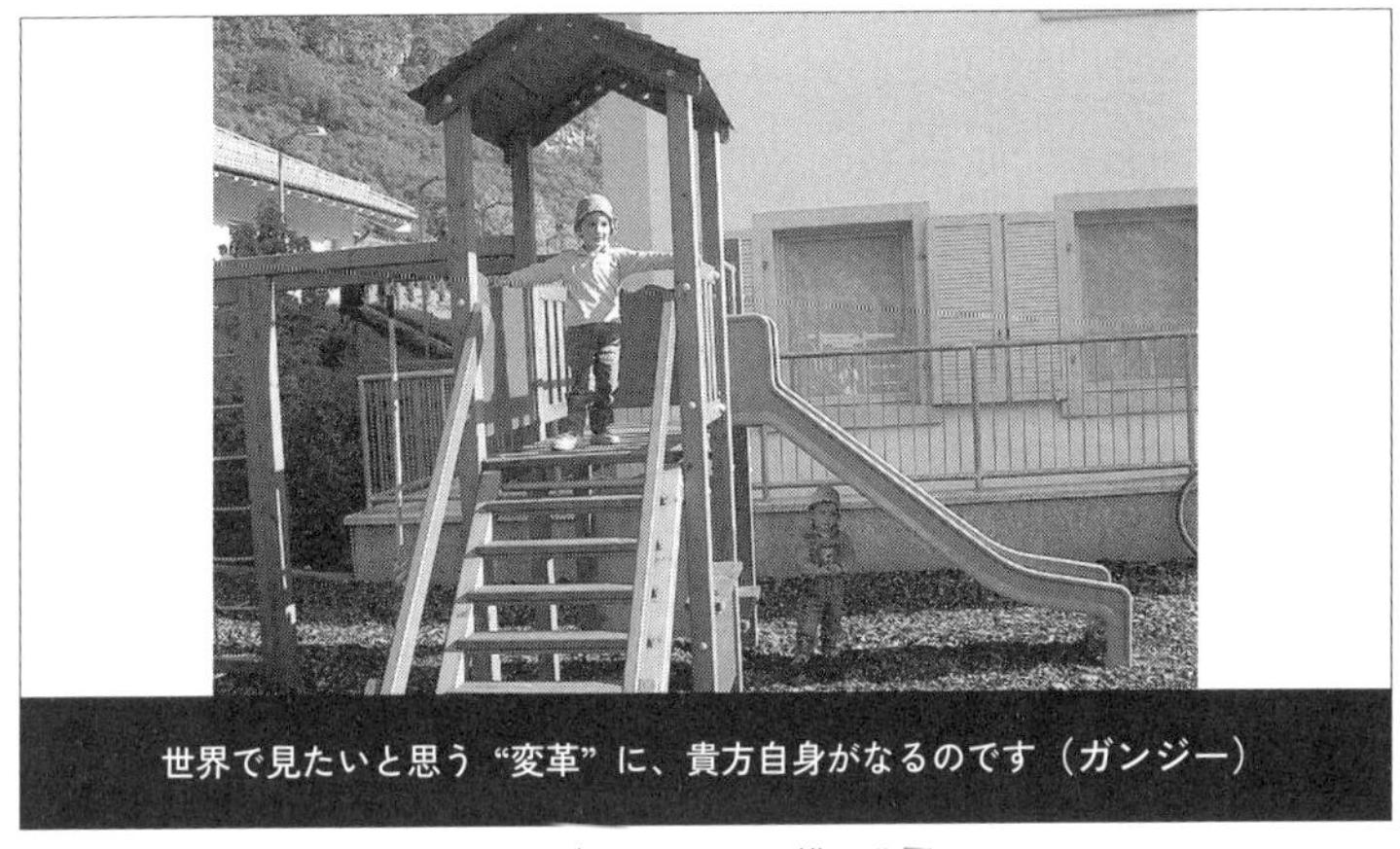

図20　グループホーム「カーサ・デル・ソーレ」横の公園

ている場所でもあります。

ガンジーの言葉ですが、「世界で見たいと思う変革に、あなた自身がなるのです」。つまり、他人が変化を起こしてくれるのではなくて、あなた自身が変化を起こすべきですという言葉ですね。

トレントで大切にしているのは信頼と希望です。私たちは信頼と希望を大切にしています。

第２章　イタリア精神医療の歴史と思想　バザーリアを中心に

１　ラグーナに浮かぶ精神科病院の島

本章では、時代を半世紀遡り、バザーリアを中心にイタリア精神医療の歴史と思想をたどる。

イタリア北東部に位置するヴェネツィア。アドリア海に面したこの美しい街は、現在ヴェネト州の州都であり、古には一〇〇〇年以上も栄華を誇ったヴェネツィア共和国の都である。

中世から干潟（ラグーナ）の上に移り住んだヴェネツィアの人々は、アドリア海からの風と波に守られて堅牢な水上都市を築きあげた。共和国は、遠くはシルクロードに至る東方交易を独占して莫大な富を誇り、強力な艦隊を持って地中海、黒海を支配するまでになった。交易によってもたらされたものは高価な絹織物、宝石や香辛料ばかりではない。共和国は、中枢である本島を守るために、周辺の島々に防波堤のような役割を与えた。例えば、検疫の島、伝染病患者を隔離する島、修道院の島というように。

一二世紀にペストが大流行して以来、海を渡ってきた船は三〇日から四〇日の間、検疫の島に留め置かれ、安全が確認されてから本島に渡ることが許された。ペストや結核、ハンセン病など伝染病と思われる病気や、回復が難しいとされた精神疾患の患者は各々の島に隔離された。共同体を守るために、社会に不利益と思われた人々が島々に隔離されたのだ。

隔離されたのは病人だけではない。門外不出のベネチアングラスの技術を守るために職人や家族が強制移住させられた島もある。また、修道院の島々もある。経済を守るために政治と宗教をきっちりと分離したヴェネツィア共和国にとって、強力な政治力を持つ修道会を海上におくことは重要なことであった。

精神疾患患者を隔離した島の一つであるサン・セルヴォロ島の始まりは、九世紀から続く修道院であった。一八世紀初頭に修道院が閉鎖されて軍病院として使われた後、一七二五年から男性患者を収容する精神科病院の島となった。現在、病院の博物館となっている館内には、工芸品や絵画など患者たち手製の作品のほかに、実際に使われていた拘束衣、電気ショックや水療法に使われた器具も展示されている。一九六〇年代に向精神薬が発見されるまで、隔離や拘束、物理的なショック療法で鎮静が図られていた。波音が響く小さな島にどのような暮らしがあっただろう。島が精神科病院の役割を終えるのは二五〇年が経った一九七八年のことである。この年、国中の精神科病院閉鎖を定めた国法第一八〇号が施行され、ほかの精神科病院と同様にサン・セルヴォロ精神科病院も閉鎖されたのだ。

精神科病院閉鎖という不可能なことを可能にしたこの法の誕生には、ヴェネツィア生まれの精神科医フランコ・バザーリアの決して諦めることのない戦いがあった。

2　バザーリアの精神医療改革

戦争、ファシズムとの戦い、投獄

イタリア精神医療の改革を牽引したフランコ・バザーリアは、一九二四年ヴェネツィアに生まれた。

ヨーロッパ中を戦火に巻き込んだ第一次世界大戦が終わって六年、いまだ混乱期にあったイタリアではベニート・ムッソリーニ率いるファシスト党が権力を掌握しつつあった。戦後の経済的な困窮と不安定な国際情勢は、イタリアやドイツの独裁を許し、世界は再び戦争へと向かう。第二次世界大戦が勃発するとイタリアは、ドイツと日本の三国同盟を結び連合軍と戦う。

一九四三年七月、連合軍がシチリアに上陸し、ムッソリーニは失脚。イタリア新政権は連合軍と休戦協定を結び、戦いは止んだかと思われた。しかし、ドイツ軍は一挙に軍を北に進めて北イタリアを占領、幽閉されていたムッソリーニを救出して傀儡政権を立ち上げ、イタリアは再びファシズムの下に支配された。この後、国を占領するドイツ軍とファシズムに対して、あらゆる街で市民が立ち上がり、激しい抵抗闘争（レジスタンス）が繰り広げられることとなった。

パドヴァ大学医学部に進学していた二〇歳のバザーリアも仲間たちとともにレジスタンス運動に参加し、伝令役を担ったという。終戦も間近なある日、告発によって逮捕され、仲間とそろってサンタ・マリア・マッジョーレ島の刑務所に囚われの身となった。バザーリアはそこで六カ月を獄中で過ごし、終戦を迎えた。この拘留時の記憶は、施設の暴力性や人間性を奪うものとの戦

い の源となり、生涯彼の中から消えることはなかった。

終戦後パドヴァ大学に復学して医師となったバザーリアは、精神神経学を研究して多くの学術論文を発表する。しかし、バザーリアにとって大学は精神医療の可能性を感じられる場所ではなく、一三年間の研究生活の後、大学を離れることを決める。

精神医療とはいったい何か

大学を退職したバザーリアは、一九六一年イタリア北東部のユーゴスラヴィア（現在のスロヴァニア）との国境の街ゴリツィアの県立精神科病院に院長として赴任する。

当時のイタリアでは、大学の精神科は教育と研究の場として主に研究対象となる患者を扱い、地域の精神科病院とはまったくつながりがなく、大学に所属する精神科医が精神科病院に関わることはなかった。バザーリアもゴリツィアに赴任して初めて精神科病院の内部に足を踏み入れることとなった。当時のイタリアの精神科病院の状況をレンツォ・デ・ステファニは次のように記載する。

> 平均して一〇〇〇〜二〇〇〇人の患者が収容される大規模なもので、それぞれ五〇〜六〇のベッドが置かれた大部屋で、入院者の権利は剥奪され、外界との接触が不可能な状況で閉じ込められて生活していた。大部分の者は入院した病棟から出ることがなかった事実を思えば、それは病院というよりも強制収容所に似た類のものであった。(1)

ゴリツィア県立精神科病院には、およそ五〇〇人の患者が入院しており、一五〇人の看護師、九名の医師、一名の心理士が働いていた。当時の精神科病院として規模は小さかったが、内部は平均的な精神科病院の環境であり、その悲惨な状況はバザーリアに戦争中に投獄された刑務所を思い起こさせた。バザーリアは言う。

> 初めて刑務所に入ったとき、私は医学生でした。私はファシズムと闘っていて刑務所に収容されました。生活することになった環境はあまりに衝撃的でした。それはいくつかの独房から便器が運び出されたときのことでした。凄まじい匂いが立ち込めました。まさに死臭でした。私は大学を卒業してから一三年後にマニコミオ（著者注：収容型の精神科病院）の院長になりましたが、初めてそこに足を踏み入れたとき、同じ感覚を覚えました。それは人間の排泄物の臭いではありませんでしたが、まさに排泄物を思わせました。そこで私が得たのは、この施設は全くのデタラメだという確信でした[2]。

バザーリアは、院長として正式に赴任する前に、雑役夫として病院に入り込み、これから自分が行く場所の現実を観察したという。そこで見た光景は次のようにまさに衝撃であった。

> 精神病院では、大部屋に大勢の患者が押し込められていて、そこから誰も出ることはできず、便所に行くことさえできない。どうしても必要な場合には、部屋の中で監視している看護師がベルを鳴らすと、別の看護師がやって来て、その患者に付き添って連れ出すことになる。ただ

この儀式にはとても時間がかかるので、多くの患者がその場で用を足すことになってしまう。非人間的な規則に対する患者の生理的反応は、治療スタッフに対する「嫌がらせ（dispetto）」と解釈されるか、もしくは、完全に疾患による病者の自制心のなさの表れと見なされる。[3]

ゴリツィア県立精神科病院の入院患者の一人、盲目のアンドレアは後にインタビューに答えて次のように語っている。

かつてここにいた者たちは、死んでしまえるように祈りを捧げていました。ここは誰かが死ぬたびに、鐘が一度ならされたのです……今ではもう使われてはいませんが、鐘がなると誰もが口々にこう言ったものです。「ああ、神さま、代わりに私が死ねたらよかったのに！　こんな生活を続けるのはもうまっぴらだ」と。彼らのうちのどれほど多くの者たちが、生き延びることができ、また健康でいられたにもかかわらず、死んでいったことでしょう。一方で誰一人としてここから脱出した者はいなかったので、落胆した者たちは、もはや何かを口にしようという気力すらありませんでした。ここでは鼻からチューブで食べ物を流し込んでいたのです。閉じ込められていて、ここから抜け出す望みなど微塵もなかったのだから、どうしようもなかったのです。まったく雨が降らないために萎えて干からびきった植物のようでした。それがこの中の人々でした。[4]

病院を外に開く

バザーリア自身が語るように、彼は最初から精神科病院の廃止を考えていたわけではない。ゴリツィアで仕事をはじめたとき、目の前で展開される世界はもはや彼の理解を超えていた。入院患者は、単に劣悪な状況にとどめ置かれているというだけではなく、社会的な関係性をも奪われているという意味の悲惨な状態であった。

この状況は断じて受け入れられないという、ほとんど言葉にならない衝動から、精神科病院の悲惨さに応えるべき試みとしてゴリツィアの実践が始まり、一歩一歩秩序立てられていった。後にトリエステでバザーリアの仕事を引き継いだ一人であるペッペ・デッラックアは次のように語っている。

初めてバザーリアがゴリツィアの精神科病院に足を踏み入れたときに見たのは……扉は閉鎖されていますし、拘束も行われているし、電気ショックも行われていたけれども、こうしたことがバザーリアに驚きと恐れをもたらしたのではなかった。そうした行為をしている医師や看護師が悪者だと思って、そのことにバザーリアが恐れを感じたわけでもなかった。そこで見た別のものに、彼は驚き恐れを感じた。一体何を見たのか。

「そこにあるべきものがない」ということを見たのです。当時は四百〜五百人の患者が収容されていたけれども、その四百〜五百人が人間として立ち現われてこなかった。それに恐れおののいた。こんなところで自分は一体何をすればいいのかと思った。「そこにいない存在」とどうやって関係性を持てばいいのか、何をすればいいのか全くわからない。もう、こんなところから逃げ出してしまおう、とバザーリアは思った。
彼は結局、逃げ出すことをしなかった。代わりに彼は問うた。「精神医療とは一体何なのか」「精神医学は一体何をしているのか」と。(5)

バザーリア自身は次のような言葉を残している。

関心を持っているのは、病気ではなくむしろ病者です。より重要で有効なのは、患者の苦しみを和らげる術を治療を続けながら見いだすことであり、大学で勉強した精神医学の定める治療手順や治療法を試すことではないのです。(6)

病者が縛りつけられているような伝統的な精神病院で、何らかの精神医療をやるように勧めてみるなんてことは私には絶対できません。治療する者とされる者との関係が隷属的で、檻の中にあるような状態で、生物学的であれ心理学的であれ、いかなる種類のどんな治療をしようが、効果があるとはとても思えません。医者と病者のあいだに自由なコミュニケーションがないところで、どのようなケアが効を奏する可能性をもちうるでしょうか？(7)

本来治療のための病院であるべきこの施設が全くそうでなかったことがわかりました。そこで私たちは何故そうでありえないのかを問題にしたのです。（中略）どのようにしたら治療技術、つまり入院患者への接近方法を変えられるか。(8)

「病気」ではなく「病者」に関心を持つ。「病者」とは「人間」であり、病を被っているその人自身である。ここには大勢の人がいるのに「人間」がいない。「人間」であることを奪われているから。病院内で展開される日常は「人間であること」、つまり自由と主体性を奪う暴力である。この暴力を断じて受け入れることはできない。では、どうしたらいいのか。

バザーリアは、まず拘束衣の使用を禁止した。それから窓の鉄格子を外し、ベッドへ縛り付ける拘束もやめさせた。赴任して一年の後に閉鎖病棟の開放に取り掛かった。まず試験的に、男性の長期療養病棟の鍵を外し、患者が自由に出入りできるようにした。続いてさらに四つの閉鎖病棟を開放した。三〇ヘクタールもの広さの病院の敷地には、木々が生え茂り芝生があって、患者たちは、もはや縛られたりつながれたりすることなく、思い思いに外に出て鳥のさえずる林のなかを散歩することができるようになった。すると入院患者に徐々に変化が生じてきた。その変化についてバザーリアはこう語る。

これらの人々（入院患者）の姿勢がまるで変わってきたのです。もはや狂人（folle）ではなく、私たちと関係を持つことのできる人間（uomo）になってきた。病人が第一に必要としているのは、病気の治療だけではなくて、他のさまざまなものだということを私たちは理解しました。治療者との人間的な関係、自身の存在に対する真の応答、そしてお金や家族が必要なのです。つまり治療する医者にだって必要なすべてのものが病人にも必要なのです。これが私たちの発見でした。病者は単に病者なのではなく、人間としてのあらゆる必要性を持った一人の人間なのです。[9]

ゴリツィアで病棟を開放したのち、私たちがどんなに厳しい事態が起こるのかと待ち構えていたときのことを思い出します。では、どんなことが起こったのでしょうか。何も起こらなかったのです。どんなことが起こっても対処できる用意ができていたので、寂しさすら感じました。[10]

マニコミオが人間的になるにつれて、精神科医たちの目には、政治的な諸要素が明らかになりました。貧しきあぶれ者たち、特に非生産的な逸脱者たちを管理する組織であるマニコミオは、全く無用なものだと彼らは思いました。マニコミオの歴史を検証することで、マニコミオが創り出されて存続してきたのは、治療のためではなく管理のためであるという結論にいたったのです。

こうした認識によって、専門技術者たちはこの施設をいかに変えていくかを考えるようになりました。そこで私たちは、イギリスから輸入した治療共同体の手法を、ある特殊なやり方で用いたのです。その手法とは、自由があり、開かれた空間があり、医師と患者が新しい関係性を築くことができるならば、日々のアッセンブレア（全体集会・自治集会）において人は自由に自分を表現できるというものでした。そして新たな関係性が可能だとわかってきました。[11]

アッセンブレア―自由な討論の場―

ゴリツィアでは、病院生活が集会で調整され、全体会議からそれぞれのスタッフ会議まで、参加を強制しない集会が週に五〇回以上も開かれた。全体集会であるアッセンブレアは毎日行われ、他にも小グループに別れて話し合うリウニオーネ（ミーティング）が頻回に行われた。

毎日院内のさまざまな場所で繰り返し行われる対話を通して、患者たちは自分の言葉と気持ちを取り戻し、医療者との関係性をつくり直し、院内外で行われるさまざまな活動にまでつながったという[(12)]。

アッセンブレア（全体集会）は、誰もが自由に参加できて、自主的に討論できる場である。毎朝一〇時から、一時間から一時間一五分ほど、患者、医師や看護師、ソーシャルワーカーが一番広い食堂に集まり、椅子は輪になるように配置され、それぞれが自由に席についた。

出席の義務はなく、好きな時に入退室ができ、出席簿は存在しなかった。そこでは毎回、二名ないし三名の患者が持ち回りで司会進行の役割を担った。

何を話してもよかった。やりたいこと、困っていること、職員のこと、自分の苦しみについて語るものもいた。スタッフ間、あるいは入院患者とスタッフの間の意見の不一致は、施設に内在する矛盾として、無視されたり抑圧されるのではなく、歓迎された。そこで生まれたアイデアから、入院患者によるクラブ「自分で自分を助けよう（aiutiamoci）」がつくられ、患者によって運営されるバール（bar）が院内に開店し、患者によって編集される新聞『キツツキ（Il Picchio）』が発行された[(13)]。

しかし、アッセンブレアが始まった当初は、患者たちはその場にいるだけで、警戒の目を向けるか、ぼんやり様子を眺めているかで、話し合いに参加するわけではなかった。

初めは、患者からは何の返答も得られず、バザーリアやその他の医師たちの独り言になっていた。しかし、長く決まりの悪い沈黙が過ぎると、患者たちは少しずつ不信感を拭い去っていった。氷には亀裂が入り、ついには砕けていったのである。

患者たちの思考や判断が自立してゆく際の具体的な最初の兆しは、収容されている病院では何を変えていくべきなのかについて、どんな話題にも向き合い、意見を求められたことに対する患者からの返答という形で現れた(14)。

また、先のインタビューに答えたアンドレアは、アッセンブリアの座長を務めた経験を次のように語っている。

最初にわしらはこの全体集会（アッセンブレア）を始めたんだ。実はわしが初めの一カ月間座長だったんだ。けどあいかわらず誰も口を開かない。人々全員が脅えて怖がっていたようだった。話す勇気が持てなかったので、座長だったわしがみんなを促した――「言いたいことがあれば話して、わしらはそのためにここにいるのだから、不満があれば話してくれ」……と。しかし、だれも口を開かなかった。これは長い年月閉じ込められてきたからみんな怖かったんだ。（中略）しかし、最初に話したのはC病棟にやってきた医師のスラヴィッチだったよ。「さあ！　一〇人から一五人の病人を連れて遊びに連れ出そう、キャンプをしてみよう！……」とね(15)。

否定された施設

バザーリアの改革によって入院患者は外へと向かい、病院内部は開かれて外部からの訪問者を受け入れるようになった。

一九六七年には、イタリアで初めて精神科病院にテレビカメラが入り、国営放送によるドキュメンタリーが製作され、病院内部や患者たちを撮影した写真集も出版された。

ゴリツィアについての最初の書物『精神医学とは何か』は、パロマで行った看護師との討議、ゴリツィアのアッセンブレア、入院患者との議論、歴史および政治の切り口で書かれた論文で構成されている。ゴリツィアでは規則で限定された職種を超えて対話者を探しつづけていたが、このやり方が高い評価を経て、一九六七年にパロマ県当局によって書籍として出版された[16]。

続いて、一九六八年三月初旬に出版された『否定された施設』は、同時期に世界中で巻き起こった学生運動や社会運動の中で、大きな衝撃を生んだ。発売後二カ月間で八版を重ね、イタリアで六万冊売れて、さらに七二年までで五万冊を売り上げ、フランス語、ドイツ語、オランダ語、フィンランド語に翻訳された。

本書の「暴力の施設」の章で、バザーリアは、〝決定的に言いなりになる人を前にして、その場を左右できる者が行う暴力が振るわれる場〟を、暴力の施設として定義する。それは、精神科病院のみならず、家族、学校、工場、大学、病院と、多様な諸施設である。そして、いわゆる福祉社会や豊かな社会では、社会の暴力的側面を覆い隠されている、と指摘する[17]。

施設を否定するとは、このような施設を必要とする社会の構造と制度を捉え直し、施設化の場所としての精神科病院や暴力の施設を否定するのである。

事件

ゴリツィアの開かれた病院内の雰囲気は一歩一歩変わっていった。しかし、精神科病院を開放していこうとする変革には、病院の内外で変わることへの不安や、開放によるリスクと危険性を強調する多くの反対派の攻勢もあった。

ザネッティは、「ゴリツィア県行政の官僚制の内部では、実際に『バザーリア路線』への抵抗があり、変革を食い止めるためのあらゆる手段が講じられ」、「県行政との対立が明白になったとき、両者の関係をさらに悪化される刑事事件が勃発した」と書いている[18]。

一九六八年九月、長年にわたり許可を得て何回も外出していた長期入院中の男性が、外出中に妻と口論の末、殺害するという事件が起こる。事件が起こった時、バザーリアは会議に出席するためドイツに滞在しておりゴリツィアを留守にしていたが、主治医とともに責任を追及されて裁判にかけられた。一九七一年裁判で無罪となるが、この事件を機に院長辞職に追い込まれる[19]。

一九六九年、バザーリアはゴリツィアを離れる。ニューヨークのブルックリン・マイモニデス病院の招聘を受け、米国で六カ月を過ごす。当時、米国もまた精神医療の改革に乗り出しており、バザーリアは「自分たちの将来像」を知ろうとした[20]。

米国では、一九六三年の一般教書演説でケネディ大統領が、巨大精神科病院への収容から地域精神保健サービスへの方針転換を宣言し、同年一〇月にいわゆる「地域精神保健センター法」が成立していた。これにより一〇万人あたり一カ所の地域精神保健センターを設立する目標が立てられ、このセンターを中心に地域精神医療ネットワークを構築することがめざされた。

バサーリアは、法の施行から数年が経った米国の脱施設化と地域精神医療の現状に関心をもっていた。一九六〇年の時点で五三万六〇〇〇人だった米国の入院患者数は、一九七〇年には四一万三〇〇〇人まで減少していたが、同時にすでにこの「早すぎる」脱施設化に対する批判が起こっていた。脱施設化のスピードに比して、地域精神医療ネットワークの充実が遅れたため、拘置所や刑務所に収容された、あるいはホームレスとなった精神病者の数が増加していたのである。また、脱施設化によって入院治療から外来治療にシフトするという当初の目的に反して、とりわけ高齢の慢性患者の多くは州立精神科病院からナーシングホームに移動しただけであった。さらに、地域精神保健センターは、扱いやすい患者だけを受け入れ、扱いにくい患者は相変わらず州立精神科病院に送っていたため、地域精神医療へのシフトというよりも、病院とセンターの分業のような形になり、退院しては再入院を繰り返す、いわゆる回転ドア現象が多く見られるようになっていた。しかも地域精神保健センターの設置や運営に多大な費用を要したため、脱施設化によって精神医療関連予算が少なくてすむという目論見も外れ、患者一人当たりのコストはかえって高くなり、予算の乏しい地域ではセンター運営の負担に耐えられないようになっていた[21]。

米国の経験からバザーリアは、自著『平和に潜む犯罪』のなかで次の核心を引き出している。すなわち、「確かに地域精神保健センターは全体として価値がある。だが、精神科病院が全制的な影響力を保ったまま、センターが利用者本人たちによって養われ続けている限り、マニコミオの論理を変えることはできない」と[22]。

米国で、精神科病院を閉鎖しなければ治療の名の下の暴力を終わらせることはできないという確信を得たバザーリアは、一九六九年の終わりにイタリアに戻り、北部の都市パルマ近郊の県立コロラノ精神科病院に赴任する。院長としてバザーリアを招聘したのは、県の議員マリオ・トッマジーニであった[23]。バザーリアは院長の就任と同時に、パロマ大学の精神衛生講座も受け持った。だが、精神科病院を解体し核となる多数の自立的なセンターを地域につくるというバザーリアの要望は、政権側の理解を得られず、改革は遅々として進まなかった。結果的にコロラノ精神科病院での仕事は二年を満たないで終わる。一九七一年八月、バザーリアはトリエステの県立サン・ジョバンニ精神科病院の院長の任を受けることになり、パロマを離れることになった[24]。

トリエステ

バザーリアを招聘したのは、当時三〇歳の若さでトリエステ県の県知事を務めていたミケーレ・ザネッティである。次章でインタビューを紹介する。ザネッティは予算検討の際、県の保健財政の中で精神保健が半分を占めており、そのほとんどが一二〇〇人の入院を抱えるサン・ジョバンニ精神科病院に集中していることに驚いた。膨大な予算がどのように使われているのか。視察に赴いた県知事ザネッティは、初めて見る精神科病院の惨状に大きな衝撃を受けた。問題を理解するために自ら数カ月の間サン・ジョバンニ精神科病院に通い、「人間的な場所に改善すべく」、「個人の自由と人間性」を尊重する精神医療改革を行うことを表明する[25]。

そのためには、財政面はもとよりより、人間的な支援の実現に向けてともに改革を進める精神科医が必要であると考えた。折しも院長が退職の年齢となり新たに公募する予定であった。ゴリツィアでの活動を聞き知っていたザネッティは、バザーリアこそ尊厳を持った医療を実現できるのではないかと考えた。当時バザーリアは、パロマで行政側の賛成を得られず苦境に陥っていた。一九七〇年の冬、ザネッティはバザーリアに会いに行く。バザーリアは、ザネッティの話を聞き、トリエステで病院解体の実践が叶うかを考え、これまでの経験からさまざまな条件を出した。ザネッティはそれらすべてにイエスと答えた(26)。

ザネッティは私たちのインタビューでこう言った、「そこから私たちの冒険が始まったわけです」と。

政治家の中には改革に反対する意見があったが、ザネッティは紛糾する議会でも決然とバザーリアを支持した。バザーリアは、ゴリツィアやパロマで得られなかった政権の後ろ盾を得て、二人で多様な問題について一つずつ検討しながら改革と変容のためのプログラムをつくり上げていった。そして、不可能と思われていた改革、つまり精神科病院から地域精神医療サービスへの移行を成し遂げるのである。ザネッティは言う(27)。

バザーリアの存在、彼の改革者としての情熱、そして過去の経験を克服しようとする意志――これらが一九七一年に始まった精神科病院の新たな運営の問題を、トリエステ県の新行政の数ある課題のなかの最重要項目へと押し上げた。改革を実行に移すには、何よりもまず詳細な活動計画を用意できるかどうかにかかっていた、県行政と新院長バザーリアは何を優先するべきかについて合意に達した。それはいかなる状況でも、サン・ジョヴァンニの病院に収容されている精神病者の人間的かつ社会的な境遇を改善するために最善を尽くすというものだった(28)。

院内の改革

改革はチームの編成から始まった。すでに勤務している医師や職員が現状の変化をよくは思わないことは、経験から想定されることであった。バザーリアは改革を成し遂げるためには、志を同じくするチームをつくることが鍵だと考えた。医師のポストは空いていたが、ゴリツィアの同僚はすでにそれぞれの場で活躍していたし、一方のパロマでは新たなチームをつくる時間がなかった。

そこで、研修中でまだ専門分野を持っていない若い医師たちを採用することに決めた。またバザーリアに共鳴したボランティアの若者も多数やってきた。こうしてバザーリアの新しいチームが誕生し、日々の実践を担っていく[29]。

彼らの中から後継者が育った。本書でインタビューを掲載したロベルト・メッツィーナ医師も学生のころからトリエステで研修を積んだ一人である[30]。

改革にあたってはゴリツィアと同様に、病院内の生活が抑圧的にならないことに細心の注意が払われた。

第一段階は、一一〇〇人が服従させられていた集団行動と身体的強制を取り除くことだった。ドアや窓の施錠を外し、プラスティックのナイフやフォークは金属製に変えられ、隔離や身体拘束は廃止され、抑制が必要な時は必ず人を介して行い、物理的な手段は取らないことにした。電撃療法、インシュリン・ショック療法も廃止された。薬物療法も行われたが、関係性を発展させるためのものであった。

院内の患者たちの活動も根本的に変わった。アッセンブレアはここでも定期的に開かれた。強制的に参加させることはなくなり、患者が再び社会的存在になるための手助けになるものに重点が置かれた。映画や演劇が上演され、一般にも公開されたので、しばしば病院外からも観衆が集まった。劇団員や画家もこの活動に貢献した。患者のための休日も用意され、海辺の普通のホテルに宿泊して過ごすこともあった。患者と外界の間にある物理的な障害を取り除くだけでは十分ではなく、それまで残っていた社会的な障害を打ち壊すためにさまざまな活動が考案された。

夏に赴任してその年の冬から翌年にかけて、入院患者が病院内のほぼすべての建物を自由に移動できるように、さまざまな病棟が開放された。食堂と広間のある建物は男女両方の患者に開放された[31]。

また、患者の持つ問題の源を取り除くという共有された目標のために、バザーリアは「スタッフには患者にかかわる際に彼ら自身のやり方を展開することが許された。これにはあらゆる可能な限りの方法によって患者たちとの真の接触性を確立[32]」していった。

住むこと

退院患者は単に町に放置されるのではなく、居住支援が行われた。一九七二年、県政府は退院患者に地域で暮らすための補助金を支給することを決めた。この生活扶助金を得て家族と暮らすものもあれば、小さなグループで住宅を借りて共同生活する者もいた。

ここで支援者は彼らの生活を全面的に見るのではなく、自立性を取り戻す援助を行った。しかしながら、八〇パーセントの人は院外の居住地を見つけることができなかった。

病院の敷地内には伝統的に院長が住んだ邸宅や使われていない建物があったことから、一つの解決策として、一九七四年、県政府はオスピタリタ（歓待）という内規を作成した。これは、病院を退院した患者が「オスピタリタ」を申請すると「オスピテ（客）」となり、彼らのために使われていない病院の建物が提供され、オスピテとして全く自由にそこで暮らし、スタッフの管理から離れて地域で暮らしている退院患者と同様に扱われた。また、地域に住む退院患者も食事や医療のサービスを受けることができた。高齢者や常時支援が必要な患者は入院生活を続け、一般病院に転院することもあった[33]。

「オスピタリタ」は、病院を恒久的な収容施設から一時的な避難所とするものであり、従来の「入院モデル」からトリエステ独自の「オスピタリタモデル」への根本的な変革をもたらした。この変革は、前述のメッツィーナが語った二四時間オープンの精神保健センターへとつながっていく。

労働協同組合設立

病院開放の段階の一つに患者自身が「働くこと」がある。

当時、清掃や洗濯など院内の日常的な労働は「作業療法」と呼ばれ、一二〇〇人の入院患者のうち約四分の一が参加しており、タバコや嗜好品などわずかばかりの報酬が与えられていた。

バザーリアは、まず院内の作業療法を「労働」として、患者たちを労働者として扱い、報酬を払うべく、労働協同組合を設立した。ザネッティは当時の様子をこう記している。

革新的な取り組みが続いている間、精神病院内部での活動も休むことなく行われ、さまざまな進展が見られた。そのなかでもたいへん興味を引き、効果が表れた――それは治療の面からもいえる――のは、労働協同組合の設立に漕ぎつけたことだった。これは入院患者たち自身の直接的な貢献があって生まれたものだった。当初は「団結労働者社会協同組合」として発足した（その後、フランコ・バザーリアの名前を冠した団体名に改称された）。同組合は一九七三年に設立され、病院施設内のいくつかのサービスを運営する形で始まった。各部屋や調理場の掃除、施設を取り囲む公園の清掃などを受け持ち、その初期段階には、六〇名ほどの患者たちが参加していた。患者たちは、従来の作業療法の際に認められていた形ばかりの報酬を得るのではなく、労働契約で定められた給与体系に基づいた規定の報酬が保証された。続く数年の間、特にバザーリアの死後になって、協同組合が次々に設立された[34]。

ザネッティによると、長期的ではないにしろいくつかの重要な取り組みが実現したという。その中でも異彩を放っていたのは、責任者の名前を取って「ヴェスナ」と呼ばれた美容院だ。そこでは入院していた女性患者のために、美容院としての仕事が開始され、後にエステサロンとなった。他にも、有機栽培の野菜と果物を販売する店、演劇公演、スポーツジムといった活動が行われた。このように、トリエステでは入院患者たちが町に飛び出していくと同時に、「病院の外部」の人々が、変化を遂げていたマニコミオのなかに入り込んでくるという表裏一体の動きが起きていたのだ。

「人間らしい生活をするためには、地域に暮らしの場と仕事が必要だ」という思想から、労働協同組合は生まれた。仕事は、病気の原因ともなっている貧困からの脱出の手段であり、回復を促す社会や人とのつながりをつくる。仕事に効率化や競争は必要だが、それは「個人としてではなくグループとして競争する」というバザーリアの思想が、協同組合に込められている。

一九九一年には「社会的に不利な人々」の就労支援と社会参加を目的とした「社会的協同組合規定」が法制化し、現在の就労支援システムが出来上がった。前述のトリエステの精神科病院で生まれた「働き方」は、社会的協同組合（ソーシャルファーム）となり、現在欧米を中心に世界に広がっている。

バザーリア思想の継承者たち

一九七七年一月、月曜日の午後、バザーリアとザネッティは記者会見を開いて、サン・ジョヴァンニ精神科病院を年内に閉鎖することを発表した(35)。一九七七年を迎えるころ、一二〇〇人いた入院患者はこの時点で一三二人（五一人が強制入院、八一人が自発的入院）となっており、四三三人がオスピテとして生活を続けていた。

翌年の一九七八年五月、国会で法律一八〇号（通称、バザーリア法）が成立し、イタリア中の精神科病院閉鎖が決定された。

一九七九年一一月バザーリアはトリエステを離れてローマに居を移し、この地の精神医療改革に取り掛かった。トリエステの精神科病院は、ともに改革を担ってきたチームに引き継がれ、一九八〇年四月、トリエステ県の行政府はサン・ジョヴァンニ精神科病院の閉鎖を決定した。

翌五月、バザーリアはベルリン自由大学の大講堂でヨーロッパ中から集まった聴衆を前に講演をした後、体の異変を自覚した。脳腫瘍であった。三ヵ月後の八月二九日、バザーリアはヴェネツィアの自宅で息を引き取った。五六年の人生であった。

一八〇号法は、イタリア各地に脱精神科病院の風を運んだ。

第2部では、バザーリアとともに改革を行ったザネッティと、バザーリアの思想を継承し、地域精神医療を実際につくり上げていった二人の精神科医へのインタビューを取り上げる。

【引用文献】

(1) レンツォ・デ・ステファニ、ヤコポ・トマージ、花野真栄訳『イタリア精神医療への道 バザーリアがみた夢のゆくえ』日本評論社、二〇一五年、一六頁をまとめた。
(2) フランコ・バザーリア、大熊一夫ほか訳『バザーリア講演録自由こそ治療だ！』岩波書店、六九頁。
(3) 松嶋健『プシコ ナウティカ――イタリア精神医療の人類学』世界思想社、二〇一四年、一〇四頁。
(4) 前掲書、一〇四―一〇五頁。なお、同内容は、フランコ・バザーリア編、梶原徹訳『否定された施設』みすず書房、二〇二二年にも収録されている。アンドレアをインタビューしたイタリア国営放送ＲＡＩの記者ニーノ・ヴァスコンは、一九六〇年代半ばにゴリツィアを取材してラジオのドキュメンタリー番組を制作している。
(5) 大熊一夫編著『精神科病院はいらない！ イタリア・バザーリア改革を達成させた愛弟子３人の証言』現代書館、二〇一六年、七五頁。
(6) ミケーレ・ザネティ、パルメジャーニ・フランチェンコ、鈴木鉄忠、大内紀彦訳『精神病院のない社会をめざして』岩波書店、二〇一六年、四一頁。
(7) 前掲書『プシコ ナウティカ――イタリア精神医療の人類学』、一〇六頁。
(8) ジル・シュミット、半田文穂訳『自由こそ治療だ』社会評論社、二〇〇五年、七一頁。

(9) 前掲書『プシコ ナウティカ——イタリア精神医療の人類学』、一〇八頁。
(10) フランコ・バザーリア、大熊一夫ほか訳、『バザーリア講演録　自由こそ治療だ！』岩波書店、二〇一七年、二二六頁。
(11) 前掲書『バザーリア講演録　自由こそ治療だ！』、一一八—一一九頁。
(12) フランコ・バザーリア編、梶原徹訳『否定された施設』みすず書房、二〇二二年、二〇頁。
(13) 前掲書『プシコ ナウティカ——イタリア精神医療の人類学』、一一三—一一四頁を要約した。
(14) 前掲書、『精神病院のない社会をめざして』、五八頁。
(15) フランコ・バザーリア編、梶原徹訳『否定された施設』みすず書房、二〇二二年、八頁。
(16) フランコ・バザーリア編、梶原徹訳、『現実のユートピア　フランコ・バザーリア著作集』、みすず書房、二〇一九年、序文 xv 頁をまとめた。
(17) 前掲書『否定された施設』みすず書房、二〇二二年一一三—一一四頁。
(18) 前掲書『精神病院のない社会を目指して』、五八—五九頁を要約した。
(19) 前掲書『精神病院のない社会を目指して』、五九頁、前掲書、前掲書『プシコ ナウティカ』、一二五頁、前掲書、『現実のユートピア　フランコ・バザーリア著作集』、序文 xxvi 頁を要約した。
(20) 前掲書『現実のユートピア　フランコ・バザーリア著作集』序文 xxvi 頁及び第一四章をまとめた。
(21) 前掲書『プシコ ナウティカ——イタリア精神医療の人類学』、一二九頁。
(22) 前掲書『精神科病院のない社会をめざして』、七三頁を要約した。
(23) 前掲書『プシコ ナウティカ——イタリア精神医療の人類学』、一三二頁、(著作 xxvi、第一四章：ニューヨークからの報告、第一六章：平和時の犯罪) を要約した。
(24) 前掲書『プシコ ナウティカ——イタリア精神医療の人類学』、一三三頁、前掲書、『精神科病院のない社会をめざして』、七四頁をまとめた。

(25) 前掲書『プシコ ナウティカ――イタリア精神医療の人類学』、一三四頁を要約した。
(26) 前掲書、一三五頁を要約した。
(27) 前掲書、一三五頁を要約した。
(28) 前掲書『精神病院のない社会をめざして』、八三頁。
(29) D・イングレビィ、宮崎隆吉、他訳、『批判的精神医学、悠久書房、一九八五年、三一八頁。
(30) 前掲書『精神病院のない社会をめざして』、八四頁を要約した。
(31) 前掲書、八五頁を要約した。
(32) 前掲書『批判的精神医学』、三一八頁。
(33) 前掲書『プシコ ナウティカ――イタリア精神医療の人類学』、一三七頁と前掲書『批判的精神医学』、三一九頁を要約した。
(34) 前掲書『プシコ ナウティカ――イタリア精神医療の人類学』、一四六頁と、前掲書、『精神病院のない社会をめざして』、一〇三頁をまとめた。
(35) 前掲書『プシコ ナウティカ――イタリア精神医療の人類学』、一四七頁と、ミケーレ・ザネティ、パルメジャーニ・フランチェンコ、鈴木鉄忠、大内紀彦訳『精神病院のない社会をめざして』岩波書店、二〇一六年、一九頁をまとめた。

第2部

バザーリア思想の実践者たち

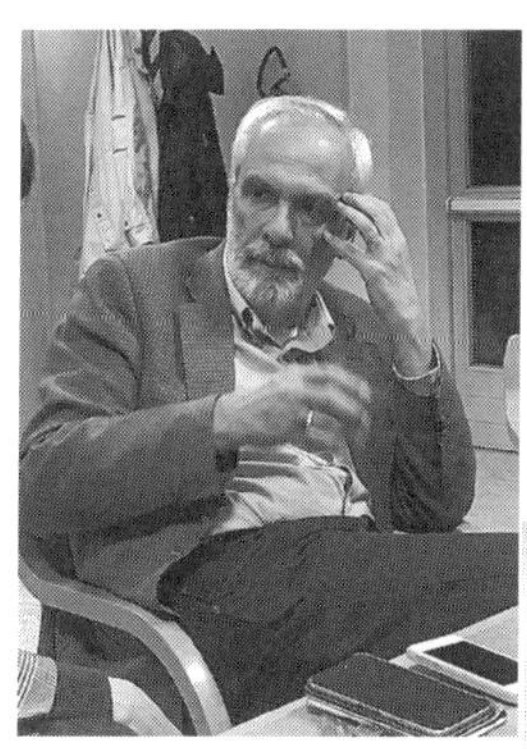

トレント精神保健局にて。
レンツォ・デ・ステファニ（撮影森越まや、2017年）

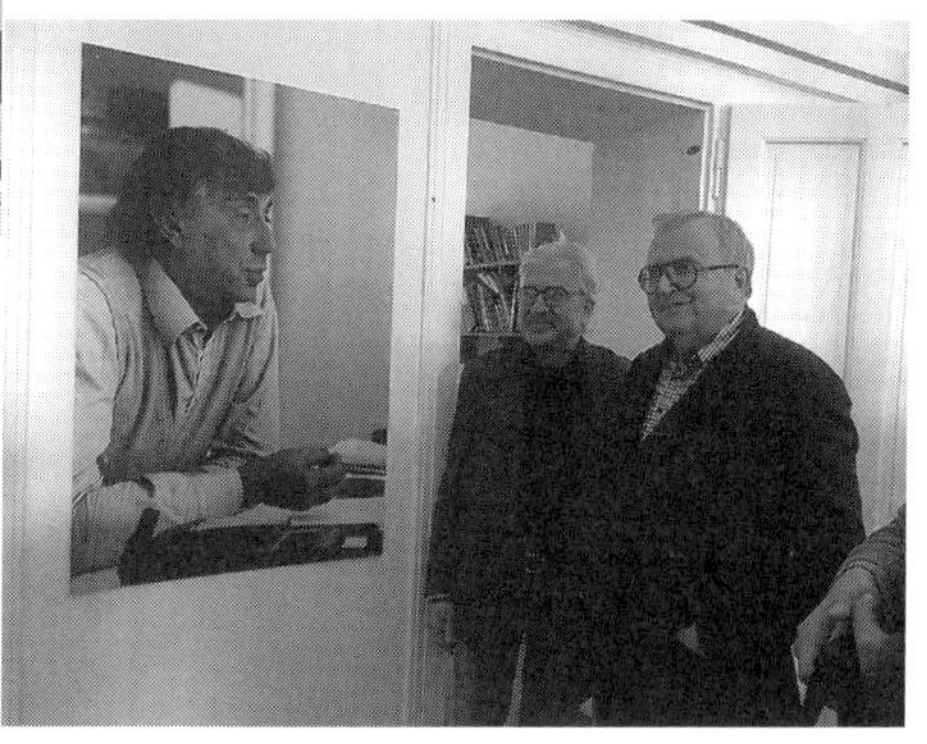

トリエステ精神保健局にて。パネルはフランコ・バザーリア。左からロベルト・メッツィーナ、ミケーレ・ザネッティ（撮影森越まや、2017年）

ロベルト・メッツィーナ　Roberto Mezzina
精神科医。南イタリア、バーリ大学卒。一九七八年、バザーリアのトリエステ県立サン・ジョヴァンニ病院に赴任。二〇〇一年から「国際精神保健共同ネットワーク」の推進役として活動し同代表。二〇〇九年からＷＨＯ調査研究協働センター長。二〇一三年からデンマーク、チェコ共和国、オーストラリア、ニュージーランドの精神保健改革をサポート。二〇一四年からトリエステ精神保健福祉局長に就任。

ミケーレ・ザネッティ　Michele Zanetti
トリエステで法学を学び、トリノとパリのソルボンヌ大学で法律を専門に学ぶ。トリエステ大学法学部で労働法の大学講師を務め、フリウリ＝ヴェネチア・ジューリア州との協力により、同大学での労働組合管理者養成学校の設立に携わる。一九七〇年から一九七七年、トリエステ県知事。フランコ・バザーリアとともに、精神病院の閉鎖を求める法律一八〇号の推進者の一人。

レンツォ・デ・ステファニ　Renzo de Stefani
精神科医。国立シエナ大学医学部卒業後、一九七六年国立ペルージャ大学精神医学専門課程終了。バザーリアの精神医学改革運動に参加し、シエナ精神病院、ペルジーネ精神病院に勤務。一九八〇年から一九九〇年にかけて、トレント州のクレス精神保健機関の指揮を務める。一九九〇年、トレント精神保健局長に就任。一九九二年より国立ヴェローナ大学にて「地域精神保健サービスの組織」講座の教鞭をとる。

第3章　トリエステ

1　トリエステ精神保健局

トリエステは、バザーリアがザネッティとともに精神医療改革を進め、精神科病院を閉鎖した土地である。トリエステのメッツィーナ精神保健局長は、バザーリア法が施行された一九七八年にはバザーリアの元で研修医として働いていた。彼は、日本での講演の際、トリエステという土地柄の、「境界」の問題に触れ、次のように紹介している[1]。

トリエステはアドリア海に面した港町で、旧ユーゴスラビィアとの国境に接しています。イタリアの北東の端っこにあります。旧ユーゴとの国境が近いということで、ずっと戦争に関わる地域でもあった町です。トリエステが国境の町、境目に位置する町だということは非常に重要で、皆さんの中のどのくらいの人が映画『むかしMattoの町があった』をご覧になったかわかりませんが、そこでは常に境界が問題になります。国と国の境目、正常と異常の境界、あるいは精神医療と社会の境界……つまりトリエステは諸々の「境界」に関わる場所だ、ということとを、心に留めて聴いていただきたいと思います。

かつて入院患者約一二〇〇人を抱えたサン・ジョヴァンニ精神科病院があった敷地内には、精神保健局をはじめ、精神保健センター、就労の社会的協同組合、非営利団体などの事務所が入っていた。

石造りの堂々とした建物に病院の名残りはなく、歴史の中に最先端の機能を盛り込んだ、という趣である。今や世界中から訪問者が訪れ、患者たちが働くレストランは多国籍の多くの人で賑う。特に日本からの視察は後をたたない、と聞いた。

トリエステの急性期病棟

イタリアの人口は約六〇〇〇万人で、日本の約半分である。全土は約一五〇に地域区分されており、各地域の約一〇万人に対して一つの精神保健センターが設置され、センターを中心にその地域の精神医療が展開されている。人口二〇万人のトリエステには四つの地域精神保健センターがあり、精神科急性期病棟のある総合病院は、トリエステ市内中心部にあった。

訪問日は、大きな窓から柔らかな光が床いっぱいに差し込み、穏やかな空気が満ちる午後であった。こじんまりとした部屋が並び、病棟というより個人の家を訪ねたような印象だ。扉を開けてくれた若い男性看護師が落ちついた物腰で案内してくれた。

「ここは急性期病棟です。男女混合でベッドは六床、入院期間は平均二週間、なるべく自宅にいるような静かな環境で安静を図ります。一人部屋と二人部屋があり、状態に応じて部屋を決めます。家族の付き添いも自由です。隔離室はありません。拘束もしません。部屋の鍵もしない。鍵をするのは医師の部屋だけです、書類などあるので」（ここでは医師が隔離されているわけだ）

薬棚の鍵を開くと、クロールプロマジン、アリピプラゾール、クエチアピン、リスペリドンと、日本でも一般的に使用されている薬が並んでいた。薬物療法を継続しながら、どうしても興奮がおさまらず自分を傷つけたり、周りに危害が及びそうなときは隔離、拘束なしにどうするのだろう。男性看護師は言う。

「そうなったら警察を呼びます。でもそこまでいかないように言葉で落ち着きを取り戻せるように、鎮静を図ります。警察が来ても決して抑えつけるようなことはせず言葉で介入するのです」

日本では、精神科病棟に警察官が入ることは極めて稀であろう。後にトレントでも、警察署長に話を聞くことができたが、彼は急性期で興奮が強い状況に警察が立ち会うことは、「患者さんも制服を見ると安心するだろうし、治療チームの一員として治療が正しく行われるように見守ることだ」と話した。制服を見て安心するかどうかは状況にもよると思うが、確かに急性期の興奮状態にある時は周囲が敵だらけに思えて、患者自身が助けを求めて警察に行くケースも少なくない。

私たちが案内される間、入院中の患者たちもすぐ近くにいて話に耳を傾けていた。まるで居間のような部屋でソファに横になっている人、付かず離れずといった距離感で私たちと一緒に部屋を回る人、開かれたドアの奥から訪問者を見つめる人、皆思い思いに時間を過ごしているように見えた。

ぐるりと病棟をまわり最後の部屋がこの病棟で唯一施錠されている、つまり隔離されている部屋で精神科医のアントニオに話を聞いた。こちらの質問に即座に反応して、あふれるような言葉で丁寧に返してくれた。

この病棟は、精神症状が悪化し、地域で生活することが難しい時に入院治療を行う場です。かかりつけ医や保健センターとの連携で入院となりますが、患者が直接病院を受診して入院となることもあります。その場合、予約や紹介もいりません。入院期間は平均二週間ですが、私はそれでも長いと考えています。中には数時間で落ち着いて帰ることもあります。

急性期病棟は各地域の総合病院内に置かれていますが、管轄するのは病院ではなく精神保健センターです。病棟のスタッフも精神保健センターに所属する医療チームの一部であり、病棟とセンターのシフトで動いています。外来と入院で治療が分断されないことが重要ですから、病棟チームとセンター内の地域医療チームは常に密な連携を取っています。

退院は病棟医師の判断で行い、地域医療チームが決定することはありませんが常に情報を共有しています。退院の目安は、センターの地域医療チームがフォローできるか、つまり「治療を継続し、地域の暮らしにつなげられるかどうか」です。

治療の基本となる哲学は、「患者の市民権と尊厳をまもること、家庭的なつながりを持ち、社会で暮らせるようになること」です。退院後はそれぞれの地域に帰り、センターとの連携を保ちながら地域医療チーム、もしくはかかりつけ医が担当していくことになります。

診断については、「診断の向こう側」をみるようにしています。症状は病気だけではなく、関係性や環境など複雑な要因で発生しているので、患者の可能性は違うところにあると考えています。

診断の向こう側とは、常にその人自身、その人の尊厳や市民としての権利を大切に考えることです。尊厳を大切にする治療を考えると、薬物療法にしても三つのパターンがあると思います。本人の主体性を尊重し、自発的に薬を飲む場合、飲みたくないときに飲まずに様子を見ようとする場合もありますが、本人が飲みたくないときに飲ませなくてはならない問題がありま す。対処法としてまず、服薬について話し合い、相談すること、治療という大仕事に協働してもらうネゴシエーション（交渉）です。話し合いをしても服薬の同意が得られず薬物療法が困難な場合や、危険な状態に介入が必要なこともあります。病棟内で興奮が収まらず、自傷他害のリスクが高い場合には、警察を呼びます。刑法五五号により警察は患者と医療スタッフの安全を守る義務があります。警察がきても話し合いをするのですが。

治療は家族的な感じで試みてよいと思っています。患者の希望を尊重することとすべてを受け入れることは違いますが、少しでも納得できるように何でも話し合います。例えば、患者が外出を望んだら、一人では難しいがスタッフがついて外出させることはできる、というように交渉（ネゴシエーション）できるわけです。マニュアル通りにオートマティクにしてしまえば治療は失敗してしまいます。

治療は患者との関係性をつくることだと思っています。患者が周囲と関係性を築き、関係を結べるようになること、これが治療の重要な目的の一つです。関係性を結ぶことは医師だけの仕事ではありません。むしろ看護師やコメディカルのほうが上手にできることも多いでしょう。医療チームに上下はなく、常に平等の立場にあるのはこのためです。

患者の尊厳や市民としての権利を大切に考えること、チームとして行うことは、バザーリア思想の根幹にあるといえる。

次項では、その思想を実践する二人の話を掲載する。前述のように、ミケーレ・ザネッティは県知事として、バザーリアとともに精神科病院の閉鎖に尽力し、メッツィーナはトレント精神保健局長として、バザーリア後の地域精神医療の礎を築いた一人である。なお、両氏へのインタビューは、二〇一七年三月一六日、旧サン・ジョヴァンニ精神科病院の敷地内にあるトリエステ精神保健局で行われた。

2　ミケーレ・ザネッティは語る

——三三歳の時に政治家としてトリエステ県知事となり、バザーリアと出会ったとお聞きしています。はじめて精神科病院を見たときの感想を教えてください。

見学したのは閉鎖的な病院で、衝撃的であり、まさしく改革が必要だと思いました。ちょうどそのころ、トリエステの公立病院であるサン・ジョヴァンニ精神科病院の新しい院長を任命する時期でした。いろいろな精神科医に立候補してもらえればと思っていたので、バザーリアを指名したわけではありません。ただ、ゴリッツィアのバザーリアは最良の精神科医の一人である、ということは知っていたので、立候補してほしいと彼に電話し、ベネツィアで出会いました。

候補者は三五名ぐらい集まり、そのなかから院長を任命することになりました。精神保健委員会で、会長が「バザーリアは性格的に独特なものがあるからそこにはちょっと注意したほうがいいと思うが、彼がベストだろう」と言い、私も彼がベストだと考え、彼を任命しました。

――バザーリアの人間性が分かるエピソードを教えてください。

バザーリアとは友人になったので、夕食をともにし、夜遅くまで議論し合う関係でした。思い出すのは、私の妹の息子が洞窟にもぐったときのことです。トリエステには洞窟がたくさんあって、甥はその洞窟に落ち頭を打ちました。たしか日曜日のことだったと思います。バザーリアが診てくれたのですが、「眼底を診たいから眼底鏡を持ってきてくれ」と看護師に頼んだが、病院中を探しても見つからないという。困っていたところ、私の娘は眼鏡屋で、「眼底鏡だったらあるよ」って差し出したら、彼はすごく驚きました。その驚きの表情が浮かびます。

バザーリアとはよく旅行しました。ヨーロッパを一緒にあちこち回りました。彼はそんなにうまくはないのですが、英語が話せました。ロンドンに行ったとき、急に電話する必要があり、トラファルガー広場で電話する場所を見つけました。私たちはフランスから着いたばかりで、フランス語と英語が頭の中でごっちゃになりながら、彼が懸命に英語で話そうとしているところに、電話の交換手がやってきてすぐさまイタリア語の説明カードを出してくれました。それを見て、英語が使いたかった彼がとてもがっかりした表情を浮かべたことを覚えています。

また、これはどこかの本で書きましたが、WHOの精神保健委員会があったときのことです。多くの精神科医が集まる、とても重要な最初の会議でした。時間に制限があったのですが、そこにローラースケートを履いた女性が入ってきました。彼女は見るからに統合失調症の急性期状態で、バザーリアはそこで会議を中断しました。彼は四〇分ぐらいかけて彼女をなだめ、彼女が静かになってから会議を再開しました。

ともかく元気で陽気な男でした。私の子どもともよく遊んでくれました。よく煙草を吸う男で、辛いものが好きでした。ここの近くのレストラン（病院閉鎖後、一部はレストランに使われている）に行けば、バザーリア風ステーキというメニューがあります。ペペロンチーノ唐辛子を使った非常に辛いステーキです。

彼を特徴付けるのは、何より仕事でした。仕事から離れることができない人間です。彼の最も本質的な仕事ともいえる精神科病院閉鎖に対する情熱は、それが実現するまで仕事を辞めないという熱いものでした。精神科病院への道はない、地域で治療する地域精神医療しかないのだ、と彼自身よく分かっていました。精神科病院閉鎖はホットな話題でしたが、彼が他の医師と違っていたのはその強い決断力でした。精神科病院を閉鎖することが正しい治療につながる。閉鎖して初めて新しい事業が展開できる、と。

――バザーリアの診察について教えてください。

バザーリアはとても難しいケースのみ、自分で治療にあたっていました。ある時、若い男性患者を診ていましたが、その患者をバーの責任者にしたことがあります。理由を聞くと、「彼はその責務を果たせると思ったから責任者にしたのだ」と答えました。

その後は院長として忙しくなり、自分で治療にあたることがなかなかできなくなりましたが、他の精神科医に必ず報告を要求していました。情報共有を大切にしていました。

――一八〇号法は、ザネッティ県知事の理解がなければ実現しなかったと思いますが。

過分な褒め言葉のように聞こえますが、一九七〇年代は変化の時代だったと思います。イタリアのみならず、そのあと海外でも精神科病院の閉鎖が起きました。ただ最初にそれをやってのけたことは誇りに思っています。

現実的問題として難しかったのは、バザーリアがいわゆるアンチ精神医療と思われていたことです。彼は精神医療を否定したのではなく、施設に対して反対したのであって、私は施設の代表者でした。私にとって困難だったのは、自分が施設や制度の代表者なのに、それらに反旗を翻さなければならなかったことです。従来のやり方に問題があるのは明らかでしたが、それに変わる新しい方法を創造しなくてはならない。私も問題解決はそんなに得意ではありません。だからこそ、それは大変難しいことでした。新たなプロジェクトへの信念。信じているならば、どんなときでも戦わなければならない。それで立ち向かっていけたのです。

――地域精神医療への転換でよかったことは何でしょう。

「違い」という言葉に集約されると思いますが、違いの理解が起こったことです。患者が病院から外に出て、豊かに生活できる。みんな違っていて、その違いを受け入れるということ。違いが生じるということは生きていく上で当たり前のことですが、改めて、人間とは一人ひとり違うものであり、その違いの上に社会が成り立っていることを理解しました。私たちすべてがコミュニティの一部を形成し、違いがあるからこそ豊かさが育まれます。豊かな社会とは、違いを認め合える社会ではないかと思います。つまり、この変化が、寄り添う感情を目覚めさせたのではないかと思います。寄り添う心は助け合いであり、助けを必要としている人たちに寄り添うこと。それらの考えを育めたことがよかったと思います。

――日本の精神科病院を核とする精神医療をどう思いますか。

日本の現状はある程度は知っています。トリエステには日本からの視察が絶えず、たくさんの精神科医や公務員、医療関係者がやってきます。しかし私は、現場の人だけではなく、決定権を持ち、決定を下せる人こそイタリアの精神医療を見てほしいと思います。

日本では病院の閉鎖に関してさまざまな利益や思惑というか、そういったものが絡み合っているようですね。そういう個人的な既得権益が絡まっているとき、大きな変化を起こそうと思ったら、既得権益を飛び越えて克服しなければならないはずです。日本の方々もイタリアがやってきたような道を見つけることができればと思いますが、ただイタリアも非常に困難な道を乗り越えて実現できたのです。病を抱えた者が尊厳を持って治療を受けられること、「自由こそ治療だ」というスローガンを全員が強く思って立ち向かうこと、が大事だと思います。それはとてもシンプルなことですが、何よりそういった意志を持って進むことが大事なのです。

私が思うには、四〇年前と比べると、今日困難の度合いはすごく減っています。というのも、例えばＷＨＯがあり、世界水準で良い治療が確立しています。そこでＷＨＯの権威を借りて、世界的権威が認める治療例があるから試してみてはどうかという感じで、ＷＨＯをうまく利用するといいと思います。イタリアの事例だけだと反対意見もあるかもしれませんが、ＷＨＯは広い全世界のものなので、その権威を利用していくと反対の声もまとめることができるのではないかと思います。

もう一つのポイントは、公共の精神保健衛生にかけられる予算です。実際、地域精神医療コストは精神科病院を運営するより、非常に安くつきます。イタリアは今、経済危機の時代でもあり、地域医療のほうがコストが少ないという意見は、とても強い意味合いを持つのではないでしょうか。

――イタリア地域精神医療の課題は何でしょうか。

仕事に終わりはないものです。実際、既存の施設や制度は、評価をされなおして検証され続けなければならないと思います。また、必ず新しいテクニックやテクノロジーができるので、アップデートする必要があるでしょう。地域格差は文化と連動しています。イタリアは州ごとにかなりキャラクターが異なり、文化、そしてそれを取り扱う男女の個性の違い、そういったものが影響しています。最初に戻りますが、この格差も終わりがないものであって、常に気をつけて検証しなくてはならないものでしょう。

バザーリアが生きていて、今のイタリアを見たら、満足しないと思います。おそらく彼は、「もっともっと前に進むべき余地がある」と言うでしょう。「精神科病院の閉鎖で止まっている場合ではない。施設、制度というものは人間を奴隷化する危険をはらんでいるから、そういうものに対して果敢に戦いを挑んでいかなければならない」と。公立病院のみならず、監獄、学校教育機関、なんであれ施設というものは、人間の可能性に限界を設けようとします。そのような施設に対して、私たちはまだまだ戦いを仕掛けなくてはならない。立ち向かっていかなければならない。バザーリアは言うのではないでしょうか。「終わりはない。もっと前へ、前へ」と。

私は、今もここ（トリエステ精神保健局）に友人がいて、ロベルト・メッツィーナと一緒に仕事をしています。精神医療のさまざまな知識を全世界的に集めて、それを共有し活用する仕事です。精神医療のさまざまな視点、知識が集まることによって可能性がどんどん広がっていく。

フランコ・ロテッリ（※編集注　精神科医、精神保健改革の立役者の一人で、前トリエステ精神保健局長）との仕事も非常に重要でした。彼のいう「組織」の観点から、生活協同組合は非常に意味があり、助けの手を差し伸べたいと思います。これは政治ではなくビジョンの共有、友情から生じるものです。仲間を信頼し、ビジョンを共有できることは大変素晴らしいことだと思います。

3　ロベルト・メッツィーナは語る

イタリアの課題について、ザネッティの言葉に補足いたします。

昨日のイタリア議会でのことですが、「政治と一緒に協働する」というテーマで、五つの議題を話し合いました。その一つに、犯罪を犯した精神疾患患者の処遇が挙げられました。二年間、レムス（刑務所内の精神病棟）の現状を変えようと動いてきましたが、それは精神疾患を患っている人たちの治療がひどいもので、人権も守られていなかったからです。レムスというシステムはいろいろな問題をはらんでいますが、政治の世界というものは一筋縄ではいかない、というようなことを話しました。実際、この件に関してよくないことが決定されてしまいました。

犯罪を犯す人たちは、必死といいますか、行き場がなく社会から疎外されている人が非常に多い。移民もそうですが、どうしても社会から孤立してしまい、絶望しているがゆえに混乱が生じる。そういった人たちをさらに孤立させるシステムができてしまうことは非常に問題だと思います。そういったものに立ち向かっていくためには、私たちはひとつにならなければならない。一人で孤立して戦っていてはいけません。政治の世界も含めて、再び立ち向かっていかなければならない。

日本のみならず、イタリアにも課題が残されています。誰か「この政策がよい」と言う人がいて、その人に悪気はなくても、その考えが良い社会をつくるものではないと思ったら戦う必要があります。つまり戦いというのはなかなか終わるものではないし、続けていかなくてはならない。日本の精神科病院についても同じことがいえると思います。

——戦っていく上での精神科医としての役割とは何でしょうか。

精神科医が世界のために仕事をしたいと思うのであれば、医学の専門的見地や常識に縛られず社会の動きを敏感に見ていく、そういった姿勢が必要だと思います。何が社会をより良くするのか、何が社会を悪くするのか、社会の動静に注意しなくてはならない。もちろん政治家、行政その他の関係者すべてのつなぎ役といいますか、そういったものと連動するような姿勢を保たなくてはなりません。そうすることで、精神科医の世界ばかりでなく社会的な視点で、いわゆる世界のために働くことのできる精神科医となるのではないでしょうか。バザーリアは、賛同された意見に「はい」というだけのものはよくないと語っています。常に考えてといいますか、いろんな角度から社会を見つめていく。体制や制度化されたものに従うのではなく、批判精神といいますか、分析する精神を持って人間というものを見つめなさいと。人間というものを見つめてそこから外れないように、と。「人間的であれ」とはそういうことですね。

――「脱施設化」について教えてください。

わかりやすい例として、高齢者についてお話しします。私には一〇〇歳になる母がいて、もう二カ月で一〇一歳になります。彼女は自宅でなければ生きられない性格ですが、息子やケアしてくれる人の存在があるからこそ、自分の世界を保って自宅で生活ができています。彼女はたまに料理を作り、生活のリズムも自分で決めています。彼女が家の主人です。テレビ番組も自由に見て、好きな人に電話もできるし、なんと私はタブレットもプレゼントしました。新聞のクロスワードで遊んだりします。

高齢者施設で一〇〇歳まで生きられたかどうかはわかりません。高齢者施設は、いわゆる友人との絆もかなり切れてしまって、なにより生活リズムを自分で決められません。そんなところで高齢者が一〇〇歳まで生きられるだろうかと自問することがあります。ある人は、施設というものは社会の求めに応じてできているものだと言う。ただ、社会の求めに応じてできたものは、みんなを一緒にします。みんなを同じものに当てはめて、それが社会の求めるものだということになりがちです。個性というものがそこでは失われてしまうし、そういった環境の中では、なにより力、自分の能力というか個人の持つパワーが失われていきます。自分で決断する能力、自分自身に対する力が失われていくのです。

ザネッティは、「バザーリアは施設というものと戦ったのだ」と言いました。施設化というものは残念なことに、一番大切な能力、自分で決断する能力やパワーを奪ってしまうのではないだろうか。これはおそらくどの文化でも同じでしょう。自分の求めるもの、自分の意見、自分の気持ちを表現する、自分の好きなものを世に伝える、そういったことを求める。これらは全世界の文化に共通する大事なものではないでしょうか。不思議ですが、実は政治の世界はこれらとあまり関係のないところにあるのではないかと思います。政治といえば、たとえばファシズム、全体主義的なものがありました。

文化と政治が相いれないというジレンマもあります。例えば、デンマークは素晴らしい国で知られていますが、精神医療ではよくないものがあります。そういった不思議なバランスというのがあるのだろうか、と考えることがあります。社会福祉では素晴らしいデンマークですが、精神医療では、人間の道から外れるようなものをコントロールしたいのだろうと自分には思えます。実際、制度、施設というものは人間に蓋をかぶせ、押しつぶす性質を持っています。私たちはその蓋を取り除いてあげなければならない。また、人間は繊細な生き物でもあるので、取り除いた後でもまたかぶさっていないか、継続して人間というものを見ていかなくてはならないのです。

――ＷＨＯのコラボレーティングセンター長を勤めていらっしゃいますが、世界から見て日本の精神医療の現状をどのように見ていらっしゃいますか。

一般的にいえば、日本の精神科病院は、地域医療への転換という視点では遅れをとっているという世界共通の認識があります。二〇一三年に出された、「グローバルメンタルアクション」というレポートでは、エンパワーメント、人間の持っている能力を生かすことをうたっています。つまり、人権に重きを置いたアプローチ、プロジェクトであり、英語ではヒューマンメンタルアプローチといいます。それは医療行為だけではなく社会的な側面からも人間を見ていく姿勢で、世界的にそういった動きがあります。このレポートに合わせて、イタリアでは人権を重視する形で法律をアップデートすることが、一つの大きな目標として定められました。

二つめは、地域の中で精神科治療を行っていくこと。ＷＨＯでは、二〇二〇年までに、現在の全世界の総病床の二〇パーセントを削減する目標を定め、具体的な提案を三段階で提出しました。それが途中で立ち消えとなったのですが、最終稿のレポートを見たら、全世界の精神科病床の五分の一を占める日本からの影響で、私立病院が多い日本での経済的、技術的な問題としてまとめられていました。

経済的な理由にせよ技術的な理由にせよ、いろいろ理由を付けて、結局は人間というものを隔離した状況下で観察し、治療することを是とするようなことになっている、そういうことはままあるわけです。このようなさまざまな理由を付けて病院を特化し、専門的に研究しているのだという名目で好ましくない施設にお墨付きがついていく。治療というものが社会的なものから外れて後退していっているのに、それを是とするような風潮が育まれてしまう。そういったリスクが今日の世界が抱えているリスクなのではないでしょうか。日本の精神医療の状況もまったく同じで、脱施設化をうたいつつ、なぜか施設化の方に走る、そんな危険があるのではないでしょうか。

――地域精神医療はなぜ必要なのでしょうか。

私たちがやろうとしていることは、社会の中でその人の気持ちや人生が込められた地域精神医療で、セクションごとに分けて閉じ込めるようなものと対極にあるものです。現実にその人が歩んでいる人生、現実に起きる物事をしっかりと受けとめて、そこから生まれる治療がとても大切で、現実の生活、人生に即していないその人の気持ちや状態を把握しないで行われる治療はリスクが高いのではないかと思います。つまり地域の中でリアルに生きている姿を集めていかなくてはならないと思います。バザーリアは地域の中で人の要求に応えることの意味がよく見えていたと思います。

地域において、ただその人を丁寧に扱えばよいというわけではありません。いい家を与えて、いい暮らしをさせてというだけではなく、なにより大事なのは、その人の主体性といいますか、人生の主役であるという気持ちを育くむことだと思います。自分の人生を生きているという実感ですね。それがなければ、ほんとうにその人らしい人生、その人が自分の人生を現実に生きているっていう感覚は湧いてこないものです。

治療にはいろんな改善方法があります。例えば、いわゆる治療の順番といいますか、治療の序列を変えるということもすごくいい方法です。医師や看護師がいますよね。そういった専門職が平等な立場で変化できるように設計する。上下関係だとそれができませんが、専門職の専門分野を超えたところで接すると、非常によい治療ができると思います。つまり専門職を超えたものは人間性です。専門職の人間性に触れたとき、非常に素晴らしい結果が生まれてきます。私たちは、専門職というもので距離を取り、客観的に邪魔なもの排除して分析するという方法をとりがちなのですが、精神科の治療ではそのアプローチはあんまりうまくいきません。

――専門職を超えたところの人間性とはどのようなものでしょうか。

患者は自分が人間として評価されたとき、人間としてちゃんと受けとめられたというところに最もポジティブな感情を抱くものです。スウェーデン人のインタビューの中で、ある妙齢のご婦人が、職員がさりげなくバラを持ってきてくれたことをとても喜んでいた。さりげないそういった行為、それは職員だからではなくて人間としての行為です。患者の引っ越しのときに家具をひょいと運んであげるとか。これらがいったい何を意味するかといえば、人間の関係性の中でも最も人間的な行為ではないでしょうか。人間というものは、自分が受けとめられたと感じたとき、お互いに何かしらの交流が生まれます。そういったところに働きかけるのが人間性であって、さりげない人間的な行為が大切だと思います。

――日本への、具体的な提言がありますか。

バザーリアはゴリッツィアからトリエステにやってきましたが、ゴリッツィアで脱精神科病院をはじめたとき、はたしてほんとうに精神科病院を閉鎖できるのか定かではありませんでした。そこで彼が病院で何をしたかというと、コミュニティという視点から病院を治療共同体の一つとして位置付けました。まず病院を地域の一拠点として育んでいって、最終的には精神科病院自体を解体することに成功したのです。

精神科病院の中から始める。脱施設は施設の中からはじめていく。美しく閉じた世界という表現がありますが、美しく閉じた世界をつくるとみんな好きなことを言い出します。外へ出たいとか、これをしたいあれをしたいとどんどん意見を言い出して、ユートピアは崩壊していきます。つまり施設の中でユートピアをつくって、良い治療を行っていけばいくほど閉ざされたユートピアは自然に崩壊していきます。だからこそ施設の中でこそ革命を起こすことができるのです。おそらくこれが日本の読者の方に対するバザーリアの最良のメッセージではないかと思います。

日本にも当然、精神科病院で働く人たちがいらっしゃるでしょうけど、その中には病院をよくしたいと思っている方々がいる。彼らが何をすべきかというと、精神科病院を閉鎖せよという戦いをしてはいけない。彼らの施設の中でよい治療共同体をつくっていけばよいのです。バザーリアは九年かかって精神科病院を閉鎖にまでもっていきましたが、閉鎖のときも三〇〇人の患者が残されていました。つまり、長い時間のプロセスが必要なのです。「閉鎖せよ」は、一種の恐怖を与える表現です。人間の本質に立ち戻り、プロセスの中で変化が起きますから、まずよい治療共同体を時間をかけてつくる。そうすることで必ず変化が起こるのです。

自分はバーリ（イタリア南部の都市）出身で、バーリの大学病院で研修を受けましたが、とてもひどい治療でした。四つの閉鎖病棟があり、私はしませんでしたが電気ショック療法をやっていました。一八〇号法ができたとき、患者が逃げるのを恐れて鍵の量を増やしたという話も聞きました。そんな状況でしたから、小さなことからはじめました。一緒にカフェに行ったり、病院を退院した人を訪ねてちょっと挨拶したり、どんな状況下でも何かできることがあるのです。

良い治療を目指してはじめていくということをさっき話しましたが、日本の状況でも、いかなる状況下でも、賛同して動いてくれる人は必ずいるし、協力してくれる人もいるのです。真っ直ぐな道はありません。真っ直ぐな道があって、素晴らしい精神医療改革っていうのは嘘の話でしょう。

私がサン・ジョバンニ病院にやってきたとき、バザーリアは仲間ととんでもない喧嘩をしてそこを出ていったことがありました。病人には住居が必要だということを世間にアピールするために、仲間たちがある家を占拠したのですが、バザーリアはそういうパフォーマンスに猛反対で頭を抱えていました。そのようなやり方ではなく、私たち精神科医は精神科の領域で良い治療を続けていかなければならない、と彼は言いました。つまり段階を踏んで共同体を良くしていかなければならないのに、精神科病院を閉鎖せよという過激派は危険なのです。良い共同体は過程のなかでできていくものだから、その過程を踏まずに精神科病院を閉鎖したとしても共同体が成り立ちません。そこで彼は政治の世界に入り込んでしまったグループと距離を取りました。実際、警察当局が来て彼らは排除されましたが、バザーリアは、彼らは頭が狂っていると言っていました。最後は仲良くなりましたが。

環境が思わしくなくても逃げないで、精神科医として施設のなかでやっていくことをバザーリアは提唱しています。日本は私立病院だから難しいというのはわかります。しかしできることは必ずあります。私たちにとっても私立の精神科病院は一番手強い相手なのです。カトリック教会が運営していた五つの私立の精神科病院がありましたが、その一つ、ヨーロッパでもっとも大きい精神科病院が最後まで手強かったです。

もう一つは、国連の側から提言です。国連では、ハンディキャップをもつ人の人権を一六二カ国において検証した報告がなされました。国際的な影響力を持つもので、日本もその提言に従うべきものです。実際、人権を守るこのような戦いは一つの国でやっていくことはできませんから、仲間とタッグを組むのが一番であると、希望を込めて言いたいです。

　特に病院の中で働いているドクターが外に出て、そこから変化を起こす。イタリアでもそうでしたが、患者の家族に地域医療に転換していく国際的な流れを話しても、家族にはあまり関係のないことで、変化をとても怖がっていました。だからこそ、私たちが現場で良い事例をつくって、変化につなげていくことです。待っていても変化は起きません。誰かが与えるものではなくて、自分で実践して起こるものです。実は、イタリアの家族会は一八〇号法の改革に対抗する団体として生まれました。病院から出されたら困ると考えたからです。しかし四、五年経つとそれらが力を合わすようになりました。だから、がんばれるということです。

　人間は自分たちが触れているものにしかアイデアが出ません。満足を得るには何であれ、現実に見ているものとは別なアイデア、新しい方向を常に探していく必要があります。新しい方向、希望ですね。私はいつも信頼を持っています、いつも信じている。希望を信じているのです。


【引用文献】

（1）大熊一夫著『精神科病院はいらない！イタリア・バザーリア改革を達成させた愛弟子3人の証言』現代書館、二〇一六年、九二頁。

第4章　トレント

1　トレント精神保健局

北イタリアの町トレントもトリエステと同様に境界の町だ。アルプスの自然遺産ドロミテに抱かれ、歴史的にも文化的にもドイツとオーストリアの影響を色濃く残す。

トレンティーノ＝アルト・アディジェ州の州都で、トレント自治県の県都である人口二〇万のこの町は、ユニークな地域精神医療を展開していることで世界中に知られている。本書に繰り返し登場するウッフェはトレント精神保健医療のほぼすべての場面で活躍している。また、もう一つの重要なキーワード「ファーレ・アシエーメ」（みんなでやろう）運動は、ウッフェもスタッフも市民も共同して活躍するための実践であり、目をみはる成果を上げている。

トレント精神保健局長であったデ・ステファニは、精神医療改革の嵐が吹き荒れる一九七五年に、精神科医としてのスタートを切った。本章に彼自身の言葉で語られるが、その道のりは平坦ではなかった。

一九七八年バザーリア法が公布された同じ年、デ・ステファニは、トレント近郊のクレスに赴任、精神科病院の閉鎖に立ち会い、地域医療保健システムづくりに奔走した。

それから約二〇年、一九九九年トレントに着任した彼は、再び近代精神医療の歴史の歩みにも似た組織づくりに携わることになる。当初、精神保健局の機能は滞り、「泣きそうなくらいひどい運営状況」であったという。「実際に泣いていたのは当事者、家族であり、彼らは絶望で疲弊し、怒り、涙を流していた」とデ・ステファニは回想する。この現実にやる気を引き出されたデ・ステファニは、まず家族や患者の苦情聞きとお詫びから始めた。

彼にできたことは「話を聞き、不適切な運営についてのお詫びの言葉をかけ、内面の力のすべてを込めて勇気付けること」であった。苦情を聞きながら状況を分析すると、問題は三つの分野に分けられた。

① 急性期クライシス症状の時の対応
② 家族とともに住むという選択肢以外の居住支援
③ 就労支援、それも人生に尊厳と意味、つながりを与えるものとしての仕事である。これらの解決のために必要なことは、まず職員や資金を含めて必要不可欠な要素を揃えること、そして、当事者およびその家族と気持ちを共有できる絆の構築であると考えた。可能な限り対等な立場でお互いがさまざまな活動や作業に参加し、当事者と家族と職員が一緒に働き学び合うという仕組みである。みんなで〝良い治療〟をつくり上げよう。そのためには、保健局を温もりと微笑みを持って訪問者を受け入れる場所にすること、当事者と家族が自らが人生の主役であるという認識を取り戻すことができること。
根気と決意を伴った日常の些細な行いを重ね、そのときそのときは、まったく意味がなく成果

も見えなかった些細な事柄が、時が経つに連れ綿密に織られた布のようになり、変化の兆しが現れてきた。彼はこう記している[1]。「私は毎日何回も人々に繰り返し語った。必ずできる。この保健局は〝信頼と希望〟が常に満ちた場所となる。家族の方は愛する者とともに、職員とともに協働し、治療プロセスはついに美しいものとなる。一緒に力を合わせれば必ずできる」と。

当事者とその家族、職員、市民がひとりひとりの専門知と経験知を持ち寄って、お互い対等の立場で、すべてを分かち合い、考えて実行する日々は、ファーレ・アッシエーメ（みんなでやろう）運動を生み出し、ウッフェを発見した。

病気をした経験、患者の家族としての経験、それは専門家にも勝るかけがえのない力であり経験知である。そして経験知を持った一人ひとりを束ねるのは信頼と希望である。ウッフェとファーレ・アッシエーメ（みんなでやろう）運動がつくり上げたトレントの精神保健サービスは今ではトレント・モデルと呼ばれるようになった。みんなでやろうという精神は、「スティグマと偏見に挑む戦い」としてさまざまな形に実を結んでいる（付録１参照）。「患者たちには力があるんだ、可能性を秘めているんだ、ということを証明した」とデ・ステファニは語る。

二〇〇〇年にはファーレ・アッシエーメの理論と実践に賛同する個人や団体からなるネットワーク「再発見された言葉たち」（※巻末付録参照）が発足した。「再発見された言葉たち」は、地方、全国規模でシンポジウムを開催し、より良い地域精神医療を目指して当事者の声が集められる。年に一度の全国大会では海外の当事者活動をしているグループも参加し、大会一八回目に当たる二〇一八年には、日本とイタリアをスカイプでつないでラグーナ出版も登壇、二〇一九年にはビデオで参加した。「再発見された言葉たち」の活動から、国を変える動きも生まれている。

イタリアの地域精神医療は、ヒョウのまだら模様のように地域格差があるといわれ、場所によっては当事者や家族がしかるべき治療を受けられていない現実がある。「バザーリアの夢見た世界を格差なくイタリア全土で実現するためには、一八〇号の支えとなり、現場に明確な導きをもたらし、治療の平等を実現させる新法が必要である」。このような議論を重ねて二〇一四年三月、「再発見された言葉たち」は、バザーリア法（一八〇号法）に続く新法案（二二三三号）を提出した。

当事者運動から発して、まさに国民主導、当事者主導の法案が生まれたのだ。この法案作成は、トリエステとトレントの共同作業となり「トリエステとトレントの共同法案第四一四六号」として審議を重ねていた。デ・ステファニは言う。

イタリア精神保健の良心、そして法律は、皆一緒に力を合わせて私たちの第二の改革を進めなくてはならない。それはバザーリアの改革ではない――なぜならバザーリアはもうこの世におらず、歴史は過去には戻らず、今日戦うも、過去のそれとは様相を異にしている。しかしそれはまさしく革命――攻撃的ではなく、〝優しく微笑みに満ちた〟革命なのである。よりどころとなるキーワードは信頼と希望、ファーレ・アッシエーメ（みんなでやろう運動）、リカバリー、精神保健の舞台の全主人公（当事者、職員、家族そして市民）の対等な立場による分かち合いと協働である。三五年前（※著者注「一九七八年」）に端を発することになった希望に満ちた挑戦である。

デ・ステファニは、これまでの活動は「良い治療」を行おうという情熱と諦めない頑固さの中で自然発生的に生じてきた、と語った。ウッフェの発見もファーレ・アッシエーメの運動も互いが互いの力と可能性を引き出した結果なのだ。

次項は、レンツォ・デ・ステファニ（トレント精神保健局長）の書き下ろしである。

トレント視察初日、最初に出会ったウッフェがカラフルな名刺をくれた。次に会ったスタッフも、その次のウッフェも、最後に挨拶をしたレンツォ・デ・ステファニ精神保健局長からも、同じ名刺を差し出された。そこには、信頼（FIDUCIA）と希望（SPERANZA）という言葉が明るいオレンジ色に彩られ、その下に、落ち込んでいる？（SEI ABBATTUTO?）、がっかりしている？（SFIDUCIATO?）、怒っている？（AARRABBIATO?）という問いかけが書かれていた。

日本でイタリア視察を振り返ると、この名詞の意図がよくわかる。問いかけは、精神医療のあり方についての問いであり、もし現状に満足していないのだったら、一緒にやろう（ファーレアッシエーメ）、その答えは、信頼と希望のなかにあるのだ、と。

バザーリアは、改革の一つの方法としてアッセンブレアをはじめた。患者に問い、患者と学び合い、そのあいだに生まれるものを信じ、実践することで希望を紡いだ。トレントの地域精神医療でも、あらゆる場面で対話の場が設けられていた。短い時間であっても必要な人が集い、自由に発言し、役割を決め行動に移す。実践の中で、病の経験が大きな力となることがわかり、ウッフェの活動が広がる。

筆者は、この生きたシステムに、仲間への信頼と、ともに作り上げる希望を感じた。一人ひとりの可能性を育む豊かな土壌は、どのように醸成してきたのか。デ・ステファニに「この風土を言葉にして日本に紹介したい」と話すと、彼は快諾し、彼自身の歩みから現在のトレント地域精神医療に至るまでを書き下ろしてくれた。

2　レンツォ・デ・ステファニは語る

なぜ私は精神保健の世界に歩み寄り、恋に落ちたのか？　何を求めていたのか？　どのような精神保健を夢見ていたのか？

それは一九六〇年代のこと。私は高校生だった。大きくなったら何になる？といったことを考え出す年頃だ。当時は歴史学者になれたらと考えていた。イタリアや他の国々でどのような出来事があったのか、読書から得た知識は私の視界を広げてくれた。数十年、数世紀前の歴史的な出来事をあたかも自分が目の当たりにしているように感じたものだ。そして、もっと深くその意義を知りたいという強い思いを抱いていた。高校卒業が近づき、私は大学の学部を選択せねばならなかった。もちろん史学部が〝ポールポジション〟であったが、そこにはもう一つの道があった。私はそれをほとんど意識していなかった。私の母方は薬剤師の家系で、母もやはり薬剤師であった。母としては、史学はいうなればセリエBであり、私には医師としてのキャリアを歩んでほしいと常々思っていた。特に母からのプレッシャーがあったわけではないが、結果的には高校最終学年で史学は光を失い、医学部進学がほとんど必須の選択となった。

一九六六年秋、大学生活という冒険が始まった。パドヴァに二年、シエナに四年。そして数年経ち、必要な試験も順調に履修し、卒業が近くなってきていた。私は自分の人生を過ごす医学分野を決定する必要があった。勤勉でやる気に満ちていた私は、多くの教授から自分の専門分野に来るよう誘いを受けた。大きな転換点は第五学年目の最後の時期にやってきた。精神医学の授業に通っていたときのことだ。当時、精神医療はイタリアでは人気がなく、履修必須ではなく選択であった。それはまさしく一目惚れであった。そして、それは決して、ただの偶然ではなかったのだろう。その他のいわゆる古典的な医学分野は私の心に到達できなかったのであるから。

現在なら、私にはよく分かる。精神医療分野というものは歴史、哲学、社会学が医学という枠組みに詰められたものであることを。そして医学は科学的見解を与え、明らかにする性質を持っている。精神医学の担当教授は私の情熱を理解し、すぐに私を弟子にしてくれた。このことが私の歩む道を決定づけるのに本質的な役割を果たした。私のかつての情熱であった史学はその他の分野と結びつき、新しい価値を持ってよみがえったともいえる。迷っていた私の中に、はっきりとした方向性が根付いたのである。私の個人的関心が形成されるのに、もう一つ影響した要素がある。そちらの方がより重要かもしれない。

一九六〇～七〇年代のイタリアは、他のさまざまな国と同じく、世界を変革しようというムーブメントに彩られ、ありとあらゆる事象が花開いていた。この不平等と権力濫用に満ちた世界から、正義と自由を、情熱を取り戻そうというムーブメントである。世界がそのような〝革命〟を是とする実験場となった時代の動きに、精神科病院閉鎖という〝闘い〟が含まれないわけがなかった。この闘いはイタリアを震源地として発生し、学者、学生、労働者、労働組合員、市民といった限りなく多様な社会層を不可避的に巻き込んでいった。

学位取得卒業の時期が近づくのと並行して、私は精神科病院に対する〝闘い〟にますます関心を持つようになっていった。イタリアの多くの都市でその効果が現れてきていた。使命感に溢れたカリスマ的な精神科医たちがその動きを率いており、その中でフランコ・バザーリアが衆目一致でリーダーとなっていた。

私のバザーリアとの最初の出会いは一九七三年、シエナ近郊の町アレッツォにおいてである。当時アレッツォは精神科病院閉鎖の闘いがとりわけ熱い場所であった。当時のバザーリアはイタリア全土を回り、支持者への呼びかけを行っていた。イタリア精神医療を根本から変革することになる社会運動の土台固めであった。それは一八〇号法へとつながり、一九七八年にイタリア議会は本当にイタリア全土の精神科病院閉鎖を公布する運びとなった。これにより、全世界で有名となる「地域精神医療」の先鞭がつけられた。それは地域医療サービス――患者自身の居住場所、もしくは完全に病院外の施設を治療の中核と位置づけ、あくまでも病院は補完的な役割、というものである。

バザーリアから直に話を聴くことは、預言者の声を直に聴くような体験だったといえよう。それまでバザーリアの評判は千回も聞いていたし、その著作物は何度も読み返していたのだから。

バザーリアは、今では世界的に知られる人物になったが、彼自身の口から「国がより人間的な国家となるために、精神科病院という矛盾に満ちた存在をなくすべきなのはなぜか」「いわゆる『完全なる施設』において、精神疾患者の権利が侵害され、患者が忌避される存在となるのはなぜか」といった説明を直接聴くことができたのは、私にとってかけがえのない経験であった。集っていた他の多くの若者も同様に感じていたに違いない。その思い出と感動は今でも私の記憶に鮮やかである。

バザーリアと、その改革運動に感銘を受けた私は、その流れに参加するという意欲に燃えた。一刻も早く精神科病院で働き、やがては精神科病院の閉鎖を現実のものとするために貢献したいと切望した。

私は幸運に恵まれた。一九七四年、シエナの精神科病院の採用募集に通ったのだ。シエナには卒業後も住み続けていた。そこは人生の波瀾万丈を今日まで共にしてきた、妻のコスタンツァと結婚した地でもある。

シエナの精神科病院には三年間勤務した。ここでの三年間が、私の人道及び職業面における方向性を決定することになる。先ほど「勤務した」と私は記したが、担当病棟で「生活した」と言ったほうがより正確である。担当病棟は、新入りであるがゆえに最も劣悪な病棟であった。ダンテの地獄篇もかくやという状況の現場に、朝は八時前から入り、二〇時前にその場を離れることはなく、ときにはもっと遅くまで残っていた。

私が担当した病棟は大部屋一室で、そこに七〇名ほどの隔離者が押し込められていた。マットレスとして使う藁袋、ガタガタの小机。着替えは週一回、毎週月曜日の朝きっかりに届けられる大カゴに入った服を、手当たり次第に適当に着るので自分の服というものがない。自分の物を収納するタンスもない。プライバシーも存在しない。そこではすべてが無であり、時計が時を刻み、前日と全く変わらない新しい一日が始まるのをただ待つのみだった。そして前日が前々日に積み重なっていくだけであった。

血気盛んな過激派である若い医師にとって、このようなダンテの地獄行き――精神科病院の中でも最下層レベルの環境――で舵取りを行うことは、逆に精神をこの上なく鼓舞される経験であった。私の心と脳を奥の奥まで掘り下げるような三年間であったのだ。精神科病院廃絶の戦いに向けて私は貢献することができる、いや必ずそうしなくてはならない、という一片の曇りもない確信を得ることになった。

バザーリアの教えに強く共鳴していた私は、全くの孤立状態で生活していた六〇〜七〇名の収容患者を集め、一日二回の集会をする試みをスタートさせた。彼らの意識を〝強制収容所〟の外へ導き、他者と意思疎通する能力を取り戻し、そして人生における意味を再発見するために。ともに働いている看護師たちが心強い同盟者となり、一緒にこの地獄のような状況を変革することに情熱を燃やしてくれた。言うまでもなく、当時の地域医療の発達レベルは、理想からは一〇万マイルも離れた状況であった。収容患者の誰かを家に戻そう、街の人々に「精神科病院＝亡霊が徘徊する恐ろしい終身監獄」ではないと説明し理解してもらおう――私たちの目標は「まずは壁を倒すこと」であった。

この状況下から、シエナ精神科病院の最も悲惨な病棟で、一週間病院を開放して地域の人たちを迎え入れるお祭りを行うというアイデアが生まれた。その準備のために、ほとんど一年を私たちは費やした（当時においてはまさしく狂気のようなイベントであった）。ここで収容患者は人生で初めて主人公として表舞台に出て、同様にシエナ市民は初めて、〝恐怖の場所〟に自由に足を踏み入れ、人間性がそこに存在することを感得することができた。人生と形容することができないような悲惨な生活の中、これまで与えられることのなかったものである。

信じられないことだが、この企画は目覚ましい成功を収めた。収容患者の誰もが（もはや知覚できない者もいたかもしれないが）、お祭りで役割を与えられた。街からは三〜四〇〇〇名の市民が参加した。〝患者〟と〝普通の人〟が自由と相互尊重の空気の中で出会うのは感動的な光景であった。

お祭りが終わった次の週から、病棟の空気が以前とはがらりと変わった。そして私自身の人生も未来への明確な意味が見えるようになった。

そのお祭りから既に四〇年以上が経過した。この出来事が教えてくれた意義を、私は心に刻んでいる。それは「革命は可能である」ということである。まず求め信じることが必要で、そうすれば実現する可能性があるのだ！　それからわずか数年後に一八〇号法が誕生し、私たちの手で本当に精神科病院を閉鎖することになったのだから。しかしそれはまた、やり甲斐があるとはいえ、さらに困難な冒険の始まりを意味していた——私たちの手でゼロから地域医療を発足させ、何人も精神科病院の檻の中に閉じ込めることなく治療し、そして自由な人間として皆一緒に人生を歩めるようにすることを。

人生の教訓。失敗から何を学ぶことができるか。人生の困難から得るものはどのようなものか？

医学部を卒業した直後のことだ。イタリアでは——他の多くの国でも同様であると思うが、精神科医になりたければ大学の専門コースを履修する必要があった。

私はシエナで卒業したが、その地には専門コースがなかったので他の場所を探す必要があり、それは簡単なことではなかった。シエナ大学の私の担任教授は、まるで実の息子のように手を尽くしてくれ、トスカーナ州のピサに一週間私を送り込む手配をしてくれた。ピサにはかつてから有名な精神科教育機関があり、私には担任教授の推薦もあったので、そこで専門コースに登録してはどうかという話であった。

私はそこで関係者に自己紹介し、履修コースへの登録は問題なく進むはずであった。一九七二年秋の月曜日の朝のことである。私は他の医学生や研修生グループに交じってピサの診療所にいた。業界用語でいうジーロ（回診）に同行するためである。当時は病棟副長がジーロを先導していた。病棟側廊下には小部屋が並び、通常鍵で閉鎖されていたので、あたかも独房のような印象を与えていた。中にいる患者が何をしているのか覗ける、スライド式の小窓が扉に付いていた。

最初の列の小部屋の前に私たちは到着した。病棟副長がグループを引き連れて中に入った。私は彼のすぐ近くに位置していた。部屋の中には若い女性の患者がいた。今でもその光景をありありと思い浮かべることができる。ベッドに拘束されていた。その光景だけで私は少なからずショックを受けた。なぜなら少女は穏やかな佇まいで、来てくれてありがとうと言わんばかりの微笑で教授一行に挨拶をしたからだ。ベッドに拘束しなくてはならないような「荒れ狂う患者」とはかけ離れた様子であった。

教授はそんな少女を意に介さず、挨拶に返事もせず、お付きのアシスタントにロールシャッハ図を持ってくるよう指示した。それは一連の色のついたシミのような絵が描かれたセットを用いたテスト方法であり、当時は頻繁に用いられていた。いくつかの異なるシミのような絵を患者に見せて、何を思ったか話してもらい、その返答から当該患者の特質を推測するのである。教授はアシスタントに患者の足元に行くよう指示した。そこから一連の絵を少女に見せ、感想を尋ねさせるためである。

おそらくその少女は近視だったのかもしれない。いずれにせよ距離が離れていたので、シミのような絵を判別するのは難儀なことであったに違いない。そのかわいそうな少女は何とか与えられた要求を満たそうと必死で動こうとした。よりよく図を見るためにベッドの上に座ろうとするのだが、その度に拘束具に縛られた身体は動きを遮られ、少女の苦痛が明らかに見て取れた。私は――きっと私だけではなかったはずだが――その信じられないような光景に怒りと反発を感じずにはいられなかった。ただ私は止めることができず、流れる時間の一分一分に、少女が動くたびに、そして空しい努力がまた次の空しい努力に重なってゆくたびに、やがて私の中で一種の確信のようなものが芽生えた。それはこのような場所は地獄と形容するにふさわしいものであり、これから精神科医の道を歩む私の人生において、私はけっしてこのような場所をつくらないというものである。

苦悶の時は終わり、教授は哀れな犠牲者に声をかけることなく立ち去った。私も部屋を出た――なんとか患者の少女に対して、微笑みのようなものを浮かべながら。その微笑みはこの行為を恥じる気持ちであり、謝罪の念でもあった。少女は私に微笑み返した。私の内面の気持ちを感知している様子はなかった。「彼女にとってこのようなことは全く〝普通〟の出来事なのだ」と私は愕然と悟った。ここは違う、と思った。近くのバールで気の進まないパニーノ（※パンで具材を挟んだ軽食）を食べながら、私はピサの滞在はもう十分であることがわかった。私は車に乗り、シエナに戻った。そして私の担当教授に面会した――あの地獄のような場所には戻りません。

幸いなことに担当教授は理解を示してくれ、別の専門課程に私を紹介してくれた。幸運なことに、そこはピサと異なり適応できた。私はたびたびこのエピソードを話す。あのひどい大学教授は精神医療のあるべきではない姿を私に理解させてくれた反面教師であり、この不幸な経験がきっかけとなり、私が進むべき道を照らしてくれたのである。

印象に残っている当事者や家族、スタッフとの出会い、別れ。自分の考えに影響を与えた人たち

のエピソード

一九七八年にシエナを後にして、自分の故郷であるトレントに戻ってきた。偶然とはいえ、ちょうど一八〇号法が公布された年であった。トレントにもちょうどシエナにあったものと同じような精神科病院があった。ただし根本的に異なるのは、今や法律がその閉鎖を要求していたことと、反骨心に満ちた私たち若い精神科医たちの手に、町や渓谷の村に飛び出して、法が要求している崇高な地域医療サービスを構築するミッションが委ねられていたことである。

それは誰にとっても初めての経験であった。なぜならその日まで、精神医療というものは精神科病院の中で行われていたものであったからだ。全く新しい仕事と治療のやり方をつくりだす必要があった。世間には〝強制収容所〟の閉鎖を支持する声と、狂人を世間に送り込もうとしているとして一八〇号法を批判する声がぶつかり物議を醸していた。

私は当時三〇歳で、トレント県内の村落であるヴァル・ディ・ノンで地域精神医療サービスを築きあげる責任を負っていた。ヴァル・ディ・ノンは名物である林檎の生産と、住民が利にうるさいことで有名な土地である。五万人の地域住民のうち六千人が集まっている、クレス地区の小さな病院施設が私たちに与えられた。

一、二年の試行錯誤と格闘の末、若い医者と看護師のグループが結成された。必要なものは何でもやろうとする集団である。建設や土木の知識が全くなく、壁職人や大工もいないままで家を作り上げるような作業であった。無いもの尽くしであったが、若い情熱は豊富にあった。自分たちは本当に世界を変える活動をしているのだ、と私たちは感じていた。

当初ヴァル・ディ・ノンの住民は、地域の平穏を乱す厄介ごとを運んでくる得体の知れない輩として私たちを見ていた。手荒に追い出すような真似はしないまでも、車輪の間に棒を入れる（※訳注　行動を妨害する）ようなことをやりかねない状況であった。このよそ者たちは林檎生産や仕事に悪影響を与えるに違いない、と住民たちは考えていた。

しかしながら、この戦いは若者グループの決意に軍配が上がったようで、私は一〇年の年月をそこで過ごすことになるのであるが、自信を持って私たちのチームは最初期の真の意味でのイタリア地域精神保健サービスの好例を打ち立てたといえる。

私たちが最初に手がけたものの一つに、ボランティアグループを集める活動があった。町の「患者」たちが尊厳を持って地域で生活し、私たちから良い治療を受けるのに役立つことならば何でも力を貸してくれるようなボランティアである。治療行為が私たち医療関係者の手にかかっているならば、人間としての尊厳、地域との融合や関わりはヴァル・ディ・ノンの住民たちにかかっている。そのためにボランティアグループは非常に貴重で前衛的な存在であった。なぜなら昨年までは「精神科病院は患者を閉じ込めておくのにふさわしい場所である」という固定概念、そんな地域文化を変えることを運命づけられていたのだから。

可能なときはそんな協力者たちと一緒に、もちろん多くは自分たちだけでやらなくてはいけなかったが、三〇余りの地区をあちこち走りまわり、調子の悪い当事者の家を訪問した。法律により、もう精神科病院に入院させることはできないのだから。

当初の状況はずっと坂道が続くような様相だったが、徐々に最初の良い結果が表れてくると、住民たちは個人差はありつつも理解を示すようになった――白衣を着ているわけではないあの若者たちは、どうやら本当に〝患者〟たちを治療しケアしようと頑張っているのだ、と。同時に当事者の家族、そして地域をも良くしようとしているのだということを。

一〇年の間、何百人もの人々を私たちは在宅訪問し、そうすることで相手もこちらを信頼してくれて、四つの小部屋しかない総合病院内の私たちのセクションに足を運んでくれるようになった。ときには自らの意思で、ときにはさまざまな形で両親や職員、警察の人々に連れられて。

当時の風潮をよく表す逸話がある。総合病院は私たちを手厚く歓迎してくれたわけでは当然なかった、というよりも我慢しなくてはならない必要悪といった存在として認識されていた。ゆえに地域保健機構の役員たちは驚き、いぶかしむのであった――なぜなら住民が私たちの四つの小部屋に来るようになり、感謝しながら帰っていくからだ。とはいえ治療に必要なスペースは全く足りなかった。とりわけ日中寛ぐのに必要な家具が欠如していた。必要なのだからどこからか産み出さなくてはならない。そう、つまりは「デイセンター」が必要なのである。しかしながら地域保健機構の役員たちにとっては、「患者のためのデイセンター」など考えるのもばからしいといった風潮であった。

この状況に私たちは数日考えを巡らせた。私たちの下した結論はこうだ。各メンバーがそれぞれ家から使えそうな家具や椅子、机、ソファーを持ち寄ること。肉を焼くための簡易キッチンを持ち込む者もいた。私たちはいちばん大きな部屋に、持ち寄ったものを配置した。患者にとって必要とされるくつろぎとホスピタリティの場に変身させるためである。

このような企ては当然のことながら上層部に知れるところとなり、彼らは阻止する行動に出てきた。しかしながら上層部の者たちは、二〇名の若い情熱が持つパワーを過小評価していた。それはお役所の慣例や規則で閉じ込めることができるようなヤワなものではなかった。対抗してわれわれは記者会見を開き、地方新聞にこの恥ずべき上層部の阻止行動を明るみにした。私は州知事から緊急にトレントに呼び出された。最初、州知事は心ない言葉を使って私を丸め込もうとしたが、そのうち懇願する調子になり、数カ月のうちにこちらが望むよう取り計らうことを約束してくれた。おそらく負け戦を戦っているのだと悟ったであろうし、機を見るに敏な政治家でもあったので、デイセンターが市民にとって然るべき場所になるように必要なものを緊急に取り揃えるよう命令を発してくれた。心臓病や、骨折をした患者と同じ権利を精神疾患患者も享受すべきである、と。

私たちはこの勝利をボランティアの友人たちと、そしてもちろん〝患者〟たちとともに喜び分かち合った。これはファーレ・アッシエーメ（一緒にやろう）が産声を上げた瞬間であろう。もちろんこの時にはそのような言葉は誕生していなかったし、それが二〇年後にトレントでどのような意味を持つか、ということもまだまだ遠い未来の話であった。

そうこうしているうちに私たちのグループの人数は増え、イタリアの他の地域からも私たちの活動を視察に来るようになった。同業の者たちは、イタリア北部の谷間の小さな一地方でバザーリアが夢見た地域精神医療サービスが生まれつつあることに驚いていた。それは一八〇号法が実現を促している地域医療の姿であった。

地域医療を実現すべきとする若者グループのやる気は、とりわけ重篤のクライシス状態の患者に対して発揮された。メンバーでシフトを組んで当該患者の家に泊まりこむことも稀ではなかった。そばについていてあげることで、入院を回避することができる、と。このような活動の結果、我々の担当地区は、総合病院精神科病棟における入院患者数で、全国で最も低いグループに入っていた。ちなみに法律では、総合病院精神科の病床数は最高一五と定められている。

今日においては、そのような過激な方法をとることは難しいだろう。しかし、クライシス（危機）状態の人々とともに彼らの家で生活するという経験はかけがえのないものとなった。私がとりわけ覚えているのは、ルイジーナという名の当事者のクライシスに付き添ったことである。彼女は双極性障害を患っており、躁状態の時は航空機爆弾投下（※訳注　手のつけられない状態）になるのが常であった。しかし私たちが家で付き添うことにより、彼女の行動はすぐに沈静化していった。そして私たちのやり方を支持する最初の患者となってくれた。

私たちが学んだことは、急性期クライシス症状のときであっても、バランスの取れた状態のときであっても、困難を抱えた患者の家に訪問に行き、患者のテリトリーで活動することの意味だ。これにより、入院を強いられなくても在宅で治療することができることを患者も理解する。多くのケースにおいて強制入院は苦しく効果がないことを思えば、これはとても重要なことである。私がその後にトレントで成し遂げたことがあるとすれば、それはすべてこの時の一〇年間のおかげである。精神科病院閉鎖とは何を意味するのか、素晴らしい地域精神医療とは何なのかを理解させてくれた人生の学校であった。

日本へのメッセージ、もしくは今日の世界の精神保健情勢についての考察

日本へのメッセージを送ることについては大きな責任を感じる。世界情勢の考察も同様である。イタリア国内外から、今や多くの友人がトレントに私たちを訪ねてやってくる。私は常々「トレントでは当事者の利益となることを一生懸命やっています」と話しているが、しかしだからといっ

て自分たちが世界で一番だとはまったく考えていない。

私は精神医療分野で四五年の間仕事をしてきた。それは本当に満足のいく、豊かなものであったとはっきり言える。これまでに学んだ多くの事柄を総括してみたい。

まず私は、精神保健専門職と当事者家族との関係性は、対等の立場、そして相互の尊重という土壌があってこそ初めて意味を持つものだと学んだ。我々に助けを求める者はなぜそうするかといえば、具合が悪いからである。苦しいからこそ助けを待っているのだ。彼らにとって必要な、大切なものは何か。しかし、それを的確に伝えることは難しい。そのようなときに当事者は何を求めるのであろう。助けと同じくらい重要なもの——対峙する我々がつくり上げる関係性を待ち望んでいるのである。患者を別の惑星の住人だと捉えるような精神科医や職員には、全く欠けている態度である。

もう一つ同様に重要なことがある。それは治療行為にせよ、研究にせよ医学業界ではほとんど顧みられていない姿勢——我々専門職は当事者からこそ学ぶことができ、また学ばなくてはならない、というものだ。このようなテーマを話す機会があるときは、私は常にこのように語る。「私の職業における最も重要な教えは大学の机の上で学んだものではなく、当事者とその家族に付き添ったことから学んだことである」と。

病のトンネルをくぐりぬけ熟成された彼らの経験知から、あまりにも豊かな輝く鉱脈を私は得てきたのだ。今日、私は深い確信を持ってこれは真実だと言うことができる。しかしながら多くの同業者は、そんな極端な考えからは解離すべきだと考えているのも現実であるけれど。

「当事者と家族の経験知を信じる」ということ、それを論理的に考えれば、「その経験知は対等な立場で、いまだ病に苦しむ当事者に役立てることができることを信じる」ことにつながる。トレントの視察訪問者は、ウッフェと出会うことになる。ウッフェは職員のすぐ隣で、自らの病の経験知をさまざまな場面で役立ててくれる。彼らの経験知は医学専門職の知識と融合し、非常に興味深い価値ある実験場を創出する。そこは「ファーレ・アッシエーメ」の合言葉が最高に生きる場だ。

近年、私たちのサービスでよく使用される言葉に「リカバリー（回復）」があるが、この英語を的確に翻訳することは常に難しい。しかしながらこの言葉なしでは、当事者を〝正しい〟道に戻すための精神保健サービスを構築することは難しいだろう。リカバリーが内包する多くの定義から一つあげるとすれば、「対象人物に付随するすべての物事」である。責任感、自立、尊厳を醸造するプロセスを示唆しているのだ。もちろん、まずは当事者がその方向に動かなくてはならないだろうが、そのプロセスへ向かいやすくするために職員ができることは多い。もちろん逆に妨害することも可能であろう。

現在、日常で何かしら当事者と関わろうと模索するとき、私は常にこの質問を自らに投げかける——今やっていることを続けることで、当事者はリカバリーに導かれるであろうか？　医療に携わる職業についている者ならば、この問いを常に自らに問いかけなくてはならないはずだ。

もう一つ大切なもの——これは精神保健サービス組織により深く関連することであるが——それは運営各セクション間のネットワーク連携を緊密に保つ、という強い意志を持つことである。これはトレントの視察訪問者にも良い評価をいただいているポイントでもある。確かに精神保健業界では、国際的に見てもけっして当たり前のことではない。このアプローチがもたらす利点は容易に理解していただけると思う。患者の治療プロセスにおける情報が難解なパズルのように分散してしまったならば、治療する意味まで分解してしまう。だからこそ情報を一元化しなくてはならない。患者はさまざまな治療グループからケアを受けるが、その治療グループの構成員も、一人ひとりが違う分野に属していたりする。つまるところ治療グループというものはちょっとしたオーケストラのようなもので、各構成員はそれぞれの楽器を持ち、全員が集まることでハートに響く美しいハーモニーを奏でる能力を持っているというわけだ。

困難に苦しむ人々に、包容とサポートを提供するというコンテクストに当てはまるならば、他のすべてのことにも意味があるだろう。残念ながらまだ多くの精神保健サービスは、官僚主義や冷淡、ときには無関心の空気を感じることが多いのも事実である。温かく受けとめる雰囲気をつくることで、人生の大きな苦難に苦しむ者に信頼と希望を与えることができる。

「信頼と希望」という二つの言葉は、効果的な治療プロセスを構成するために不可欠なキーワードとして、世界的に認識されているようだ。しばしば精神保健サービスを訪れる者たちは、我々専門職や職員に不信感を抱いていることもあるし、そして当然ながら自らの将来については希望というものを感じられないでいる。そのような状況で、信頼と希望を築き上げる作業は我々の手にかかっている。そのためには「信頼と希望」の重要性を強く信じなくてはならないし、当初直面することになる、困難にめげない忍耐強さを持たなくてはならない。

重要だと思うことを叙述していけば一冊の本では足りないような気がするが、これまで似たような機会でもそうしてきたように、ドナベディアンの言葉を引用して締めくくろう。二〇世紀に生きたアルメニア人で、保健サービスのクオリティについて研究した第一人者である。ドナベディアンはその著作で、保健サービスに高いクオリティをもたらすために、関係者は高い能力を持ち、適切な知識や道具を選択し、あらゆる専門知識を患者のケアに用いなくてはならない、といったことを述べているが、最後に彼はこう締めくくる。

「しかし、いかなる専門知識を現場に導入しようとも、最後にそのクオリティに決定的な違いをもたらすものはアモーレ（愛）である」。

反芻して考えずにはいられない非常に強い言葉である。しかし思いを巡らせればきっと分かるだろう。また心の奥底ではすでに知っているのかもしれない――我々の目の前にいる、苦しんでいる人間に対して愛というものがなければ、専門知識も精神鑑定も、また他のどのような高度な科学的療法も、患者の苦しみを和らげ、理解し、人生を取り戻す処方箋とはならないことを。

ラグーナの皆さんに大きな抱擁を。おかげでこのような面白い内容の手記を書く機会に恵まれた。皆さんとの交流は私の美しい思い出であり、私の日々を豊かにしてくれた。またすぐに再会できることを祈念しつつ、さらに愛情を込めた抱擁を！

質疑応答（回答レンツォ・デ・ステファニ）

――デイケアは、日本では精神科病院に併設していると言ってよいほど多くありますが、イタリアの状況は？

デイセンターはいわゆる私立病院やクリニックにはありません。イタリアではデイセンターというものは必ず病院の外に置かなくてはならないので病院にはありません。トレントには私立の精神病院やクリニックもありませんが。

――日本では、患者さんが日中過ごす場所としてデイケアやデイナイトケアを使っています。イタリアの患者さんでも行くところがない人もいると思いますが、そういう人はどこにいますか。

まずひとつは、多くの当事者は同居していること、同居するということはアパートメントの管理や日常生活も自分でするということなので、買い物も行くし、部屋の手入れもある。大変でもありますが、デイセンターよりも暮らしに忙しいということもあるでしょう。またセルフヘルプの就労など就労するということも選択肢にあります。

トレントには一〇のデイセンターがありますが、そんなに大きな街ではないので一〇も必要ないと思っています。デイセンターはネットワークとしてつながっているので、デイセンターもあり、就労もあり、同居している生活もありという感じなので、それで今のところまわっているような感じです。

――昨日、総合病院内の精神科病棟を見学して、いろんな機関と横のつながりがしっかりできていると感じました。このようにいろんな機関がつながりを維持していく秘訣のようなものはあるのでしょうか。

車と一緒で、頻繁にオイルを差してメンテナンスしているのです。ファーレ・アッシエーメ部の職員が合計で六、七名おり、彼らは治療担当ではなくファーレ・アッシエーメがうまくまわるように専念しています。医者も看護師も治療者は治療に専念する。組織、機能的なバックアップはバックアップ担当の職員が担う、おそらくこれでネットワークが保たれているのではないかと思います。

ネットワークというものは放っておけば確かにほころんでいくものです。いかにしてネットワークを保っているかというのはすばらしい質問です。

――関連して治療チームで治療の士気を維持していくというのは大変だと思いますが、治療チームの中で士気を維持する工夫がありますか。

祈っています。それは確かに正しく大事なことです。治療チームで動くということは嬉しいときもあれば落ち込むときもあって、平均的に士気をいかに高めて保つかというのは大切な問題です。特に秘訣があるわけではありませんが、たぶん何か秘密があるとしたら、たとえばウッフェの活躍やリカバリーしていく様子をあちこちで見ることができるので、チームの士気も維持されるのかもしれません。

――日本は個人情報保護法という法律があり、非常に情報の共有というのが難しいという部分がありますが、イタリアではどうでしょう?

確かにイタリアでもプライバシーには厳格です。何かにつけてプライバシー法を持ち出してくるのは当然あることでしょう。たとえばウッフェは医者じゃない。別に資格もないわけで、そういった人がプライバシーの情報を扱っていいのか、という問題もあります。たとえば、就労では、ウッフェはラ・パンキーナに所属しており、ラ・パンキーナが雇用し、ラ・パンキーナ協会が責任を負う形になっています。ラ・パンキーナでウッフェになるとき、プライバシーを尊重して注意して取り扱う旨を署名し契約を交わします。ウッフェはプライバシーを尊重する、何かあったときにはラ・パンキーナが法的に責任を問われるという形にしている、そうすることで法的にウッフェがプライバシー情報を扱えるようになる、という仕組みになっています。

——イタリアでも、拘束禁止という考え方が広がっていかないのはどうしてだと思いますか。

患者にとって拘束とは、自由と尊厳を制限するものだと思います。自由と尊厳とは人間にとって一番大事なものでもあり、拘束とはそれを束縛するものです。

トレントに三つある病院のトップである精神保健局長の私が拘束禁止とすれば、あと二つの病院もそうなるですが、上からの命令で拘束禁止を押しつけた場合、拘束はなくなるかもしれませんが、現場は気まずい雰囲気になるかもしれません。そうなると患者が代償を払うことになるのではないか、トップダウンで拘束禁止としてもいい成果を出すとは思えないので、押しつけようとは思いません。命令権限を押しつけるのは最小限にして、説得というか、皆が自発的にすすんで協力できるような関係の中でやっていけたらと思っています。

現実的には、付き添って見守ることで拘束をしないで済むというように可能性は広がると思っています。しかしそれより大切なことは、拘束しないというポリシーが価値のあることだと信じることです。たとえば今日ここではウッフェというものに価値があるということをみんな実感して信じています。しかし拘束しないということに価値を見出す人は残念ながらいまだにすべてではありません。

——日本は非常に入院期間が長いです。トレントでは急性期入院の平均が二週間ぐらいですが、退院はどの時点で決まりますか。

　みなさんの友人として考えるに、日本の長期入院の現状には、病気の症状をアリバイにして治っていないからと退院させない制度になっているのではないでしょうか。

　実際、医学的な見地からすれば、完治しない病気だってあるでしょう。そしたら絶対退院できないことになってしまいます。回復する段階で考えると、たとえば私が強い急性期症状を発症したとしたら入院すべきでしょうが、急性期の症状が治ったら、まず外に出てみるのがいいのではないかと思います。

　家族や友人たちと触れ合うことで徐々に回復も進んでいくと思います。もし病院の外に出ても家族も誰もいない、頼るものがないとなるとそれは大問題で、病院が唯一の居場所になってしまうかもしれません。どこにいても孤独になるのはよくないので、デイセンターとか訪問とか社会的サービスを積極的に利用して回復につなげる意味でも、外に出るということは大事なことだと思います。

　私にとって回復とは、病気を発症した人がいて、その人が自分に自信を持って生活することができて、住む場所を持ち、仕事を持ち、みんなとの関係性の中で、地域で過ごしていける、それが私にとっての回復だと思っています。たとえ、幻聴が聞こえていたとしても、自分が主人公として自分の人生にいる、いわゆる一人の市民として人生の主人公である、というのが私にとっての回復なのです。

　地域の中にいられないということで病院に閉じ込めることは市民権をも剥奪するものです。市民権をちゃんと享受して、自分の人生の主人公として生きる、それが私にとって真の意味での回復です。

――イタリアの精神医療はイタリア全土でうまくいっているわけではない、地域格差について多くの課題があるといわれますが、イタリアの精神保健の課題とは何か、今後どのようにしていきたいかということを教えてください。

他人は他人ですし、実際、他人を変えるのはとても大変なことです。たとえば私がトレントにいてローマの状況を変えようなどと思ったとしたら、そんなことができると思うほうがおかしい。いい知恵がひろがればよいけどね。

そのために自分が何をするかというと、たとえば、「再発見された言葉たち」の運動、これは年に一回のウッフェの全国大会で、会を重ねるごとにウッフェの活動が広がっています。

トレントに近いシステムでウッフェが活動している州もあるし、触発されて当事者を巻き込んでいる州もあります。たとえばパレルモはシチリアの首都ですが、ウッフェの活動を紹介したことから今ではトレントに次いで二番目にウッフェがすばらしい活躍をしているところになっています。活動を続けることがイタリアの格差を埋めることにもつながるのではないかと思っています。

もうひとつの方法は本にも書きましたが、一八一号法（※著者注　新法案二二二三号のこと）のときに署名を集めました。市民が署名を集めることで市民からの発案として示すことができて、議論の俎上に載ってまたそれが、下院に行って議会で議論される。聞く耳を持ってくれて運がよければ法律ができます。

法律を新しく制定するような形で動くことも考えています。でも法律は、つくることはできるけれど万能ではありません。ただ法律をつくっても実際にそれを実践し法律をケアしていくことが大事だと思っています。

――日本で精神障害者の地域移行が進んでいかない一つの理由として、やはり根深い偏見や差別があります。精神障害に対する偏見や差別の解消のためにウッフェの存在というのは非常に重要な役割を果たしたと思いますが、他にも何かアイデアがありますか？

偏見を真剣に考えて辿り着く結論は患者に良い治療をすることです。

たとえば学校で啓蒙活動して、患者は怖くない、といいことばかりを話したとしましょう。それを聞いた若者たちは外に出て、その患者が悪い状態の時に出会ったとすると彼らはどう思うでしょう。全然違うことを話していると思われてしまう。そう思われないためにも、良い治療をするということがとても重要なのです。

結局、偏見や差別を解消するには良い治療を患者にほどこしていく、良い治療、最終的にはそれしかないのではないでしょうか。言葉で言っても行動や実践が伴うことで偏見は減っていくでしょう。実際あたりまえの、ありきたりなことを言っているように聞こえるかもしれないけれど、良い治療がされている地域ほど偏見が少ないことはイタリアでもちゃんと数字として表れているのです。

――イタリアでは、触法、司法精神科病院は今どういうシステムなのでしょうか。

司法精神病院というのは閉鎖されて、代わりに一〇人から一五人ぐらいの小さな居住施設がつくられました。当然ながら地域によってうまく作用しているところもあるし難しいところもあり、またそこが小さな精神科病院のようになってしまうリスクが伴うので、実際まだかなり議論されている問題です。まだまだこれからどうなるか、予測できない状況です。

――ウッフェ、いわゆる患者とその家族の力を信じるようになったきっかけを教えてください。

一九八五年、四〇年前ですが、ベネツィアの近くにあるウディネという街に、アルコール依存症の家族のセルフヘルプのグループに会いに行きました。そのとき私はまだトレントではなくクレスで仕事をしており、トレントではアルコールの問題がすごく議論されていました。そのころ、ウディネで初めてアルコール依存症の家族のためのセルフヘルプグループが誕生したというので、見に行きました（※著者注　クレス、ウディネはトレント近郊の町）。

当時、私は三〇代前半で、はじめてセルフヘルプというものに参加しました。そこで私が見たものは家族のメンバーだけで専門職が誰もいないグループで、そこで彼らが話していたのは病気のことだけではなく、彼らの気持ちや家族、人生の主人公としてまた活躍したいという思いから自分たちの人生とか自分たちの生活、昨日何したかとか、さまざまなことを話していました。病気の診断や治療とか専門職のそういう話ではなく、そこに強い思いがうねっていた。それは何かというと、もう一度自分の人生の主人公として人生を生きるという願い、そして、状況をよくしたいという気持ち、専門職に頼らずに状況をよくしたいという、とても強い思いが、そこに感じられたのです。

私がそこで強く思い、とても印象を受けたのは、このグループの持っている力は私が知る限り、私が今まで経験してきた専門職の話し合いよりもよっぽど健全であるということでした。そのことにとても感動したのです。私たち専門職よりもよっぽどすばらしい話をしている、人間的な話だ、と。そこで私が勤務していたクレスでアルコール中毒のセルフ・ヘルプ・グループをつくったのです。そこでの経験、彼らの家族たちの人生の主人公として生きるという意識というか姿勢が、そのあとのファーレ・アッシエーメをつくるのにとても大きなインスピレーションを与えてくれました。つまり専門職がいない場で彼らは何を話していたかというと、本当に自分の人生についてしか話していなかったのです。人生のことを話す。難しい診断や治療のことでなく。そういった経験が全部合わさってファーレ・アッシエーメのきっかけになったと思います。

もう一つ例をあげると、ファーレ・アッシエーメを始めた頃のことです。二〇〇〇年にトレントに赴任した時、システムは機能しておらず、当然、たくさんの苦情を受けたわけです。あなたたちのサービスはとんでもなくひどい、と。苦情を聞いて謝ることから始めました。そのうち、すごく怒っていた家族たちの言葉がだんだん変わってきて、「あなたたちのサービスが悪い」から「わたしたちのサービスが悪い」に変わったのです。Your service is bad. から Our service is bad. になった。your から our に変わったというところで、なんか大きな変化が彼らのなかにも起きたということ、つまり他人を通し、自分ごととして捉えるようになって、自分たちのことだと言葉が変わった瞬間があって、そこが非常に印象に残っています。

――変わるためにはとても努力が必要だったと思います。どのような積み重ねがあったのでしょうか。

たしかにすごく努力したのは事実です。とても情熱をもって努力していましたし、まだパワーもありました。そして変化が見えたので、ますますやる気になったということもあります。最初の段階ってスタートダッシュでパワーが結構あるじゃないですか。そういうのも重なって、情熱でつっぱしっていたような印象があります。最初の段階でのいろいろなエピソードは本に書きました。きっかけになった原動力はシエナの頃のエピソードです。

——現在、宿泊しているカーサ・デル・ソーレで昨夜、夜勤の女性と会いました。彼女は、ある当事者を抱擁して慰めていました。彼女はウッフェなのですね。

四年前、初めて会ったときに彼女はちょっと難しい人で、なかなか意見がかみ合わないで、私からすれば彼女はちょっとアナーキーなところがあって、自分の道みたいなものを突き進む傾向がありました。チームワークは難しいかな、と。日数が経つにつれて、私は彼女のそんなアナーキーなところを受け入れるようにしました。彼女の持っているよいところに気付いたのです。当事者の人と抱き合っているのを見たとのことですが、そういうことがすぐできるハートを持った人物です。これは専門職の人にすれば難しいことかもしれません。

——視察を通して、イタリアは、精神科病院の解体も、自由を奪う施設に対する運動の一つとして理解できました。しかし、新たな施設は、また施設化の問題を孕んでいると思いますが、いかがでしょうか。

イタリアでは幸い、バザーリア法があったので精神科病院はありません。といっても。精神疾患を患った人たちを見捨てるわけではありません。しかし、新たな組織をつくってもそこに安住してしまえば、新たな施設化の問題が生じます。例えば、新たにすごく強いリーダーが出てきて、それにたよってしまうと、硬直したシステムになりがちですね。私たちがすごくラッキーだったのは、ウッフェというものを発見することができたことです。ウッフェというものがいわゆる対抗勢力みたいな役目を果たしてくれるのです。

【引用文献】

（1）レンツォ・デ・ステファニ、ヤコポ・トマージ、花野真栄、『イタリア精神医療への道　バザーリアがみた夢のゆくえ』日本評論社、二〇一五年、四六頁。

第３部

トレント地域精神医療最前線での対話

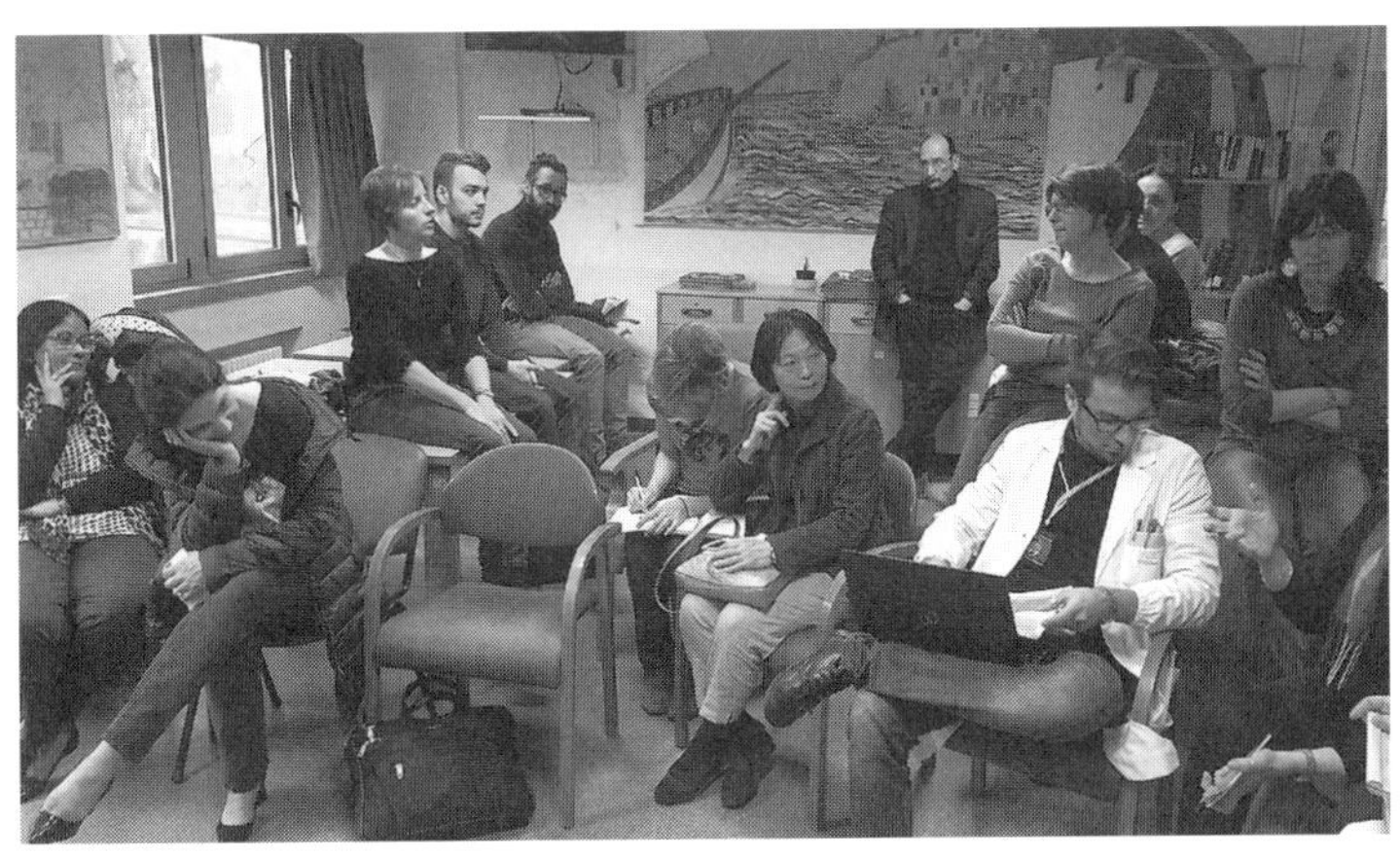

トレント総合病院内の精神科急性期病棟ミーティング風景。
中央は著者（撮影花野真栄、2017年）

第５章　医療の現場

１　精神科急性期病棟（ＳＰＤＣ：診断と治療のための精神医療サービス）

トレントの総合病院は町の中心部にあり、精神科急性期病棟は入り組んだ廊下の先にあった。病棟の扉の上には丸いランプが付いており、赤に点灯しているときは施錠中、緑は開錠中のサインだ。出入り口のランプは病棟内にも付いていて、今鍵がかかっているのか、開いているのかが入院患者にもわかるようになっている。私たちの訪問初日は赤のランプが点灯しており、扉横のブザーを押すと、中から看護師のソーニャが扉を開けてくれた。ソーニャは、視察の初日に自己紹介を兼ねて行った、ラグーナ出版のプレゼンテーションに参加しており、「病棟で会いましょうね」と声をかけてくれたので、再会を心待ちにしていた。見知らぬ場所での緊張が、笑顔のあいさつで解けた。

広いとはいえない廊下の壁には風景や花の絵が描かれ、出入り口の横には、透明の仕切りに囲まれたホール兼食堂兼ミーティング兼面会にも使われる多目的な広間がある。私たちはまずこのホールに入り、マウリッツオ医師とソーニャ看護師、ウッフェのドナテッロから話を聞いた。

マウリッツオ（医師）　トレントとトリエステはよく比較されるので、ちょっと私の意見を言ってみるのもおもしろいかなと思います。ご存知の通り、トリエステにはバザーリアがいました。歴史的、伝統的な思想に基づいた実践がトリエステの特徴です。また最近では、イタリアで初めての二四時間対応可能な精神保健センターができたことも重要な試みです。

トレントの特徴は、伝統的な治療思想の上にオリジナルな展開があることです。患者、家族の体験の力を生かすというウッフェはその一つですし、二〇一一年から身体拘束禁止のポリシーを貫いています。またオープンドアということで、なるべく病棟を閉鎖しないという実践があります。急性期病棟ですが、開かれた病棟を大事にしています。そのために、家族、スタッフ、ウッフェ、医師などが集まってチームをつくり、拘束禁止、病棟の開放といったプロジェクトを進めています。

入院は、「急性期の病状悪化を安全に越えるため」という目的である。これはトリエステでも語られたことであるが、地域で生活できるようになったら、つまり、家族やグループホームでの生活がさほど困らずに送れるようになったら速やかに退院して地域医療チームのケアに移行する。

ここでは入院が必要な状態は数週間、という診立てがある。実際、平均入院日数は二週間前後ということであった。人員や地域医療チームについて二人は次のように語った。

ソーニャ（看護師）　この広間は、誰でも入れるオープンになっている広間で、食事や家族との話し合いなど多目的で使用しています。後ろには庭があるので後で入ってみましょう。

トレント州と周辺地域を合わせた人口一七万人に対して、ベッド数は一五床。現在一一人が入院しています。看護師が一人、精神保健センター関係の職員の人が一名、リハビリテーションセラピストが一名、医師三名が常勤しており、ほかウッフェ、ボランティア四名が午前、午後のシフト制で勤務しています。

マウリッツオ医師は月から金の勤務で、看護師のコーディネーターもしています。土日は精神保健センターに医師が常駐し、医師が電話対応して、必要があったら病棟に来ます。組織についての説明は彼が行います。

ウッフェのドナテラは、月曜日と日曜日、午前中八時から一二時までのシフトです。私は、ラグーナ出版のプレゼンテーションを聞いて、言葉の大切さを感じました。同じ体験をした人だからこそ響く言葉がある。ドナテラのようなウッフェの存在は、まさしくそのような体験者の言葉の作用があると思います。

マウリッツオ　バザーリア法により、治療が病院から地域に移行し、精神保健センターが地域医療の中心を担うようになりました。地域医療ではなかなか対処できないような状態、つまり急性期状態の患者はこの病棟（ＳＰＤＣ：診断と治療のための精神医療サービス）に運ばれてきます。病床数は法律で一五を超えないことと決められています。かかりつけ医から搬送されてくることはありますが、多くは精神保健センター経由、もしくは救急の経由でここに搬送されます。

年間平均入院数は三〇〇名で、平均入院期間は一四日、私が担当したケースで入院が一番長かったのは三カ月、平均して一〇のベッドが埋まっています。この病棟には、二二人のスタッフが働いています。チーム・ナーシングというシフトに則ってシフトが組まれており、四人が午前、四人が午後、夜間は三人です。医療チームは二つに分かれて構成されていて、継続した治療をするために、医師がいなくてもリハビリを行えるシステムになっています。医療チームが受け持っている患者はずっと同じチームが診ることになっています。

チームでは情報の共有が最重要です。朝九時に職員、ウッフェの一同が集まるミーティングで、夜間の担当から夜に何が起きたかということをきっちり引き継ぎます。次に患者の診察や、他の職員が加わる個別面談があり、面談の内容もシフトが変わる時には必ず情報は引き継がれ、共有されます。

火曜と水曜の朝は精神保健センターとつないでビデオミーティングを行います。例えば、地域医療チームが関わっている患者さんが夜のうちに突如症状が悪くなって入院した場合、情報共有されていなかったら、地域医療チームにしてみると突如患者が消えるわけで、さっぱりわけが分からなくなる。定期的に地域医療と病棟が連動して情報が共有されていれば、入院が必要な状況の患者さんも把握できますし、入院後も継続した治療が可能になるわけです。

ビデオミーティングでは、必要な情報が書かれている表を共有します。表には、名前など基本情報からどんな治療をしたかなどさまざまな情報が記載され、緑、黄色、赤と色分けされています。赤色は自傷行為の危険があるとか、薬物を摂取しているとか、介入の必要が一番高い場合で、情報共有のなかで危険の重要度が分かるようになっています。

私たちも通常の朝のミーティング、保健センターと病棟をつなぐビデオミーティング、担当の患者が入院している地域医療チームと経過を相談するミーティングに参加した。

壁をスクリーンにして、患者の情報が映し出される。三種類に色分けされた表をもとに、現在の状況、誰がいつ何をするかなど、簡潔に話が進められ、役割が決まっていく。さっと集まり必要な情報を共有し自分の役割を確認してさっと解散し仕事に入る。

これらのミーティングに、ウッフェは重要な役割を持って参加する。病棟ミーティングの際、急性期の混乱状態にある患者について院長から意見を尋ねられたウッフェのアンドレアは、母親として自分の息子の経験を語り、いま患者がどれほど不安に思っており、どのような対処が適切かを述べていた。

治療方針を決める病棟のミーティングでウッフェの意見が大切に扱われることに驚いたことを話すと、病棟長は「誰の意見も聞くんだよ、決定して責任を持つのは私だから、皆何を言ってもいいからね」と言った。ホールで開かれるこのスタッフミーティング中に、入院中のクリスティーナがスーッとドアを開けて入って来てマウリッツオ医師の隣に腰掛けた。誰が咎めるわけもなく、ごく自然にそこにいて、またスーッと出て行った。

研修初日のその日は、病棟に一一人の入院患者、看護師、リハビリテーションセラピスト、ウッフェなど四名の職員、三名の医師が勤務していた。月曜から金曜の午前八時から午後五時までのシフトであり、土日の緊急時には、精神保健センターの医師に連絡するオンコール対応となる。

前述のように、病棟の出入り口の扉には鍵がかかるが、できるだけ開放（オープンドア）されており、部屋ごとの施錠はなく、隔離室もない。また、身体拘束をしないという理念のもとにさまざまな試みがなされていた。このことについてマウリッツオは次のように説明した。

マウリッツオ　赤といえば、今日入っていらした時は入り口の扉が閉まっていたと思います。今朝は落ち着かない患者さんがいて、デリケートな状態だったからです。天井に赤いランプがあるときは、まさしく注意を要する深刻な状況の時で、病棟入り口の扉は閉めるというサインです。なるべく開放を維持したいのですが、もし誰かの状態が悪く、閉めなければならないときもあります。扉が閉まっている時は赤のランプで、病棟全体に閉まっていることを知らせます。扉が開くときは緑になる。いつ開けるかは当然話し合って決めていきます。

扉をオープンにしたことで病院外に出てしまったこともあります。職員が追いかけて行って、一緒に連れ添って戻ることもありましたし、必要なときは警察や精神保健センターに連絡します。出られるほど元気で治っているならと退院させることもあります。付け加えると、ランプが赤いときも逃げ出す人もいます。例えば、ベランダから出ようと思ったら出られますから。

扉が開いている、閉まっていると、ランプをみると病棟内の誰もがわかりますし、私たちも「今閉めます」と知らせます。なぜ閉まっているかということで、会話の発端にもなり、そこでいろいろな議論もできる。なんで閉まっているのか、何が問題なのか、どうしたら開けられるかなど話が広がれば、それはそれでいいのです。

平均すると2週間程度で退院していくのですが、短いと思いますか？　治療の目標をどこにおくかですが、入院の目的はまず地域で暮らせるようになることです、例えば、デイセンターに通えるとか、あとは地域医療チームの訪問で生活が維持できるなど、支援を受けながら日常生活ができるレベルになったら地域に戻すことが病棟の役割です。

入院時には、一人ひとりに応じて入院中のプログラムをつくります。まず患者や周りの方から、発症前はどのような状態だったか、何が起きたのかなど状況を聞いて、患者を交えてどのような入院治療にするかを話し合いで決めていきます。

薬物療法だけではなく、先ほどのセラピーや、ただゆっくり話を聞いていくことなど、活動はたくさんあるので状況を見て臨機応変に対応します。

退院する時には、何が回復の助けになったか、入院して良かったこと、辛かったことなど患者にアンケートをとって、地域医療チームにつなぎます。

日中の具体的な活動について、ソーニャが説明を加えた。

ソーニャ　日中に私たちが実際どのようなことをやっているかをお話します。

私たちはコミュニケーションに重きを置いて、グループで物事にあたっています。意見の共有は大事なことですし、一人だとどうしても孤立しますので。掲示板には、今日どんなことをやるかというグループでの活動が書かれています。活動はボランティア主催が多く、たとえば今日のプログラムはボランティアのジョバンニさん主催の「リベラメンテ」という雑誌と連動した企画で、毎月テーマを変えて何でもいいから書いてみようという活動です。

何か活動があったら、急性期病棟での時間も長く感じないでしょうし、実際苦痛も和らぎます。患者も活動を選べますし、医師や職員、いろんな方と連動し、みんなで協同して回復を目指すことでこの病棟自体が健康になっていくと思います。孤立しているとよくない。先週の金曜日は演劇の上演をしました。他にも合唱のイベントもありますが、合唱するのは精神保健関係の合唱団じゃなくて、外部のアルプスの合唱団です。合唱するのに外に出よう、と。家に閉じこもっていないで、外に出て活動をすると、一般の人の偏見をなくすのにも役立ちます。合唱団には、当事者だけではなく職員やエディカトーレ（教育福祉士）ほかさまざまな人たちが参加しています。

水曜日の午後にはリカバリークラブがあります。私が思うに、「リカバリー」とは回復を誘うものであって、信頼と希望という言葉で表現されると思います。あなた方のプレゼンにもありましたが、「リカバリー」とはある事象の意味をになった言葉の新しい定義であると思います。ウッフェのドナテラは自分の病の経験をフルに使って治療に関わっています。ドナテラを紹介しますね。

ソーニャはそう言うと、テーブルで入院患者とトランプをしていたドナテラに、ここでのウッフェの仕事を説明してくれるよう促した。

ドナテラ（ウッフェ）　私は今ウッフェとして活動しています。私は当事者で、それはある意味幸運なことでもあると思っています。

当事者というのは状況に対して非常に恥ずかしい思いというか、いても立ってもいられないような感じで、周りの人たちは自分を差別するとか、お医者さんは分かってくれないとか思うものです。そのようなときに自分の経験や、私はあなたたちと同じラインに立っていることを伝えます。同じ体験をした者同士が話すことで、彼らが心を開き、内側に入っていけると感じます。何より治るのだということを説得できます。実際私は治っているわけで、「治っている私がいるからあなたも治る」と言えるのです。

するとと当事者は、「ではどうやったら治るのか」と尋ねてきます。そういうときに自分の経験を話すのです。自分はこういうふうにして治ってきた、と。医師の意見も聞いて、職員の方とも協力して、それでゆっくりゆっくり治ってきたのだという感じです。常に自分の経験を入れて話すのです。精神疾患というものはすぐに治るわけではないので、時間がかかる、とりあえず辛抱がいるけれど、必ず良くなるというメッセージを届けます。

その後、病棟内のさまざまな活動に参加したが、どこでもウッフェの存在は大きかった。たとえば、毎水曜午後に急性期病棟内で行われるリカバリークラブ、私たちが参加した時のテーマは「前駆症状を理解すること」であった。一二人の入院患者と家族が参加。そこにフランチェスカ医師、当事者と家族である二人のウッフェも加わった。

準備されたテキストが配られ、医師から前駆症状について医療的な説明の後、ウッフェが経験を語り、病気のことに限らず日々の暮らしのことまで活発な対話が持たれた。キーワードはここでも「信頼と希望」である。自分への信頼、他者への信頼、「信頼と希望」は急性期にこそ最も必要なものかもしれない。

この会に限らず、イタリアのミーティングやグループワークは張り詰めた空気がなく、自由に意見が出しやすい。急性期の幻覚妄想状態にある人も、そこにいるだけで少しずつ落ち着き、現実とのつながりを取り戻しているように感じた。

拘束しないということ

デ・ステファニが、「患者にとって拘束とは、自由と尊厳を制限するもの」であり、「自由と尊厳とは人間にとって一番大事なもの」と語ったように、拘束は「人間の尊厳」にかかわる問題である。

日本の精神科病院における身体拘束は、精神保健福祉資料によると二〇一七年では一万二五二八人となっており、一〇年間で約二倍となっている。精神保健福祉法三七条二項の基準によると、身体拘束のケースについて、ア．自殺企図または自傷行為が著しく切迫している場合、イ．多動または不穏が顕著である場合、アまたはイのほか精神障害のために、そのまま放置すれば患者の生命まで危険が及ぶおそれがある場合、とされている。この通りに解釈すると、日本は、ア、イのケースの患者が二倍に増えたということになる。ここには認知症病棟の患者も含まれていると考えるが、精神疾患の治療の過程で、身体拘束がこれほど必要であるとは考えにくい。

拘束しないということ、さらに言うなら、拘束を必要としない急性期病棟はいかにして可能か。現場のマウリッツオ医師に疑問を投げかけた。

マウリッツオ　トレントでは、急性期病棟であっても開かれた場であることを大事にしています。ウッフェの当事者と家族、ボランティア、医療スタッフが集まってチームをつくり、拘束禁止、病棟の開放といったプロジェクトを進めており、二〇一一年から拘束禁止というポリシーを貫いています。拘束しないポリシーはヴェネツィアから流れをくむ動きです。

トレントばかりでなく、トリエステ、ミラノ、マントバという中部の町では、拘束禁止というポリシーを取っています。ただイタリア全土が採用しているわけではなく、拘束をしているところもあります。拘束禁止のポリシーを掲げる施設がわかる地図があって、三〇〇施設中二〇くらいの施設が拘束禁止としていますが、まだまだ少ないということがわかります。

トリエステには、「すぐにあなたをほどきます」という名前のアソシエーションがあり、拘束禁止のプロジェクトを行っています。トレントにも拘束禁止のアソシエーションがあります。名前は「診断と治療のための精神医療サービス」、頭文字をとってＳＰＤＣと呼ばれています。フェイスブックもありますからご覧ください。

拘束しないということと病棟を開放にしておくということは、実はとても連動しています。開かれた病棟にしようとチームをつくって、学び、実践していくうちに、連動して拘束禁止という今のトレントのシステムができました。

もちろんすぐにできたわけではなくて、最初の年は一一のケースで拘束することになり、その次の年は一回だけという過程を踏んで拘束禁止に至りました。一言に拘束禁止といっても、非常に難しいこともあります。そこで拘束しないためのシステムができました。例えば、落ちつかずどうしようもないとき、もう一人職員を呼べるシステムで、一人増えることで拘束しないで済む。絶対に拘束禁止といっても、時にはできないことがあるので、なるべくしないようにしようというスタンスで、このシステムができました。

人が増えるということはその予算が認められたということです。どうしようもないときに援軍に駆けつけられるリストをあらかじめつくっておいて、必要があれば駆けつけられるようにしています。このやり方は、イタリアではトレントだけで実験的にやっています。スイスでもこれに非常に似たシステムが行われています。「移動型チーム」という名称では呼ばれているもので、今月、私たちはスイスに行って見てくる予定です。

援軍リストには、精神保健センターの医師、職員など、駆けつけてくれる職員があちこちいて、各方面とコラボレーションしながらやっているということを強調しておきます。また、リストには入院患者の家族や友人も名前を連ねていて、大変なときには家族や友人を呼ぶこともできます。家族の希望で家族メンバーがあと一名いたほうがいいとか、やっぱり職員がいい、看護師がいいと選ぶことができます。拘束をしないためには、必要とあれば家族メンバーを呼ぶし、患者さんの友達がすごく助けになりそうなら友達を呼ぶ。また、外国人の場合は同じ言語をしゃべれる人を連れてきて、なるべく拘束しないように何とかやっていくのです。このように、私たちだけが役割を担うわけではなくて、まさにみんな一緒になって拘束禁止というものをやろうとしています。

拘束しないということは、リハビリにもつながります。私たちは、入院してすぐからリハビリテーションに重きを置いていて、本人が希望すればさまざまな活動に参加できます。リハビリには医師だけではなくて、エディカトーレやリハビリテーションセラピストも活躍しています。

しかし、イタリアの精神科病棟の中で、全部が全部リハビリに力を入れているわけではなく、まったく考慮されていない所もあります。トレントには他にも二つ、総合病院の精神科病棟がありますが、その二つの病棟ではリハビリのシステムも整っておらず、拘束禁止のポリシーも取られていません。世界的に拘束禁止という流れになってきていますが、イタリアにおいてもまだまだ過程の中にいて試行錯誤している段階です。

森越　拘束しないために「援軍リスト」をつくっておき、大変なときには信頼できる人が寄り添うというシステムは、とても温かな対処法ですね。拘束禁止は法律で定められていますか。また隔離することもありますか。

マウリッツオ　特に法的に決められているわけではありません。州ごとの取り決めはありますが、そこでも法律があるわけではありません。あるのはポリシーで、ボローニャがあるエミリア・ロマーニャ州ではなるべく拘束をしないというポリシーを推進しています。トリエステとトレントで推進している拘束禁止は、イタリア全土を引っ張る役割を果たすのではないかと思います。隔離室はありません。

森越　日本での平均入院期間は約三〇〇日なのですが、一四日で退院させるというのは相当集中的な治療が必要とされると思います。どんな治療をされるのですか？

マウリッツオ　一四日という短い期間で完全に治ったというわけではありません。ただ治療の場所は地域の、その人の生活のなかにありますので、例えば入院中からデイセンターに通うなど地域医療チームに引き継ぎます。完全に治療することが目的ではなく、地域に移行させるレベルまでもっていくのが私たちの仕事だと思っています。

特に入院時の対応が大切で、発症前にどんな状況で、どのような出来事があったか、何が負担になっていたかなど、患者や周りの方から聞き取りをします。そして、患者を交えて、これから何をどうすればよいか、やれることを話し合いで決めていきます。

退院するときは患者にアンケートをとります。何が助けになったかを知ると、どういう治療が役に立つかがわかります。薬物療法はたくさんある方法の一つで、さまざまな活動を含め、その人にあった治療で臨機応変に対応することが大切だと考えています。


実際、私たちの滞在中にも、気持ちが落ち着かない、ひとり言が止まらない、病棟内を歩き回るなど、言動がまとまらず、不穏状態の患者もいた。二〇歳代のその女性患者は、不安と恐怖を訴えて廊下のドアを叩き始めた。スタッフは止めるでもなく近くにいて見守っていたが、次第に興奮が強まり、収まる様子がなかった。職員が沈静のための服薬を勧め、自室に誘導して灯を消し、部屋のドアを閉めた。彼女はしばらくしてまた部屋から出て来て同じことを繰り返すので、このまま収まるのだろうか、日本だったら隔離室か、などと考えていた。ウッフェもつかず離れず見守っていた。そのうちに一時間も経っただろうか、連絡を受けた援軍チームが祖父母、おば、知人など四人も駆けつけた。彼女と話し、薬で朦朧としている様子であったが車椅子で散歩に出かけ、帰ってくるとホールで、みんなでボードゲームを始めた。そうこうしているうちに興奮が収まっていた。この間、病棟のスタッフはそれぞれ通常業務をこなし、入院患者もそれぞれの時間を過ごし、いつもと変わらぬ様子であった。

二〇二〇年、デ・ステファニから、「全国生命倫理委員会という団体とともに、良心的拘束拒否に関する法案プロジェクトを始動し、法案添付資料として『総合病院精神科病棟における非拘束および拘束予防ガイドライン』の作成を行った」というメールが送られてきた。

ガイドラインでは、「攻撃的態度の患者と接するときは」として、スタッフの具体的な対応が記されていた。

総合病院精神科病棟に於ける非拘束および拘束予防ガイドライン（二〇二〇年六月二三日付）

専門職が緊急・紛争的状況で患者と接する際、対話及び解決に導くのに適したコンテクストを創造するための技術は以前から存在しているが、攻撃的態度の患者と接するときは、

・柔らかなトーンで話す。
・患者の社会・文化的背景に適応した言語を用いる。
・患者の言葉の上に言葉を重ねない。
・非難したり、上から目線の物言いをしない。
・飲みものや食事を勧めてみる。
・精神的に別の次元に移行させ、攻撃的態度を続けることを飽きさせる。
・新しいこと、代償的な何かを提案してみる。
・「ダメだ」「あなたのせいだ」「絶対にこれをしなきゃいけない」などの表現を避ける。
・理解をしていることを示す言葉を使用する「大変ですね、分かります」など。
・みだりに笑わない――バカにされていると感じることもある。
・攻撃的なメッセージを与える要素は取り除く。
・指差しなど、尊大と受け止められるジェスチャーは取らない。
・安全な距離を保つこと。

・感情面でのコンタクトを保つ（対等的な感情。例えば患者が立ち上がったら自分も立ち上がるなど）。
・あらゆる身体的接触は避ける（状況が問題なくなったと思えるときでも）。

デ・エスカレーション（言語的・非言語的コミュニケーション技法によって怒りや衝動性、攻撃性をやわらげ、穏やかな状態にもどすこと）は、拘束回避に必要な努力である。そうすることで一時期の不穏は拘束支持者が「拘束は必要不可欠」と主張する類いの性質ではなくなる。

必要な場合は、警察を呼ぶことも効果的である。警察官を見ると通常、患者は攻撃的態度を減少させるものである。攻撃的態度をとる患者は「理解されていない」と感じている。当該不調を訴えるために暴力的態度を取っているのである。

病棟看護師は語る

病棟にはさまざまな専門職と、ウッフェ、ボランティアが働いていた。そのなかでの看護師の仕事はどのようなものなのか。看護師のマリアは語った。

森越　看護師の役割、そして病棟の治療チームはどのようなメンバーで構成されていますか。日本の病棟には精神科医と看護師がおり、その他の専門職が病棟のなかにいることは少ないです。エデュカトーレ（教育福祉士）、ウッフェが病棟に常に入っていますね。

マリア　確かに、多くの専門職から編成されています。スタッフは、まず精神科医のマウリッツオ。そして看護師、エデュカトーレ、精神科作業療法士、緑色の服を着ているオス（社会介護士）などです。エデュカトーレは生活や教育、日常作業的な部分をアシストします。看護師も同様ですが、看護師は加えて治療管理を担っています。これができるのは看護師のみですから、看護師はすべてのシフトで欠かすことのできない存在です。たとえば、夜間はエデュカトーレやオスと異なり、看護師は絶対に欠かすことができません。オスは生活のアシスタント的な役割をすることが多いです。物品を診察室に運んだり、食事の配膳とか……しかしいずれにせよチーム構成メンバーは誰もが患者と関わります。

森越　看護師、医師、他職務とよい関係を築けていますか（笑）。というのも、日本でも起こる部署同士の壁の問題は、世界共通ではないかと思うのですが。

マリア　（笑）。私は、精神科以外の科で働いたこともありますが、他の科だとおっしゃるようなセクショナリズムがありました。職務で分断される感じですね。私の仕事はこれ、あなたの仕事はこれ、みたいに。だけど精神科は違う。他職種とのコラボレーションができています。私の仕事はここまでという姿勢では、必要な治療が患者一人ひとりで同じではないので対処できないと思います。特に急性期はそういう面があると思います。

森越　急性期病棟の現場に入って興味深く感じたのは、入院直後から退院後の暮らしを前提に治療計画が組まれることです。症状を消すことを目的とすると入院が長期に及び、日本では何十年も入院している患者もいます。退院後の暮らしに支障がないことを治療の目的とすると、短期間で退院、地域医療に移すことが可能であると思いました。

マリア　そうですね。そもそもこの病棟自体が急性期対応として設けられたものですし。双極性障害やうつ、その他の精神疾患から発生するクライシス症状の改善を図るものですね。そして急性期が過ぎれば、外部にある精神保健センターが治療の担当になります。私たち急性期病棟スタッフは、退院後の暮らしを見据えて精神保健センターの地域医療チームと密にコンタクトを取っています。

地域医療チームの患者がここに運ばれて入院したとすると、センターと病棟は毎朝連絡をとって、容態をヒアリングします。月・金曜日はセンターと急性期病棟をコンピューターでつないでビデオ会議を行います。双方全員がお互いに顔を合わせて状況を照会できるわけですね。また火・水曜日はセンターの地域医療チームがここに訪問してミーティングします。あなたたちも同席しましたね。患者の容態、退院へとつなぐプロセスについて話し合います。退院に関して何か問題があるか、もしくは退院プログラムの再チェックとか。以前生活していた居住施設に戻らないほうが改善しそうならば、そのようにプログラムを変更してみる、とか。

森越　なるほど、地域医療チームと密に情報共有しているのが分かります。

マリア　ええ、常に。常にそのように協働しています。

森越　居住といえば研修初日に会った入院患者のクリスティーナ、私たちは現在カーサ・デル・ソーレ（グループホーム）に滞在しているのですが、そこにクリスティーナもやってきまして、少し状態が良くないのでまたこの急性期病棟に戻ると聞きました。

マリア　その可能性はあると思います。クリスティーナは長い期間あまり状態が良くなくて、特に最近は母が亡くなったためにさらに不安定です。だから余計に注意する時期だと思います。またこれは大切なポイントなのですが、クリスティーナは自分が病気であるということが理解できていません。双極性障害であることを否定しているので、その結果良くなるための処方を受け入れないのです。それで入退院を繰り返すことが続いています。あまり治療に協力的でなかったり、躁状態になって攻撃的になったり、興奮気味になったり。退院しても戻ってくるわけです。難しい状態です。自分の病気を自覚していないと、必要性をそこまで理解できず治療を受けつけませんから。

森越　彼女と今朝話したのです。文学や外国語、ラテン語まで。とても頭が良い方ですね。

マリア　ええ、とても知的だと思います。外国語もよく知っているし。小学校の先生をしていましたからね。

森越　急性期病棟に三週間入院していたとか、ここ三年間調子がこんな感じとか、双極性障害のことも話していました。

マリア　ここ最近はしばしば状態が悪化するときがあります。急性期病棟に入院して治療を受けると良くなって退院して。けれども外に出ると薬を飲まないことが多いので、また悪化して、という感じです。

森越　ここではシステムがとてもよく機能しているように思いますが、課題がありますか。

マリア　常に良くしていかなければ、と思っています。もっと改善する点があるとすれば、やはり私たちと外部サービスとのコミュニケーションだと思います。外部とのコミュニケーション、関係性、協働体制の構築など、とても本質的で大切なものだから、さらなる改善を模索していかないといけないと思います。

森越　ボランティアの人たちがたくさん病棟に入ってきていますね。それでも地域の理解が足りないと思うときがありますか？

マリア　たくさんボランティアの方がきています。デ・ステファニも率先して、さまざまな活動をここで展開するようにしていますので。例えばミケーレという男性は、週二回火曜と土曜にエクササイズのコースを担当してくれています。そうそう、さっき会ったあの若くて背の高い人。彼はジムで働いている人で。患者と関係を築くのが上手で土曜日はおやつを持ってきてくれる。カラメーラは職員だけど木曜日にゲームの担当、リーノはダンスのコースを担当しています。他にもたくさんボランティアがいます。

森越　いいですね。日本だと私立病院が多くそれぞれ方針がありますから、外部から病棟内に気さくに人が入れるような感じではありません。

マリア　病院がボランティアを中に入れることに難色を示しているのですか。

森越　その傾向が強いのですが、日本でもできるヒントがたくさんありました。ありがとうございました。

病棟ウッフェは語る

病棟内のあちこちで患者が会話している。話を聞くと、その相手はウッフェたちだ。その一人、家族ウッフェとして働いているベテランのアドリアーナにウッフェの仕事について話を聞いた。彼女は、私たちにも細やかに気を配って、何かあったらいつでも言ってねと見守ってくれた。

森越　ウッフェになったきっかけを教えてください。

アドリアーナ　自分の息子コラードは薬物中毒で、二〇〇〇年頃に統合失調症を発症し、トレント精神保健局でお世話になりました。二週間に一回、精神保健センターに通所し、それまで手をつけられない状態でしたが、治療のおかげで人生がずいぶん良くなりました。

今、息子は、民間企業で林業の仕事をしています。仕事は大変なようですが、肉体的に疲れる仕事が健康にいいと本人は言っています。小さなアパートに一人暮らしで、経済的にも自立した生活を送っています。治療は一カ月か四〇日に一回、お医者さんが息子の自宅に来てどんな状態か診てくれて、元気にやっています。

彼には兄がいて、朝と夜に電話で連絡をとりあっています。私にべったりな感じもあるけど、兄との関係もいい。夫が三七年前に亡くなったので、お互いが協力し合う関係なのかもしれません ね。そんななか私は年金生活に入り、ウッフェとして働いてみたいと思いました。二年間保健センターで働き、その後六年間、総合病院の急性期病棟でウッフェとして働いています。

森越　六年とは長いですね。一日の仕事の流れについて教えてください。

アドリアーナ　急性期病棟にいるウッフェは交代制で、私は午前中勤務です。息子のことはわかりますが、専門家ではないので、最初何をどうすればいいか、自分にできるかどうか不安でした。怖々としたスタートだったけど、わからない世界というものは怖いものだし、患者はとても愛が足りないので、愛情を満たすことが私の役割だとわかって、今は全然怖くありません。

よくある一日の、大まかな仕事の流れを話します。急性期病棟に入ったら、すべての部屋をまわって、みんなにあいさつをします。というのは、夜の間の入院もありますから。あいさつや朝食のときに、夜はよく過ごせたかなど、会話します。そのあと、カフェに行きたいと言う人がたくさんいて、カフェで一緒に過ごすことが多いですね。以前は急性期病棟にエスプレッソメーカーがありましたが、鎮静剤と一緒に飲むのはあまりよくないので、病棟に置かなくなりました。それで時々カフェに行きます。一緒に過ごすときに大切なのは、病人としてではなく、人として接することだと思います。

次に、診察に同席。患者さんが一人ずつ入ってきて、看護師、エデュカトーレと一緒に情報を共有します。診察は、「どうだった?」みたいに話す感じですかね。そのあとは、広間に来たい人は集まり、リカバリーセッションなどいろいろなセッションに参加します。

森越　リカバリーセッションは、どのような内容ですか。

アドリアーナ　入院の前にどんなことがあったのか、今どんな気持ちかなど、いろんな話題が共有されます。進行役はリハビリテーターセラピストという新しい職種の人が務め、入院患者、ウッフェ、医師、看護師、エデュカトーレが参加します。もちろん、最初は知らない人同士なので、私は自分のことを話すようにしています。そのときに息子の経験が役立っていて、患者さんは、私が対等の立場で話している、この人はわかってくれていると感じたら、たくさんのことを話してくれます。わかり合えるというのがよい効果をうむのです。そして、この経験は、息子と接するときの私にも安心感をもたらしてくれます。息子にウッフェの仕事のことを話すと、「お母さんは自分のやりたいことをするといいよ」と受け入れてくれています。ウッフェの仕事はとても充実感を与えてくれて、患者が私をよくしてくれるのだ、と思っています。

森越　精神医療における家族の役割をどのようにお考えですか。

アドリアーナ　家族は、ウッフェ全体の三分の二くらいを占めています。たとえば、グループホームの宿直や、就労区域で一緒に働く家族もいます。急性期のご家庭に医療者と一緒に行くこともあります。行ってみると、家族がわけのわからない状態ですごく怖がっておびえている。そこで自分の経験を話すと、家族同士だからこそわかり合えて、それが助けになるようです。急性期は若い人が多くて、当然親も若い。私はもうすぐ七二歳になりますが、年長者のウッフェが危機を乗り越えた経験を話すと安心してくれるように思います。私と同じ思いを抱えている家族に、信頼と希望を与えられるように心がけています。

2　地域医療チーム

外来と往診

トレント精神保健局に入ると、ウッフェのマーラがあたたかな表情で迎えてくれた。朝の全体ミーティングまで少し時間があったので、バールに入り、コーヒーを飲む。接客してくれたのもウッフェの女性だ。

地域医療チームは、医師、看護師、教育福祉士、ウッフェ、ボランティアなど多職種でチームを組み、訪問や生活支援、就労支援など他部署との連携など行う。

トレント精神保健局内の精神保健センターの朝は、外来チーム、地域医療チーム、デイセンターほか、運営の各部署、ウッフェも参加する全体ミーティングで始まる。週に二回、火曜と木曜は病棟とセンターをつないでビデオミーティングが行われる。このミーティングで、その日必要な患者の情報と治療方針が確認される。患者は緊急度で分けられ、緊急度の高い順にその日の対応が決まっていく。訪問が必要かどうか、どのようなタイミングで誰が介入するか、この患者さんはウッフェのAさんを信頼しているから訪問に同行など、短時間でその日にやるべきことが決められ、さっと解散していっせいに業務が始まる。

二階に上がると、常勤の精神科医それぞれの部屋があり、診察は担当医のオフィスで行われる。医師は地域医療チームに所属して外来業務と受け持ち患者の往診や訪問診療を行う。外来は日本と同様に診察と処方が行われる。

日本と大きく異なるのは薬剤処方である。特に変わりがなければ電話で話をして処方を出すことができる。センターの電子カルテは薬局とつながっており、医師が処方箋を送り、患者は後で薬局に取りに行くという仕組みだ。何か必要があったらセンターに来て面接を行う。一日に四、五人、一時間に一人の予約を取る。午前中に外来は診察を行い、午後は往診に出ることが多い。

ここで女性精神科医のエレオノーラに話を聞いた。部屋は机とソファ、壁には子どもたちの写真。診察もここで行われる。彼女は以前デ・ステファニやウッフェとともに日本を訪れて、精神科病院を視察した経験がある。彼女は日本での経験を話しながらパソコンを開いて、診療録や処方のシステムを見せてくれた。

森越　オンラインで処方を書くのですか。

エレオノーラ　ええ。処方はオンラインで出せます。例えば、特に状態が悪くないときには、受診に来なくても、電話再診で処方箋を書きます。このコンピューターはその人のかかりつけの薬局とつながっていて患者はそこで薬をもらえます。もちろん特別な薬に関しては、直接ここに出向いて渡しています。

森越　便利なシステムですね。

エレオノーラ　例えば私の名前を入力して、同じ名前が五名出てきたとします。これはトレントに五名、私と同姓同名の人間がいるということで、生年月日、出生地、居住地などチェックすると該当する私の情報がわかります。そこに処方箋をオンラインで書いて手配します。

このシステムは、すべての診察記録が記されているのでプライバシー保護のためにアクセスは医者にしか許されていません。指定パスワードの入力が必要です。以前は紙に書いていたのですが、二〇一七年三月からこのシステムが導入されました。

森越　日本の精神科を視察したと伺っていますが、どんな印象を持ちましたか。

エレオノーラ　病棟はどこもきれいでしたけど、バザーリアの前はこんなだったのかな、とタイムカプセルに乗った感じでした。本当にびっくりしたのは「三分診療」。三分にせよ五分にせよ、私なんか今日午前から一三時までの間……そうそう一時間三〇分で三人しか診察していないし。日本ではダメな医者ですね。一日何人かといえば、私の場合は一人当たり三〇分という感じです。とはいえ、今日でいえば午前中はトータルで五名診察したのだけど、二名はほんのちょっとでOKで済む内容だったからすごく短く診察を終えて、あとの三人に大きく目安以上の時間を割いた。そうでなければ、通常は三〇分に一名くらいの感じ。時間をかける必要がある患者は分かっているので、そのように対処しています。あと、やはり予定外の出来事はあるもので、予約なしで待っている患者も時々います。

森越　医療費の負担はどの程度ですか？

エレオノーラ　イタリアでは、医療は公立機関が行っていますから大部分が無料で、払うとしても一ユーロ（一三〇円）とかそれくらいです。

トレントでは医師が往診する在宅診療が活発に行われていた。私は数件のエレオノーラの往診に同行させてもらった。その日の往診では看護師が一緒だったので、日常の様子を伺った。

森越　地域医療チームはどのように組まれますか。

看護師　センターの外来を初めて受診した場合、精神科医が診察して通院につなぎます。主治医の診察で安定している場合には、訪問はなく通院が続けられます。医師の診察だけでは治療が困難で、地域医療チームの介入が必要と判断した場合、精神科医から地域チームに対して「なかなか難しい状況だから地域医療チームの介入が必要」とオーダーが来るのです。こういった要請は常に精神科医から出されます。

森越　チームスタッフは決まっているのですか。

看護師　朝の全体ミーティングを見たと思いますが、私たち地域医療の職員はミーティングの中でスケジュールをチェックして、患者の状況に合わせて担当チームが決まり、治療に加わります。地域医療チームは精神科医と看護師、教育福祉士で編成され、しばしばウッフェが加わります。

初回訪問は医師と同行して患者の家に行き、その後は週一回から二回の訪問治療が続けられます。地域医療チームは、チームに自己決定権が大きく認められていて、毎日行く必要があるのか、週二回がよいのか、二週間に一回がよいのか決めることができます。もちろん責任も伴いますが。医師と同行するときもありますが、特殊な難しいケースでなければ看護師や教育福祉士が一人で行く時が多いです。患者の様子について医師に報告し、もし患者の様子があまり芳しくなければそのことも報告して、いわゆるつなぎの役目も果たしているわけです。特に患者が希望する場合は必ずウッフェと一緒です。各職員は一五名程度を担当していています。

今から訪問する患者についてエレオノーラが答えてくれた。

森越　今から訪問する患者さんは女性ですか？

エレオノーラ　ええ。会ったら怖そうな人と思うかもしれないけど、実は彼女も同じように他者が怖いと感じていて……。調子がよいときは、ほんとうにすごくよくて健康な人と変わりません。仕事は学校で用務員をしています。でも今は不安定な状態。今日もそうだけど、明らかに通常より精神的なバランスが乱れていて、振舞いが常軌を逸しているように見えてしまう。混乱気味で、強い怒りを抱えているという特徴があって、精神疾患的な感情の起伏がある。そして、本人が、再び入院するのではないかと、非常に心配して怖がっています。私たちは入院を防ぐために、毎日訪問しています。といっても私がいつも家に行くわけではなくて、緊急担当の医者が訪ねることもあります。

森越　前回の往診はいつですか？

エレオノーラ　四日前でした。一人で家に置いておくことがあまりに危険な場合は別だけど、そうでなければ方針として在宅診療にしています。たとえ状態がそんなに良くなくてもね。今日だって状態はそんなに良くないけど家にいるわけで。

森越　患者は一人暮らし？

エレオノーラ　ええ。でも彼女にとってはそのほうが良いの。職場でも、同僚や事務員と喧嘩したりして人間関係を壊してしまいそうな大変な状況だから。

森越　小学校の用務員ということでしたが、患者さんが就く職業として日本では珍しいです。

エレオノーラ　イタリアではよくあることです。なんというか、そこまで精神的に負担のかかる作業内容ではないし、また子どもたちや先生、その他の人々とコンタクトがある環境だからとてもよい職業だと思うわ。

家の前まで到着したが、やはり同行インタビューは患者から拒否された。エレオノーラは診察を終えると、家の中での様子を私に語ってくれた。

エレオノーラ　会えなくて残念でしたね。先ほど診察した患者の状態だと、おそらく日本では在宅での治療は難しいと判断するかもしれません。中に入ると、彼女は、私に大きなタマネギを差し出しながら、「靴を脱いでもらいたい」と話しました。私が「靴を脱ぐのにそのタマネギが関係ある？」と問うと、彼女は「タマネギよ！」と言って笑いました。

森越　食事は自分で作っていますか。

エレオノーラ　ええ。状態が良いときは、彼女はすごく美味しいケーキを作ってくれます。そんなときは、ほんとうに感じの良い人で、特に料理の腕はたいしたものです。

森越　ご家族は？

エレオノーラ　一緒には住んでいないけれど、姉が近くに住んでいます。

森越　近所の人との関係はどうですか？

エレオノーラ　彼女の症状が悪いときは近所の人はあまり快くは思っていないでしょう。以前はそんなに悪化しなかったのだけど、この三年ほどはたびたび悪化するようになったから、近所の人との関係は、やや悪化したといえるかな。とはいえそんなに悪いわけではなくて、近所の人が料理を差し入れしてくれるし、会ったときはおしゃべりもしている。ただ状態が良くないときは、彼女の相手をするのは大変な様子です。

森越　どんな症状で大変なのですか。

エレオノーラ　昔は典型的な統合失調症の症状でしたが、今は双極性障害のような行動をしています。躁状態では大声を張り上げ、鬱状態になったときは「ごめんなさい、ごめんなさい」と謝って、自分自身を情けなく感じている。今は病気で在宅治療中だけど、安定しているときは、学校の仕事は短いシフトで勤務しています。当初は六時間働いていたけれど、時間配分を考え直すようにお願いして、最近は四時間ということもあります。

森越　子どもがいる小学校での仕事は問題なくできていますか。

エレオノーラ　状態が悪いときに対応が難しくなるといっても許容範囲ですし、状態が良いときはほんとうに感じの良い人なのです。危険な行動はありません。

森越　休職はどのくらいの期間できますか？

エレオノーラ　どれくらい自宅療養ができるかということならば、三年で最大六カ月休めます。もちろんイタリアにも休職できる上限期間というものはあって、あまり欠勤すると仕事は辞めることになってしまう。病気療養だとそれなりに長い間休むことができます。

森越　良いときは外来に来てお薬もらって、電話で処方箋出してもらって安定してたんですね。

エレオノーラ　そうそう。状態が良いときは、センターに来て診察を受けていました。

森越　今回悪くなったのは、何か理由があったのでしょうか？

エレオノーラ　彼女自身ははっきりした正確なことを好む性質があって、その反動で、ちょっとした変化が日常に生じると、すごく感情がかき乱される状態になってしまう。最近の状態悪化の理由は正確なところが分からないのだけども、顕著な感情の起伏があって。仕事時間を減らすことで彼女はすごくほっとしていました。

森越　その人に合った勤務時間は大切ですね。

ほかにも地域医療チームに同行し、在宅へ伺った。

Ａさん六〇歳代女性、夫と六人の子どもと同居。元々は働き者で明るいイタリアのお母さんである。両親が南米に移住しその後帰国、統合失調症の診断を受けていた。服薬をしていれば安定しており、通院も二カ月に一度であった。三カ月前から服薬が滞り、調子を崩して夫がセンターに連絡。毎日往診を続けて一一日目になるという。

ソーニャ医師とリハビリセラピストのマリアと訪問すると、家族は仕事に出かけてＡさんは一人で家の中を歩き回っていた。視線も合わせずひとり言を続け、困惑した様子で会話も成立しない。糖尿病で食事制限されているにも関わらず、毎日五〇〇グラムの蜂蜜一瓶をヨーグルトに入れて食べてしまうので、身体管理はかかりつけ医と連携していた。

訪問スタッフは慣れた様子であいさつし、声をかける。診察という感じではなく、家族の話題を出して会話に誘ったりしながら睡眠や気分の確認をする。蜂蜜の瓶数や家の様子で変化がないかも確認、タイミングをみて服薬をすすめる。処方はリスパダール液、ロラゼパムなど日本でもよく使われる薬剤であった。

家族やかかりつけ医と連携を図りながら、状態が安定するまで地域医療チームが関わり、毎日、必要時には日に数度の往診、訪問を行う。デ・ステファニは、「回復」とは、「その人が自分に自信を持って生活することができて、住む場所を持ち、仕事を持ち、みんなとの関係性の中で、地域で過ごしていけること」、さらに「たとえ、幻聴が聞こえていたとしても、自分が主人公として自分の人生にいる、いわゆる一人の市民として人生の主人公である」とし、ゆえに「治療」は、地域の中で行わなくてはならないないと語った。その実践を垣間見た往診であった。

3　ＰＣＣ（治療共有プロセス）

ＰＣＣ（Percorsi di Cura Condivisi／治療共有プロセス）は、治療過程を利用者、スタッフ、家族、積極的な市民などで共有するためにファーレ・アッシエーメで開発されたツールである。二〇一三年の開始以来、二〇一七年年までの四年間に四〇〇人以上の利用者とその家族が利用しており、ファーレ・アッシエーメの重要な成果物の一つといえよう。

ＰＣＣの画期的な点は、情報共有とガランテの存在である。付録2のように、一人ひとりの治療目標が立てられ、そのプロセスが一冊のノートにまとめられており、利用者と家族はもとより、スタッフの誰でも一目で情報を共有できる。日本では、同じ人に関わりながら医療と福祉は行政的な管轄が異なり、しばしば情報共有が困難である。母子手帳のようなＰＣＣノートで、治療の目標、プロセスの一歩一歩を可視化できると、ネットワークも強化され、利用者も支援者も治療の士気が高まり、安心できると感じている。

具体的には、二四ページの冊子にまとめられており、現場ではこの冊子をテーブルに置いて会話している姿が見られた（※巻末の付録2を参照）。

ＰＣＣセンションの主体は患者にあり、患者の願望と評価にそって治療過程が組み立てられている。最初に、ＰＣＣプロジェクト開始から関わり、中心的なコーディネーターである臨床心理士のヴァレンティーナ・ザノンに話を伺った。

森越　あなたは、ＰＣＣに最初から関わっていますよね。

ヴァレンティーナ　ええ。二〇一三年末から主にＰＣＣ2に関わっています。

森越　なぜこの道に進むことになったのか、お話ししてもらえますか？　レンツォから「よし、ヴァレンティーナ任せたぞ」みたいな感じで任せたとお聞きしましたが。

ヴァレンティーナ　まあそんな感じ（笑）。きっかけは大学で心理学専攻修了後、保健局にインターン配属されたのが始まりでした。イタリアでは卒業後にどこかの機関で一年間インターンをするのが必須になっています。その際ファーレ・アッシエーメ（みんなでやろう）の精神性に基づき面接がありました。そこでレンツォ・デ・ステファニとも話し、さまざまなエリアで仕事に従事しつつ、ＰＣＣ2プロジェクトで一緒にいろいろ知恵を絞ることになったわけです。

すでにＰＣＣ１が利用されていて、私がここに来たときは改訂版とその活用方法を考える段階でした。つまりメソッドはもう完成していて、それを活用促進する段階だったわけです。

森越　臨床心理士の経験はＰＣＣ２にどのように役立っていますか？

ヴァレンティーナ　ＰＣＣ２とは別に、心理療法も実施しています。ＰＣＣ２との絡みでいえば、もちろん心理士としての視点は役に立っています。というのも、ＰＣＣ各グループ内部では、プロセス進行中に実にさまざまな出来事が起きますから、心理学的アプローチが助けになります。例えば、ＰＣＣ検証プロセスのような場でも、心理学的な視点から当事者の状態を考えることで、可能性を広げることができます。

病気を抱えた当事者は、ともすればネガティヴな側面に気持ちがずっと固定されてしまった心理状態になっています。ＰＣＣで行われる対話では、「ほら、あなたは去年の時点ではこうだったが、いま現在の状況で検証すれば、あなたはこんなことも、あんなことも達成している。つまり去年と今の状況は違うよね、という感じで、未来への展望につながる柔軟性が生み出されるのが特徴です。

森越　ＰＣＣの検証プロセスは、病気の症状だけではなく生活を含めた評価に患者さん自身が参加し、そこにガランテ（保証人）も付き添い、皆で情報を共有できるシステムになっています。このような実践的なアイデアとはどんなふうに生まれたのでしょうか？

ヴァレンティーナ　ＰＣＣプロジェクトはすべてトレントで生み出されたものですが、その源流はおそらく「リカバリー」「患者とエンパワーメント」「共有すること」というキーワードに集約されるでしょう。イギリスやスカンジナビア、その他多くの機関で活用されている概念ですね。

もしくは「当事者の手にリーダーシップを」「自らの人生にパワーを」といったものです。ＰＣはこのような思想と同じカテゴリーから誕生としたものだと思います。

花野（通訳）　知識の共有と対話という概念は欧州の伝統的なものだと思います。プラトンの「饗宴」とか、そんな伝統も想起されます。

ヴァレンティーナ　ええ確かに。実際二〇〇〇年前にすでに出ているテーマで、役立つように深く考察されているものなのに、人間は性懲りもなくずっと同じテーマで新しく古いものを書き続けているのでしょうね（笑）。対話に重きを置き、各自が持っている知識をそこに持ち寄り、みんなで共有していくこと。当事者が見つめているヴィジョンをしっかり受け止めながらフォローしていくことが大切です。当事者自身の人生へのケアですね。ともすれば専門職の人々はそれを押しつけてしまうことがありますから。「当事者が求めているものはこれだ」と自分たちが分かっていると思い込みがちです。そうではなく当事者に意見を尋ねることが大切です。「あなたにとって大切なのはどんなこと？」という感じに。ガランテのラウラ（後述）がＰＣＣ２のセッションでしていたように。

森越　ＰＣＣ２において、ウッフェが最も重要なガランテ役を務めることや、当事者自身が検証プロセスに加わることに対して、批判や反対の声は上がらなかったのですか？

ヴァレンティーナ　反対も多くありました。プロジェクト初期、二〇一三年から二〇一四年は特に大変でした。そのとき私の仕事はこのシステムを説明し導入することでしたが……。

森越　ＰＣＣ２のコンセプトを関係者に説明することが大変だったということですか。

ヴァレンティーナ　ええ、専門職の方々のほうが了解を得るのに大変でした。当事者の方々は非常に好意的に受け止めてくれました。統計からも明らかになっています。毎年、電話でＰＣＣ参加者にアンケートを取っています。九七パーセントの当事者から「ＰＣＣに参加することが気に入っている」という評価を得たんですよ。三パーセントが「興味はない」「参加しているけど意味がよく分からない」といった反応でした。

大部分が満足している理由として「当事者自身をケアする場に大きく保たれているから」ということでした。ＰＣＣの最初のセッションで当事者は一時間、ガランテと話します。かつて当事者であったガランテと話すことは大きな安堵になるようで、医師が二〇年かけてやっと聞き出せるようなことを、ガランテはその一時間の対話で引き出すことも可能ですし、実際にそのようなことが起きています。

残念なことですが、私たちは、当事者の不安や緊張に気付かないふりをしてやり過ごすことができてしまうものです。しかし現実は異なります。助けを求めてやって来る当事者たちの多くは悲しいことに、精神科医の前に来ると臆病な心持ちになってしまいます。自分たちは社会的な地位も、教養も低いし……という感じで。そんな気持ちの状態だと自分が感じたことをありのまま全部話すことが怖くなります。医師から容態が芳しくないと評価されるのではないか、そうすると薬の処方量が増えるのではないか……と。一見友好的な関係を築けているように見えても、実のところは難しいものです。

森越　そうですね。どんなに気をつけても立場の上下が生じますし、何を言っても聞いてもらえる、という信頼関係を作ることは、なかなか難しいことですね。

ヴァレンティーナ　ええ、安心して自分の意見が言えることはたいへん難しいことだと思います。

ＰＣＣのチーム内でよく起こることですが、最初のガランテとの出会いが終わった後、当事者がとてもリラックスして、その後に設定されるチームを交えたミーティングに臨むことができるようになります。医師やその他の専門職、家族や知人も加わって、丸テーブルを囲んで行う対話のセッションですね。よりリラックスして、より長い時間、話し合いの場にいられるようになりますし、他の治療で医師と一対一で話すときにも、関係性がより和やかになることが分かっています。すすんでお互いに働きかけるような、とても和やかな雰囲気です。特に若い世代の精神科医は「先生」と呼ばせずに、友人のように名前で呼ぶよう促します。ヴァレンティーナとか、エレオノーラとか。これだけでもずいぶんと違いがでてくるように思います。

森越　一日はどのような流れでしょう。センターの職員は確か八時三〇分にセンターに来ますよね。例えば正午までＰＣＣ２の業務とか、そんな感じですか。

ヴァレンティーナ　うーん、何というか（笑）。業務はとてもフレキシブルというか、当事者のように用事が時間時間で決まっているというわけではありません。特にＰＣＣは異なる多くのパーツで構成されているという性質がありまして、まず「運営」という大きな業務ブロックがあります。データ管理、状況を見て、予約を入れ、カルテの更新……。当事者、その家族などの関わる全員に電話をしてこれらの業務を進めていきます。これらはけっこう手間のかかる、機械化できない作業だと思います。ＰＣＣ２の三〇〇チームには三〇〇の予約調整が発生しますし、五〇の新しいチームが結成されれば一〇〇の予約調整が発生します。新しいチームにはそれだけ調整や会合が多いからです。

今挙げた事柄は、ＰＣＣ２の業務の一部分で、私や同僚が手分けして行います。そしてプロジェクトのプロモーション作業もあります。活動に興味を持ってくれるように生き生きした会合の雰囲気を保つこと、そして専門職からの協力を勝ち取ることですね。当事者に会合に参加してもらうのは比較的容易ですが、専門職にその重要性を分かってもらうのはそこまで簡単ではないときがあります。保健局の各エリアに出向いて、プロジェクトのプレゼンをしに出かけることもあります。

森越　ＰＣＣ２を受ける当事者はどのように選定されるのでしょうか？

ヴァレンティーナ　かつてのＰＣＣ１時代は、いわゆる手間のかかる重篤な問題を抱えた当事者に対してＰＣＣメソッドが適用されていました。ＰＣＣ２はそうではなくて、誰でも参加することが可能です。私としてはこのメソッドがごく当たり前に行われるようなものになればいいなと思います。決して悪いことにはなりませんから。何の効果もないという人もいるかもしれませんが、少なくとも悪いことにはなりません。

森越　当事者の全員がＰＣＣ２に参加しているわけではありませんね。

ヴァレンティーナ　そうですね。人材資源という問題がその原因です。ＰＣＣは大変な労力がかかります。特にガランテは自発的な形で募集していて、ガランテを担当するウッフェは八名しかいないのです。その上、ガランテに適したウッフェはすぐに見つかるわけではありません。ウッフェガランテには特に必要とされる資質があり、それはすぐに見えてくるという類のものではありません。また担当できるＰＣＣの数もガランテ各々で異なるのでそれも壁になっています。一〇〇以上のチームを担当するウッフェガランテもいれば、六〇のチームを担当するウッフェガランテもいます。ですから患者二〇〇〇名全員にＰＣＣをオファーすることは難しいのです。

森越　ガランテとなるウッフェはどのように選出されるのでしょう？　ラウラ、アンドレア、レナートといった、確かにガランテとして適したウッフェが選ばれていますね。

ヴァレンティーナ　まずその人の人柄に関してはいろんなところから情報が入ります。そしてガランテたちが話し合って、「ＰＣＣ運営のために新しいガランテが必要だ。そういえばあのウッフェはガランテに向いていると思うのだけど声を掛けてみようか」というような話になったら、私のところにその旨を伝えに来て、面接します。ガランテ八名、私、その新しいガランテ候補者というメンバーで会って話します。それで面接をして、その後の判断はガランテたちに任せます。候補者がガランテという任務をやってみたい、気に入った、となったら、新しいガランテの誕生です。気に入ってくれるということが大切です。楽しさというものは何より大切なものだと考えています。

森越　楽しさは何においても大切な要素ですね。

ヴァレンティーナ　苦しみにベースをおく姿勢より、ずっと回復に近づきますね。

森越　昨日、総合病院の急性期病棟を訪れたのですが、水曜のリカバリークラブでドナテッラとマヌエーラ、二人のウッフェがＰＣＣ２のことを患者に紹介していて、とても興味深く思いました。患者さんがウッフェメンバーからＰＣＣ２治療を紹介され、耳を傾けている。それでその患者さんはＰＣＣのことを知り、退院後にセンターに来て、この部屋に足を運んで、ＰＣＣを希望するのだろうと、そんな流れがみえるようでした。

ヴァレンティーナ　そういったことこそ私が願っていることです。ＰＣＣは、理想的には総合病院の急性期病棟に一時的に入院したとき、つまりクライシスを発症し、特にそれが初めてのクライシスであったときこそ、治療のベースとなるべき方法だと私は思うのです。患者が少し落ち着いたら遅滞なくＰＣＣを用いた治療が導入されるべきだと思います。急性期病棟所属の担当職員一名、担当精神科医一名、家族メンバー、そしてガランテで、チームが構成できます。

入院の大切な目標の一つである、退院後の安定した生活の最初の共同作業としてＰＣＣを行うことは実りの多いものとなります。入院経験は多くの患者にとってトラウマ的なものとして残ることも多いのですが、退院という出口を示すことで、希望が生まれ、治療の理想的なタイミングともなるのです。

森越　まさしくＰＣＣの名前のとおり、治癒へと向かうプロセス（Percorso di Cura）がそこから構成されていくわけですね。

ヴァレンティーナ　ファーレ・アッシエーメ的には、「よし、一緒にやろう」という感じですが、何か異変が起きたときに臨機応変に対処しなくてはならず、プロジェクトをストップする必要があったり、いろいろせめぎ合いがあります。入院の数日前にでもセンターに来てもらうことができればエスカレーションを回避できるのですが……。ただ人的資源やシステムの問題もあり、そう簡単に緊急時のＰＣＣ対応が実現するわけではありません。また、医師の全員がＰＣＣの効果を強く信じているわけではなく、個人で程度差もありますし。

森越　ＰＣＣ自体は、治療効果が見込まれる、とても優れた心理的アプローチだと思います。

ヴァレンティーナ　ええ。感情的、集合的な体験を提供し、別の方法で表現すること、保健サービスとの協働をもたらしますから、この時点で非常にセラピー的な経験だといえるでしょう。医療に対する抵抗感も減らすと思います。

もし私が救急外来に運ばれたとして、医師による一〇分くらいの診察の後は薬、薬……という感じだったなら、もういやだと思うでしょう。ＰＣＣでは、私たちはお菓子を食べながら、円卓に座って、エレオノーラ医師とか、医療専門職の人とか、あなたたちも体験したように、まあいろんな人とおしゃべりをするわけで。そうするとお互いに、この人たちは話の通じる、対話できる人たちだ、同じ人間なんだということが分かってきます。コミュニケーションの集合的体験です。ゆえに私たちは、ＰＣＣは医療的、セラピー的なメソッドであると定義するより、何よりも人間関係のメソッドであり続けて欲しいと思っています。

森越　ところで、ＰＣＣ記述欄に「今後に叶えたい秘かな夢はありますか？」とありますが、ヴァレンティーナ自身はどうでしょう？

ヴァレンティーナ　仕事上のプロジェクトに関しての夢は、ＰＣＣが特殊なものではなく、すべての現場で行われる標準的メソッドになることですね。これは資源の節約という観点からも大きな意味のあることだと思います。従来型の医療メソッド的な視点では、しばしばＰＣＣが労力の無駄使いと見なされることもありますが、そうではありません。それは長期的視点が欠けた見方です。この方法は個々の能力を最大限に引き出します。やがて当事者は、その家族も含め、自立して、自ら外部に働きかけることが可能になるので、結局のところ保健システムに頼ることが減少します。つまり、このメソッドが良い形で適用されれば、財政的にも持続可能になります。

森越　ＰＣＣの共同作業で、関係性を再構築し、目標を達成し、自信を取り戻していく過程を目に見えるかたちで確認できることが素晴らしいと思います。

最後に、日本の読者にメッセージをお願いできますか？　PCC2のことを誰よりよく知っているヴァレンティーナからの言葉は読者の心に響くと思います。

ヴァレンティーナ　可能性を強く信じて進むこと。病気がもたらす表面的な症状だけではなく、隠れている資質を探して見つめること。精神を広げるというか、創造性というか、職員の立場でいえば、周囲の同僚を信じること。こういうことをやろう、と持ちかけると怖がる同僚もいます。ここトレントでも、当事者と立場を同じにしたら自分たちの専門性が侵害されるのではないか、という専門職の不安も理解できます。でもそんなことは決してありません。対等な立場の人間関係は可能性を必ずもたらしてくれます。治療効果が毀損されることはありません。美しいものが生まれることを強く信じて挑戦し、受け止める姿勢を持つこと。私たちがケアしている当事者の心の中には美しいヴィジョンが隠れているものです。みんなで歓迎し、分かち合うだけの素晴らしい価値があります。それが治療となり、また見ている側にとってもセラピーとなり得ます。

日本で良い治療が根付くよう、みなさんの頑張りを心から願っています。

次に、ヴァレンティーナとの対話の中でも登場したウッフェガランテを紹介する。ラウラとアンドレアである。最初に紹介するラウラはパドヴァ大学薬学部で学んでいるときに、うつ病を発症。トレントの精神保健センターにて治療を受けたという背景を持つ。

森越　ラウラはウッフェ、そしてガランテとして働いていますが、若い世代のウッフェということてもとても興味深いです。どのようにしてウッフェやガランテのポストを得たのでしょう？

ラウラ　きっかけは、私を担当していた精神科医からの打診でした。センターに通い出して一年ほど経ったときでした。まずは現場に同席してウッフェの役割がどんな感じか様子を見たらいいんじゃない、という感じで。なにもあせってウッフェになる必要はないから、って。実は私はアコリエンテ（世話係）養成コースに参加していたんですね。アコリエンテってご存じですか？

森越　はい、家事や生活の支援をする仕事ですね。でも養成コースのようなものがあるのは知りませんでした。

ラウラ　二週間くらいのコースで午前中に開催されています。現場インターンもあって、精神保健センターに通う当事者に付きます。私は当事者の家を訪問して、食事を作ったり、家の中を綺麗にしたり……家事を手伝うことをやりました。そしてアコリエンテとして登録されることになりました。ちょうどそのころはフロントオフィスの人員が少なくて、アコリエンテではなくて、フロントオフィス担当のウッフェとして働かないかという話になって。それでウッフェになったといういきさつがあります。何というかそんな偶然から、私のウッフェとしての仕事が始まったのです。

森越　それは興味深いですね。アコリエンテの養成コースですが、それは実地研修がメインで構成されているのでしょうか？　それとも授業のようなものでしょうか？

ラウラ　私が受講したとき、イタリア人はわずか四名でした。あとはいわゆる難民で亡命を希望する方たちでした。それでまずは授業があります。精神保健センターの仕組みや関連施設の説明「カーサ・デル・ソーレ」とか、薬物依存症、アルコール依存症の部署とか……。センターに通う当事者がどんな症状に苦しんでいるのかを包括的に理解するのに役立ちました。

森越　講師は精神保健センターの職員など？

ラウラ　ええ。センター職員、医師など、やはり取り扱うのは精神疾患がメインですから、どのような症状が主にあるのかを授業で学びます。もちろん専門職のようなすごく高度な内容ではないけれど。相互セルフヘルプの家で講座がありました。「ラ・パンキーナ」の建物です。それで私は、まずは仕事を覚えるためにウッフェの先輩と一緒にフロントオフィスの午前シフトに入りました。そうやっていろいろやり方を学んだわけです。

森越　ガランテはどのようにしてなったのですか。

ラウラ　ガランテの話があったのはそれからしばらく時間が経ってからです。やはりガランテの役割ですから、私の人となりをセンターもよく知る必要があったと思いますし。ウッフェになって以降、私は啓蒙活動にも参加するようになっていました。フォッジャやクレモナ、グッビオで開催されたイベントに参加しました。

森越　啓蒙活動というと、自らの病の経験を学校とかで話す活動ですかね？

ラウラ　私が参加したのは、グッビオでは「再発見される言葉たち（トレントで毎年開催される全国大会）」（後述）のような大会イベント。クレモナではＰＣＣについて、フォッジャではウッフェとして働いた経験を話しました。センターの職員たちも一緒です。ご存じかと思いますが、デ・ステファニはそのようなイベントのときはいつもウッフェを同行させて経験を直に話させるようにしているので。

そして去年の夏、「ガランテにならないか」とチームからオファーがありました。ＰＣＣ２でケアを受ける当事者の数は増加する一方で、ガランテの数が不足気味であったことも背景としてあると思います。ヴァレンティーナがＰＣＣの事務局を担っているわけですが、適している者を前から探していました。そんなわけで二時間のミーティングに呼ばれることになり、そこにはデ・ステファニやロベルト・クーニ、ＰＣＣ担当職員なども参加していて、いろいろと内容を教えてくれました。そして実地研修も行いました。つまり先輩のガランテに同行して実際のセッションに見学参加するわけです。五、六回そのような研修を行った後、私自身が正式なガランテとなって仕事をスタートしました。

森越　ガランテとして働くのは難しいというか、大変ですか？

ラウラ　実のところ、ＰＣＣの最初ミーティングでは当事者とガランテが二人だけで話しますが、いつもうまくいくし、とても楽なんですよ。当事者同士ですからすぐに打ち解けます。しかし、それ以降のチームが結成されてからの会合セッションは他の参加者全員と均衡を保つことが課題となりますね。特に家族が同席してのミーティングは大変で、当事者が窒息するといいますか、緊張状態になることが多いので。そのときは当事者と家族メンバーの対話の可能性を大切にして、バランスを取ることに気を遣います。

森越　数日前、ラウラがガランテをしていたアルベルトさんのＰＣＣ２セッションを見学しました。現在どれくらいの件数のＰＣＣ２のガランテを担当していますか？

ラウラ　まだ少ないですよ。全部で一五くらいです。ウッフェのレナートはご存知ですか。二〇一六年、レナートは一〇〇件以上のＰＣＣを担当しました。

森越　それはびっくりです。

ラウラ　だから一日に五つも六つもセッションがあれば、それは多いっていえるかなと思います。先ほどのアルベルトですが、姉との折り合いが悪いというか、わだかまりがあって。あの日のPCC2の参加者は私とアルベルト、精神科医、そしてアルベルトの姉。もう一人姉がいるのですがその姉は欠席で、彼は仕事の絡んだその姉との共同生活に問題を抱えていて、そのストレスが原因でときおりは体調が悪くなっていました。もう一人の姉は間に入って彼らの関係をなだめようとしているような状態でした。

森越　ラウラも状態が芳しくないときがありましたよね。

ラウラ　ええ、実は私自身もPCC治療をやっているんですよ、当事者としてね。PCC2では検証セッション（アセスメント）を毎年行います。各メンバーに設定された目標がどれくらい達成されたか、みんなで集まって話し合うセッションです。今年の四月一二日に第二回目の検証セッションが予定されていて、まだ進行中です。私は当事者としてPCC2の治療を受けていて、その一方でガランテとして他の当事者のPCC2をケアして見守っているというわけです。そんな感じで私とPCC2との関わりは続いています。私自身の担当の精神科医とも定期的に会って診てもらっています。

森越　PCCは良い効果がありますか。

ラウラ　ええ、私にとっては、とても良いメソッドだと感じています。そうそう、ウッフェのミケーレが私のガランテだったんですよ。ガランテとの話し合いの場は、本当に素晴らしい体験でした。なぜなら、それまで私は自分の病状を家族以外の誰にも打ち明けたことがなかったから。だから……それは私にとって救済というか、啓示のような意味がありました。

森越　ラウラさんが抱えていた問題とは何だったのですか？

ラウラ　私は……そうですね、私の場合はルームシェアしていた人と深刻な問題が生じたのが発端でした。パドヴァで大学の薬学部に通っていた時期です。その女性も同じ大学に通っていたのですが、彼女は大学を辞める話になって。でも、辞めないで大学で仕事を見つけたとのことで、彼女は仕事をしつつ、勉強もしつつという感じになっていました。共同生活していたアパートで、彼女と私は全く意見が合わなくて。これは私にとって大きな問題になりました。そのうち、それまで一緒に授業を受けていた友人たちが、私と距離を置いて座ったり……。そういった出来事が続き、私はすっかり人間不信になってしまいました。私はトレントに戻りました。誰も信用できず一人で引きこもり、うつ症状に陥りました。

パドヴァにももう戻りたくないと思いました。全部の試験を履修していないので、私は大学をまだ修了していないし、戻らなくてはいけなかったけれど、精神的なブロックがあったわけです。あんなことがあって、自分にとってパドヴァは本当に嫌な街になってしまっていて、「大学に戻らなきゃ」という考えは大きな不安をかき立てました。しかし今は違います。残っている試験を履修するための勉強を再開していますし、パドヴァに戻る準備もできました。落ち着いたわけです。本当に素晴らしい変化だと感じています。

森越　治療をしながら、並行してウッフェの活動も行ったのですね。

ラウラ　ええ……つまり私は診断を受け、薬を処方され、やがて自分自身のバランスを取り戻すことができたわけです。もちろん当初はいったい自分に何が起きているのか把握するのは難しいことでしたけれど。

森越　ウッフェとして働いて、どのような良い面や悪い面がありましたか？

ラウラ　最初はなかなか大変でした。というのも、自分自身がオープンな心を持っていたとしても、ここに来る人々はとても話したい、話を聞いてほしいと強く思っているわけです。時には感情的になって泣き出したり、それでハグしてあげたりする必要も出てきたり……なのでしばしばtoo muchといいますか、そんなに抱えきれない、というような気持ちになったりします。

森越　傾聴するのもエネルギーを消費しますよね。

ラウラ　家に帰ってもそのことが頭から離れなかったり、翌日もひきずってずっと考えていることがあります。そのうち自分の中で区切りをつけることを学びます。精神保健センターで働いているときは聴く、集中する。そして帰宅したときはスイッチをオフにする。さもなければ満足のいく仕事ができなくなると思います。あまりにも自分自身を巻き込みすぎてしまうと。

森越　あなた自身も強くなったということでしょうね。

ラウラ　そうだと思います。でも最初はうまくできませんでした。やりながら自分のスタンスを学ぶわけです。当事者が話す内容を聴いていると、自分も当事者だったわけですから似たような感覚が涌きおこって、入り込んでしまうことがあります。そして最後には自分まで状態が悪くなってしまう……。でも、ウッフェというものは、フロントオフィスにせよ、ガランテにせよ、そのような瞬間にしっかりと当事者のそばにいることができる能力が求められるのだと思います。そして仕事が終わって帰宅したときは、気持ちを切り替えることが大切です、綺麗さっぱりでなくとも。

ウッフェとして働いてよかったことは、フロントオフィスの仕事をしていたときのことだけど、すぐに人と仲良くなれたことかな。人と関わるこの仕事が、とても気に入っています。実のところ、ほかのウッフェも同じようにそんな優しさや楽しさを感じているのかもしれません。というのも、患者たちは分かっています、「この人も、かつて病気で苦しんでいたんだな」って。そんな背景があると、打ち解けやすくなりますから。

森越　イタリアの精神保健ケアについてはどのように思いますか？

ラウラ　私はここトレントしか知らないから、他の都市との比較はできないけれど、もし精神保健ケアで大切な点があるとすれば、薬だけでは確実に不十分だろうということです。実際のところ薬はとても助けになります、特に初期段階ではね。私が病気だったときも薬はとても助けになりました。最初に処方された抗うつ剤はすごく自分に合わなくて、それでも二カ月くらいは服用を継続してみたのですが、医者も「おかしいな、普通はこの薬で効果が出てくるはずだけど」という感じで。私は「もう無理です。何が原因かは分かりませんが合わないです」と訴えて薬を変えてもらいました。新しい薬はすぐに良い効果がありました。だから薬は役に立ちます、けれども十分というわけではありません。

森越　人間的な関係性が必要ということですか？

ラウラ　薬と人間関係で比べれば、長期で効果があるのは人間関係だと思います。薬では対処できない症状だってありますから。実際のところ、病状が悪いときに当事者を苛むのは孤独感なのです。自分は他の人と変わっている、自分だけにこんなひどい出来事が起きていると感じています。自分は変だ、と思えば、他者から距離を取るようになります。

森越　そのようなときに、同じような障害を抱えた人とコミュニケーションすることができれば助かりますね。

ラウラ　そうですね。お互い分かり合えますから。けれども同じような症状を抱えた人たちのみの交流に限定しないことが大切だと思います。病気のない人とともに生活する世界に戻るという方向性。そうしないと結局は隔離されたグループが形成されます。病気でない人と患者で分けられる世界です。それは良くありません。デ・ステファニ医師は健常者と疾患者を近づけ、巻き込む活動を精力的に推進しているのが分かります。だからトレントのケアはとても良いと思います。最も重要なことを実施していると思います。

森越　ラウラの夢は？　将来ひそかになりたいと思っている自分像とか、未来のプロジェクトとかそんなものはありますか？

ラウラ　もちろんあります。発症したとき大学の勉強をあきらめようと思いました。あの場所に戻るのは精神的重荷でしたから。私は普通科高校を修了していて、イタリアと日本は教育が異なるのだろうけど、普通科高校を修了したのに大学に行かないなら就職はムリみたいな感じがある。家で両親に、もう無理だから大学辞める、と話したこともあります。担当の精神科医にもその旨を伝えると、その女医は「もちろん選択はあなたの自由。でも本当に戻りたくないの？」と。私は「戻るのは気持ち的に重荷だし、もう勉強に喜びも感じないし」と答えました。すると「私の意見を率直に言えば、勉強を好きかどうかなんて知ったこっちゃないのよね。だからさ、悪いこと言わないから、やりなよ」って（笑）。確かになかなか思い切った意見をいう女医かもね。でも私は勉強を再開することにしました。もちろん最初は簡単ではなかったけれど。試験も受けて、結果はとても良かった。だから夢は大学を卒業することかな。

森越　その後は？

ラウラ　その後ね（笑）。前から考えていた未来の夢は妹と薬局を開くことかな。妹も同学部で学んでいます。かつて私が発症したとき妹も一緒にいたんだけど、妹も同じように精神を病んでしまった。それで妹はしばらく苦しんだ後、もう限界ということで大学での学問をあきらめました。妹にとってショックだったと思います。一緒に勉強しよう、とお互い話し合っていたのですから。いま妹は別の仕事を見つけていて満足していて、私もそれならば何より、と。

森越　日本の読者や当事者の方にメッセージをお願いできますか？　ご存じかと思いますが日本人は働き過ぎて精神を病むことがよくあります。社会に存在する暗黙の了解というか、見えないルールもあり、それもプレッシャーになっています。

ラウラ　メッセージがあるとすれば、「精神を病むことを恥だと思わないで」ということでしょうか。誰も自ら進んで病気になるわけではないのですから。病気に向き合い、何とかしようとしている時点で、とても勇気のある行動をしているのです。最初のころ、私は他者との接触を避け一人でいました。病気が恥ずかしかったんです。精神保健センターに通っていることも恥ずかしかったから、なんとかして行かないようにできないだろうか、と考えていました。でもセンターで働くようになってからは、自ら進んで足を運んでいます。そう、そんな感じで物事は進んでいくわけです。病気ときちんと向き合うと必ず治るのだと思います。全快するケースも、そうでない場合もあるでしょうが、必ず新しい人生の扉が開きます。だから恥だなんて思わないことです。

ウッフェガランテ二人目は、アンドレアだ。彼は、クライシスを数回経験しながら弁護士の仕事も続けている。

森越　あなたは、ウッフェでありガランテですが、ますはウッフェになったきっかけを教えてください。

アンドレア　もうすぐ五九歳ですが、発症は二三歳のときでした。最初のひどいうつ状態のとき、医者はうつ病と診断し、五〇歳のときに現在の病名の双極性障害という診断がつくまで、うつに対する薬しか処方してもらえませんでした。双極性障害は、うつと躁を繰り返すものなので、薬は躁状態には効かなかったのです。間違った診断だったと思いますが幸運でもありました。というのも、その医者は、うつに対してはほんとうによい薬を処方してくれて、ぶり返しがあってもなんとか人生を送ってこれたからです。その後、強度の躁状態になりましたが、それが普通の自分だと思っていたのでそのエネルギーを活動に使いました。

ある意味私は、社会的に成功した男といえるかもしれません。弁護士資格も手に入れたし、実業家にもなりました。躁状態こそが私の通常の状態だという認識で成功したから、人生がおかしくなったとは思っていません。しかし五〇歳になったときに、治療を中断して非常に強度のうつ状態になって、薬を使っても改善せず、一年半その状況が続きました。その後、今度は異常な躁状態になり、周りに迷惑をかけるような面倒臭いことをやってしまいました。一四年間連れ添っている妻はそのことをよく知っています。そこで、そのときまでの私の人生は破壊されたと思っていています。それまで私立の精神科病院に通院していたが、改善しないので精神保健センターに足を運び、ようやくそこで双極性障害という診断を受けたのです。受診して、公立の精神医療のほうが素晴らしいということにここで初めて気づきました。私は、そのとき自分の人生というか尊厳、自信も失っているような状態だった。こうして今は回復し、ウッフェとして働いていますが、センターの何がよかったのかというと医療行為としての治療だけでなく、社会に復帰するための社会的な治療もしてくれたことです。

森越　大変な道のりだったと想像します。現在はガランテで活躍しておられますが、そのいきさつを教えてください。

アンドレア　自信を取り戻せたのは、ファーレ・アッシエーメの活動から誕生したＰＣＣの活動をはじめたからです。ある朝、私は精神保健センター内の掲示板に貼られたＰＣＣ２の告知を何気なく眺めていました。少し前から、私は無料法律相談を当事者や家族に対して行っていて、それがとてもやりがいがあり満足のいく経験でしたから、さらにボランティアとして関われるようなイベントを探していました。しかし、そのときはそれ以上調べたりしませんでした。というのも、ＰＣＣという言葉は保健センター職員の担当領域であるように思えたし、「共有」という言葉は該当当事者のみを対象にしているように思えたからです。

数日後、私のボランティア志望を聞きつけたウッフェのレナートが、「ＰＣＣ２にガランテ（保証人）として参加しないか」と誘ってきました。「私が担当しているＰＣＣ２セッションにまずは同席してみてくれ、細かい説明はそれからだ」と。その日のうちに、心理士のヴァレンティーナからも誘いがあり、彼女は詳しい情報を教えてくれ、試しに参加できるＰＣＣ２を手配してくれました。

二つのセッションに参加した結果は非常に手応えのあるもので、大きく心躍りました。ＰＣ２は、治療メソッドというよりは、もっとなにか人間的な経験を参加者に与えるものだったのです。そして、ガランテが不足しているという事情もあったので、自分自身の経験不足は了解しつつも数日のうちに私は現場に入りました。そして一年目は六〇のセッションを担当することになりました。

ＰＣＣ２の本質は、当事者が精神科医、保健センター職員、家族らから構成されるチームと出会い、そこで分かち合う場を形成することにあります。その枠組みはセッション前段階からセッティングされますが、ここにガランテの真骨頂があります。つまり枠組みを決定づける役割を担っているからです。そして、ガランテは、精神保健センターの他セクションの中で、ともすれば認識がおろそかになりがちな要素をまとめ、チームで正しく豊かなかたちをつくり上げていく。お互いに知り合っていくプロセスを、当事者とチーム双方で偏見なく、共感力をもって展開していくのです。

チームによる会合セッションでは、当事者のことをすでに知っている職員や家族たちもいます。そこでは各々の考えや、配慮が行き届いた視点が反映されます。セッションで保障されていることは、全人格的な意味合いにおいて、当事者を中心に据え、当事者がいったい何を望んでいるのかという点に細心の注意を払うということです。ＰＣＣ２のメソッドと実践に関しては、あのバザーリア医師もきっと満足してくれると思います。人間性を尊重した枠組みの中、深い部分をお互い発見し、関係を構築する。専門職と患者という関係ではなく、人間同士としてつながることができる場なのです。

森越　双極性障害のある方には、責任感が強い人が多く、責任が大きいことが再発のきっかけにならないでしょうか。

アンドレア　調子が悪くなったら活動をストップできることになっています。確かに気を付けないといけませんが、この四年間特に激しい症状なく過ごしています。センターで心理教育を八カ月間みっちり受けたことが良かったと思います。心理教育は、心理士とエデュカトーレ、精神科医が行い、病気とは何か、薬とは何かの説明を受けます。それを終えると、リカバリー回復プログラムがあり、同じような症状を抱える一〇人ぐらいのグループで五回くらいのセッションに参加し、自分の病気のこともそこで説明しました。ファシリテーター（促進役）としての参加でしたが、自分の実業家としての経験も生きたように思います。ファシリテーターとして関わるには、薬や病状のことをよく知っていないといけませんが、それには心理教育が非常に役立ちました。ともかく、相手を助けることに関われたことが自分を治してくれたように思います。

まず、医療的な治癒が最初にあります。薬を飲んで症状がなくなる。確かにそれも治癒の一つですが、それで自分の人生ができるわけではなくて、やはりその次にくるのが社会的な治癒です。社会的な治癒とは、いろんな人と一緒に関係をつくっていけるということです。それができてはじめて本当の意味で治ったといえるのではないでしょうか。六〇歳近くになって、新しい責任のあるガランテという仕事に挑戦できる。なんて素晴らしいことでしょう。

森越　ＰＣＣの利用者と接するとき、心がけていることがありますか。

アンドレア　ＰＣＣの利用者は、ガランテと接するとき、病状で判断されないのでなんでも話して構いません。完全な自由が与えられていますが、特徴的なのがあるとすれば、どんなふうにしたいかという欲求、夢や希望を話してもらい、それを共有するかたちになっている点です。つまり、利用者とガランテの間に、共感し合えるものが生まれることが非常に大きな特徴なのです。状況によって利用者を受けとめることは、何よりガランテが病状の体験者、ＰＣＣの元利用者ですからたやすいです。共感性というのが生まれやすいものになっていると思います。

私も病状の中を生きてきました。当事者の気持ちがよく分かるし、それゆえに当事者も安心するのだと思います。専門職の人の言葉ですが、「自分は病気の体験をしていないので、病状のことを話されても映画を観ている感じ」と言っていました。私たちはその映画の中を生きてきたので、利用者の話を聞くと、ともに映画の中を生きている感覚です。そういったリアルな意味で、利用者の中に入ることができるのです。

ガランテは、自らが経験してきているからこそ当事者が感じる繊細な部分、非常に繊細で注意しないといけないポイントが分かると思います。たとえば就労、居住の問題や悩みが語られるとき、当事者は、どんな不安を抱え、どんな気持ちになっているのか、そもそもその話題が切り出されること自体でどんな気持ちになっているかがわかります。ですから、非常に繊細な瞬間のときにも対応できるのだと思います。

森越　専門職との違いを感じますか。

アンドレア　繰り返しになりますが、専門職の人は、自分が担当の部分しか分からないというか、二階からものを眺めている感じではないでしょうか。経験で役立っている例を挙げますと、警報器みたいなものの共感です。たとえば、前兆症状が不眠でそれがだんだんとクライシス（危機）に移っていきますが、クライシスの前段階、その前兆症状を私もいろいろと経験していますから、利用者とともにその前兆症状を理解する役割があると思います。

利用者との初回面談では、ガランテと利用者の信頼関係ができたかどうかがポイントです。と言っても、われわれの関係がすべてではないので、二回目のミーティングではさまざまな専門職や関係者が集まります。それぞれが専門知識を生かして、さまざまな角度から話し合います。みんないっしょに知識を共有し合い、治療に向けて動くなかでそれぞれのスタンスが明らかになっていきます。利用者が自由に安心して話すという前提がなければ、治療共有プロセスは意味がないので、一回目は治療への信頼と希望、それができたら二回目の全体ミーティングの二段階が必要なのです。

森越　ＰＰＣの中でもそうですが、ファーレ・アッシエーメでは、リカバリー（回復）という言葉がたくさん使われていますね。この言葉が持つ意味を詳しく教えてもらえますか。

アンドレア　リカバリーという言葉はこれまで医学的、治療的な回復についてたくさん話されてきましたが、私は社会的な意味の文脈でお答えします。私は、リカバリーとは社会的な意味の回復だと考えています。私の場合、双極性感情障害とともに生活する、そういう生活を自分が引き受けたということです。もちろん自分の症状をすべて理解できるわけではありませんが、本当の症状というものは、インターネットを見ただけでは分からないし、本の中には書いていません。症状を受け入れるためには当然知識が必要ですから、みんなで学んでいこうというわけです。

森越　同じ症状を抱えた人が集まるリカバリーグループがありますね。

アンドレア　ええ、具体的にはリカバリーの中でもテーマ別に分かれていて、各グループ当事者八名から九名の参加で話し合いが行われます。職員も入りますけれども、何より実際に経験をした当事者が話をして共有していくことがとても大切です。

双極性感情障害の他にも、違うテーマのファーレ（FARe）にも参加しました。例えば問題解決グループですが、問題解決に結びつくことをしなくてはなかなか前に進めませんし、これはとても興味深かったです。当事者が実際に経験したことは非常に問題解決に役立ちます。また職員は自分の持っている専門知識を持ち寄るわけです。ファーレはイギリスのリカバリーカレッジから発したもので、それにウッフェが加わるなど、トレントの経験知を生かした実践がされていると思ってください。実際、当事者にとってウッフェというのは特別な存在であって、ウッフェがファシリテーターをしていたらそれだけ共感度が増すので、とても重要なことだと思います。

森越　家族向けのリカバリーグループもありますね。

アンドレア　病を抱えて生きる当事者の家族には、家族としてのストレスもあるわけです。当事者と家族それぞれに特化する必要があると考え、当事者だけではなく家族のリカバリーについてのテーマをリストにしています。例えば、家族として病の抱え方、病を抱える人との適度な距離を保つ方法、などです。

森越　ファミリーグループとは何でしょうか。

アンドレア　ご存知かと思いますが、イタリアの精神医療は、児童、成人、高齢者で管轄が異なります。児童思春期の精神疾患は、成人の精神疾患と明確に分けられており、トレント市が管轄しているソーシャルサービスの中の専門のセクションが担当することになります。未成年の子どもがいる家庭で両親が病気になった場合、両親は精神保健局が関わり、子どもは社会サービスが担当するということになるので、連携がスムーズにいかないと問題が生じてしまいます。そこで精神保健センターでファミリーグループをつくって、コミュニケーションをより円滑にするように努めています。

森越　そうですか。ヤングケアラー問題の先取りですね。活動に参加して、ボランティアの多さには驚いています。

アンドレア　はい、ファーレ・アッシエーメの中には市民ボランティアも多く入っています。市民向けのイベントを開催して参加を募っています。スポーツをはじめ、いろんな活動がボランティアの力を借りて実践できるのも、ファーレ・アッシエーメの力です

森越　最後に、日本にいる双極性障害の方々にメッセージをお願いします。

アンドレア　自分の過去を振り返ると、弁護士や実業家として競争しながらバリバリやってきたことは奇妙であり不思議なことであったと思います。もちろんそれは、社会が要求したことを頑張ったのですが、今の自分から見るとあれだけの競争社会にいたのは変なことで、今の方が正しいような気がします。

メッセージとして伝えるなら、双極性障害というのは特殊な病気だと思います。もう少し言わせてもらえば、双極性障害は一歩進んだステップというか、行進、歩みを与えてくれるものだと思ってほしい。一歩進む力を、自分自身を破壊するようなことに使わずに、ポジティブな

ものに変えるようにトライしてみてください。躁とうつはジョーカーだが、ジョーカーには試合をするという意味もあります。ハイなときは、自己破壊に走るようなときもある。だけどクリエイティブな状態でもあります。うつの状態のときはもちろん苦しい大変なときです。しかし別の視点から見れば、非常にスピリチュアルな状態でもあります。内面を深く見つめる時期でもあるので、躁とうつ、二つのうちのポジティブなものを見つめて試合に参加してほしいと思います。

発症した後に、他者を助ける。そうすることで、自分に他者を助ける能力があることが現実にすぐ分かります。他者を助けてあげてほしい。そうするとすぐに、自分には確かにこんな力があると分かるからです。そしてもう一つわかることは、他者を助けている自分が、自分自身をも助けているということです。必ずそれは起こるから、信じてがんばってほしい。日本の当事者たちへのメッセージです。

第6章　市民としてともに暮らす

1　居住支援

居住支援は、住居確保という概念を超えて、精神科病院の代替ともなる治療の場を提供するものである。人や社会との関係性を取り戻しながら、暮らしにかかわるすべてが支援と考えられている。

トレントで患者が住居を探すとき、具体的には、精神保健局の居住支援が窓口となり、センターの地域医療チームと連携をとりながら支援を行う。

次項のインタビューでも触れるが、担当者は住居を支援するにあたり「当事者が責任を持つことと自由に選べること」を大切にしているという。以前は支援者が住む場所を選び、当事者は、「はい」か「いいえ」しか選択できなかったそうだ。

今では、重度の人を受け入れる二四時間体制のグループホーム「カーサ・デル・ソーレ」から、共同生活、支援の有無、独立型のアパートまでさまざまなタイプの住居があり、街の地図にグループホームの所在を記入したグループホームマップがつくられている。この地図をテーブルに広げて一緒にどこに住みたいかを考える。交渉しながら、障害の程度ではなく本人の意思が尊重され、試しの入居もできる。このマップに段階の道はない。つまり共同住居から支援付、支援なし、独立型というように回復のレベルで決めるものではなく、決定権は当事者にある。「うまくいかなかったらそこでは難しいとわかるし、自分で決めたことだと責任を引き受けられるので、支援者はあくまでも本人の希望をかなえることを心掛けている」と話す。

トレントの非常にユニークな居住支援として、難民同居型がある。イタリアでは国が難民の受け入れを決めた後、各地域にランダムに人数を割り当てる。その後はそれぞれの地域でどのように受け入れるかを決めなくてはならない。トレントでは、住居と仕事を探す難民と、住むところはあるが支援が必要な障害者との共同生活、難民同居型の居住支援を実現させた。

難民が同居人になるためには、語学や支援のトレーニングを受けた後、時間をかけてマッチングが行われ、当事者が自分で同居人を決定する。イタリアでもトレントだけの試みである。

実際の現場を視察し、トレントの要請を受けて不動産を扱うＩＴＥＡ（イテア／居住支援組織機構）の担当者モニカ、精神保健局の居住支援コーディネーターのマリーナ、訪問アシストのダニエル、居住支援利用者のロンバルトとルーカ、そして後日、難民同居型居住支援の実現経緯について立役者であるニコラ（トレント市の職員）に話を聞いた。

森越　ＩＴＥＡは居住支援組織機構と伺いましたが、その内容について教えてください。

モニカ（ＩＴＥＡ担当者）　ＩＴＥＡは、営利企業ではなく、行政と連携したトレント居住空間機構という名の団体で、行政の要請を受けて、必要としている人たちに住居を提供する役割を担っています。トレント・ポリツィアーノ自治州において一万戸くらいの住居を取り扱っています。

ＩＴＥＡを利用する人たちの一〇パーセントは、いわゆる社会的な問題を抱えています。例えば、社会的コミュニケーションがとれない、近所づきあいがうまくいかない、家賃を滞納してきた、などです。そのようなときは、行政のソーシャルアシスタントや、精神保健センターに相談して問題解決を図ります。必要があれば後見人がついている当事者もいます。弁護士などが後見人になって財産管理を行い、そこから家賃も払うという感じです。私も弁護士の資格を持っていますが、弁護士として働いてはいませんが。

みなさんは、ＮＰＯ法人ラ・パンキーナのアパートメントに行かれたと伺いました。ラ・パンキーナのケースでは、行政から入居希望者がいるという依頼を受けて、まずＩＴＥＡはラ・パンキーナと契約を結び、ラ・パンキーナが利用者と賃貸契約を結びます。つまり、ＩＴＥＡは、法人組織や協同組合の団体などと契約を結び、それらが利用者と契約を結んで住居を貸す仕組みです。

どの団体と契約を結ぶかという住居の割り当ては行政が決めます。これが一種の保証となりますし、先ほど述べた社会的な問題の解決にもなります。すなわち、行政からの依頼を受けて組織体と契約し、世帯収入によって家を割り当て、低所得者には安い値段で借りられる家を仲介する。サービスを受けるには、世帯収入、三年間トレントに在住しているなどの条件があります。入居するとき、デポジット（前金）でほんの少しの額だけども入居希望者は支払う必要があります。保証人はいりません。

森越　ＩＴＥＡには当事者が直接行ける窓口はありますか。

モニカ　あります。トレント北部に九階建ての大きな建物があって、一四〇名の従業員がいます。従業員全員が賃貸の契約に携わっているのではなくて、修理とか家を建てるとか、不動産全般に関わるエージェントもあります。

森越　登録されている物件は？

モニカ　ＩＴＥＡが購入して持っている物件もありますし、自治体から委託を受けて任されている物件もあります。ＩＴＥＡは一〇〇年の歴史がありますから、歴史とともに積み重なってきたものがあります。公的な物件が多く、時間をかけて購入してきたという過程があります。購入する資金は、いろんな投資や財団からで、投資でお金に余裕ができて物件を購入したりしました。トレントは街としての規模が大きいので、物件も多いですね。

実際、ＩＴＥＡが直接扱っている物件に入居するのは、ほとんどが家族です。一人暮らしの入居希望者の場合は、団体と契約して、その団体が希望者に貸す形式が多いです。少ないパーセンテージですが生活保護の人もいます。また、どうしても緊急的に住居が必要な人や金銭的に非常に苦しい人たちがいて、そういうときはソーシャルアシスタントと連携して、期間限定、だいたい三年の期限付きで住居を提供します。家賃は最低月四〇ユーロ（五千円前後）、最高三〇〇ユーロ（四万円）程度です。

さきほどのような緊急時であっても必要最低条件が満たされている必要があります。緊急の度合いというのは、誰か家に放火して家が燃えたなど、そういうときは緊急度が高いのですが、収入が高いとそれほど安くはなりません。世帯収入の低かった人でも、収入が上がるにつれ、家賃が変わりますし、収入がＩＴＥＡの基準を超えた場合、ＩＴＥＡの住居に住み続けるということはできなくなります。そのときは市場で適切と思われる価格の家賃が課されます。必要な人に安い賃料で住居を提供するための条件は厳しく守られます。

特殊なケースとしては、世帯の違う人が一緒に暮らす同居型があります。ただ一つの住居には一世帯が原則で、一カ所に二世帯だと法律的な問題が起きます。そこで、実際的の現場では世帯分離して一つの住居に入っています。一万戸の物件の中で一五〇戸が同居型です。

森越　支援の内容を教えてください。

モニカ　一般的な話から入ります。居住支援には大きく二つのカテゴリーがあります。一つは、保健公社や精神保健局、総合病院の精神科での居住支援です。

もう一つの流れがとても興味深いと思います。すなわち、保健公社や保健局、公立病院のような公の組織ではなくて、営利目的の企業でもない、社会的なアソシエーション（社会的協同組合）による居住支援で、ＡＭＡやラ・パンキーナがそれにあたります。公の組織によるものは、より専門的、治療的な支援になりますが、社会的アソシエーションによる支援は、当事者や家族の経験値をベースとしたサービスを展開します。職員が個人的に動いて支援するのではなく、ネットワークのなかで居住支援を展開しているのが特徴です。

居住支援の第一の原則は、エンパワーメント（著者注：自分が自分の人生の主人公となれるように力をつけて、生活や環境をコントロールできること）です。居住支援マップがその原則をよく表していいます。ここには居住可能なアパートメントのイラストが描かれていて、その下に支援についてのコメントが書かれています。このアパートは普通の民間アパート、ここは訪問看護がある、ここはスタッフ在住で介護付き、ここは共同住居とか、そんな内容です。

森越　居住支援にあたって大切にしていることは何でしょうか。

モニカ　当事者と家族に責任感と自由な選択を与えること、これが第一の原則です。この地図ができたのが二〇〇〇年くらいだったと思いますが、この地図以前は、医師やソーシャルワーカーなど支援者が、この人は介護型とか、この人は共同住居とか、アパートメントはここがいいと決めて、当事者に薦めていました。当事者は自分で選ぶことはできず、選択権は「はい」か「いいえ」しかなかったのです。はい、いいえ、しかないということは、それだけエンパワーメントを得られないということです。

この地図ができてから、テーブルの真ん中にこの地図をおいて皆で話し合うようになりました。議論し合って、ときには喧嘩もしながら最後に意見がまとまってここにすると決断を下せるようなミーティングができるようになりました。わたしたちはこれをネットワークミーティングと名付けています。

担当している職員がさまざまな物件を伝え、住む人がどれにするか選択していく。この地図を見ながら、住む人が交渉できるようになりました。もちろん実際に現地に行って、その目で見て気に入らないなら別の選択ができるわけです。

体験入居ももちろんできます。カーサ・デル・ソーレ（重度精神疾患向けグループホーム）でも他のアパートメントでも試しに入居することはよくあります。実際住む場所で、交通や買い物、食事など生活様式も変わるわけです。話し合いで一番に出てくるのは何が必要なのかということですから、暮らしの環境を全体的に見るには試し入居が役立ちます。

その人に必要なものを探していくプロセスは治療にとっても非常に大事な要素です。この地図に道がないのがわかりますか。たとえば最初に選択したものがベストなときもあるし、最後に選択したものがベストなときもある、順番はいろいろあるわけです。

また、少なくともこれが回復の道ですという道を示してはいません。たとえば、二四時間支援付き住居から同居型、そしてアパートメント型というように、道をたどっていけばだんだん回復するのではなくて、何が必要で何が回復に結びつくかは千差万別あるわけです。ですからできるかぎり資源やサービスを提示して、柔軟に道を選べるようにしたいと思っています。

住居には、保険局が運営しているものもあれば、行政が運営しているもの、企業がもっているものもあります。自分に合ったものは選ぶ過程の中でだんだん分かってくるものだと思うので、選択肢は必ず必要なのです。

たとえばルーカが住んでいるのは、この共同（ファーレアッシェーメ）型のアパートメントで、みんなで一緒に住む、グループで生活することに価値を置いています。その横にあるアパートメントは行政が持っている物件で、例えば三人居住できるとすると、三人それぞれの部屋が独立していて、冷蔵庫なども各自で置けるようになっています。グループで住むことがいい人も、逆によくない人もいるでしょうから、それぞれに対応できるのがこの形式のアパートメントです。

私たちがとても重要だと思っているシステムが、セルフヘルプの家というものです。緊急に住居が必要な人に対して、三カ月から最高六カ月まで滞在できる期限付きの家です。どのような生活やサービスが自分にあっているかを確かめる期間を三カ月から六カ月として、その間過ごすのです。

たとえば急性期症状を発症して、とても家で生活できる状況でなく、行く場所がないとしたら、精神科病棟に一カ月入院などという事態になってしまう、そういうときに、このセルフヘルプの家を使います。長い間病院にいるわけにもいかないですし。カーサ・デル・ソーレもセルフヘルプの家と同じような性質を持っていて、夜も職員がいます。職員はウッフェです。

職員にもできることとできないことが当然あります。全部職員がやるのではなく、住む人自身が動いて、自分に責任を持たなければなりません。生活とはそういうものですね。もし職員が全部やってしまうと自分の人生に責任感をもつことができなくなりますし、一度責任感をなくしてしまうと再び取り戻すことは大変です。たとえ援助付き住居であっても職員がすることとしないことを分けて、自分の生活に責任感を持てるようにしています。

森越　「自分の人生に責任感をもつ」。その思想が居住支援の中に生きているのですね。

モニカ　ええ、自分が自分の人生を引き受けて、主体的に生きる責任でもあります。

二つめの原則は、市民権の尊重です。当然ながら人には権利があり、困難を抱えている人であってもそこに居住の権利、市民権があるわけです。その市民権に則って、当事者がさまざまな可能性を持てるようにすることが私たち職員の使命です。

治療の経過の中でも、責任を持つ権利を維持する、そして、たとえ状況が悪いときでも市民としての権利や人間としての基本的人権を最大限に享受できるようにする。そのための居住のシステムですから、市民権という言葉を使っているのです。

入居には、それぞれ利用期間があり、例外もありますが、カーサ・デル・ソーレは最長一八カ月、他の入居施設は概ね三～六カ月です。あえて期間を設けている理由は施設化を防ぐためで、

るからです。

三年も施設で生活すると慣れが生じ、病院での施設化と同じ状況が起こるかもしれないと考えるからです。

また施設は、当事者が自分に合った地域、暮らしを見つけるための探索、実験の場でもあります。たとえば、誰とどんな人といればその人が幸せなのか、どんな生活のリズムが合っているのか、そういったことを知るためのシステムでもあります。自分のリズムがわかり、自分に合った家に住みたいという気持ちが芽生えたら私たちはすぐに動いて、適した住居を手配するようにしています。そういうときにＩＴＥＡが出てくるわけです。ＩＴＥＡのアパートメントにはいろんなカテゴリーがありますが、ハンディキャップがある人が非常に優先され、すぐに住居が手配されます。

このように家の選択も含めて一つ一つの決断を自ら下していく習慣をつけていくことは、病気に対しても自分自身で立ち向かえる力が付いていくことにつながると考えています。たとえば急性期クライシスになったときに、自分でなんとかできるような力も付いてきますし、自分自身でベストな自分になるよう考えられるわけです。居住のシステムが、住むことだけではなく、暮らしに根付いた非常に健全なシステムを目指していることが理解していただけたと思います。

森越　費用の問題にはどのように対処されていますか。

モニカ　当然、住居には家賃が発生します。家賃の問題も自分というものを自立させるといいますか、内面から自分を強くしていくものでもあります。この家がいい、一緒に住みたい仲間はこの人だ、自分に必要なのがこれだということがわかったとします。ここに家賃が発生する。

経済的に難しいとしたらどうするか、家族の援助や福祉、自分も働こうか、就労のシステムを使おうかと徐々に連鎖して自分で決定していく。この自分で決断していくプロセスが醸造されていくことが大切なのです。

二〇〇四年のリサーチに、コミュニティやネットワークから離れて一人で孤立して住んでいると、八〇パーセントともいわれる高い確率で病が再発するというデータがあります。ですから孤立を防ぐために、同居もしくはデイセンター、つながりのネットワークで誰かと触れ合えるシステムをつくっています。

誰かと一緒に住むという同居には三つの利点があると思います。一つは現実感、人としての現実的な生活のこと、いろいろ話をしたり喧嘩もしたり、人間らしい生活に触れることです。二つめが経済的なことで、一人で住むよりは経済的な負担が軽くなること。三番目が二人でいると助けあってお互いをケアできる、ということです。なかには絶対に一人で住みたいという人もいるわけですが、一人でいたい当事者のために、日中何時間かだれかが一緒に過ごし、夜は一人という場合もあります。孤立し再発するようなことがないように、同時に市民権を当事者が享受できるように考えています。

一人ひとりに必要なもの、希望するものが異なるのは当然です。布を織るようになるべくその人の好みに合わせていろんな織り方を考え、それに合わせてなるべく臨機応変な居住を考える。個人個人織り目が違っていいのです。各個人がなるべく完全に近い市民権を享受できるようなシステムができていると思います。

森越　それでは実際、居住支援を利用している方々にお話を伺います。居住支援利用のいきさつを教えてください。

ロンバルト（利用者）　私は、ミラノがあるロンバルディア州出身の職人、大工です。大工を辞めてソーシャルワーカー的なことに従事しました。それまで普通の人生だったのですが、一年半ぐらい前に、なにかしら自分の体調や気持ちに異変を感じました。どんどん症状が悪くなり非常な疲労感を感じて、病院を受診しても原因がわからず、意欲をなくしていく状況でした。そこで精神保健センターにコンタクトしたわけです。総合病院の精神科病棟に入院することになりましたが、最初の一カ月は記憶がありません。いったい何があったのか今でも思い出せない。二カ月病院にいて、カーサ・デル・ソーレに入居し、そこで三カ月間過ごしました。つい最近のことです。今は自分でもよくなったと思えるし記憶の喪失もなくなり、活力も出てきました。

マリーナ（居住支援コーディネーター）　彼と初めて会ったとき、彼は起き上がることも動くこともできない、何にもできない状態で病院のベッドに寝ていました。指だけが動いていたような状況でした。

ルーカ（利用者）　私は以前一年間フィレンツェに住み、そこでボランティアでソーシャルサービスに携わったことがありました。兵役の代わりに社会活動に参加したわけです。医療や福祉の知識が少しありましたが、そこで見た保健サービスとトレントの保健サービスとはずいぶんと違うものでした。

フィレンツェからトレントに移って数年後に心身だけではなく生活も麻痺しました。それまで普通の人生を送っていたのに、突然自分のその普通の生活が崩壊していくのを体験しました。トレントで発症したのは、ある意味とってもラッキーでした。精神保健のいいシステムがあり、総合病院の精神科での経験はポジティブというのか、すべてが何か人間的な感じがあって、よかったと思います。私の個人的な意見ですが、精神科病棟の暮らしがよかったと思います。ミーティングやいろんな活動で自分というものを取り戻す効果がありました。

カーサ・デル・ソーレの暮らしもよかったですね。職員がずっと常駐していて、ある意味家庭的で医療ともうまくつながっているし、いわゆる移行期間として雰囲気がとても良かったと思います。また、生活の楽しみのようなものも提供してくれました。あちこちで行われているいろんな活動の情報を教えてもらったので、時間を持て余さずに自分の好きなことに関わることができました。

そして、同居型に移りたいなと思ったら、すぐにその手配してもらいまして、自分が選んだ同居型のアパートメントに移りました。街の中心、お城の広場に面したとてもよい場所で古い歴史的な家。木材の天井がすごくいいのです。イタリアがこんな経済危機のときに、悪いなあって気もします。

マリーナ　ルーカがどこに住むかを選択するとき、彼は一人で住むようなところは嫌だと言ったため、セルフヘルプの同居型、もしくは友人とかを見つけて、その人と一緒に住むという、この二つの可能性が残りました。そして仕事もまだわからないし、同居型がいいのではないかという結論に達したのです。実質五分の決断でした。

カーサ・デル・ソーレには職員がずっと常駐していますが、ルーカが入った同居型のアパートメントはウッフェや職員の人たちが一日一時間から数時間行って一緒に過ごします。

セルフヘルプの家で同じような症状を抱えた人が一緒に住むというのは、ある意味楽なこともあるのですが、本当にその効果を発揮するのは違った人が住んでいるということだと考えています。男女別々のものもありますが、一番いいのはミックスする、いい意味でバラエティに富むということです。ルーカのアパートメントは男女混合でアパートメントの入り口は一つですが、それぞれの部屋があり、一つのキッチンで食事の後に一緒にコーヒー飲んだりする。各自で過ごす時間と、みんなと過ごすゆるい雰囲気があって、平等な立場での同居生活の経験は、個人的にはおもしろいし素晴らしいことだと思っています。

同居型は、イタリア人の、ある一家族が当事者を受け入れるというホームステイ型のプロジェクトから始まりました。誰であっても家族の環境のようなものがほしい気持ちが当然あるだろう、と。私たちの目的にそって、つまりなるべく完全な市民権、基本的人権に近付けたかたちで当事者を受け入れる家族の形態を模索したのが二〇〇六年のことです。

イタリアでは家族ぐるみの支援や未成年を保護する同居というものが伝統的にありました。別に裁判所の決定がなくても、困難を抱えた家族に未成年がいるときにはどこかのファミリーがホストとしてその子どもを預かるような社会的な伝統があったのです。

トレント州の法律でも、ホームステイで家族が未成年を受け入れるシステムがあり、その未成年者が一八歳を越えた場合、同居型としてそのままの生活を続けられます。現実的にはこのような例外措置があるわけで、うまくしたら成年後もその例外措置の中に組み込めるのではないか、と当事者のホームステイを展開しました。

そこで私たちはまず未成年者を受け入れていた家族、ホームステイを受けていた家族にアプローチをして、私たちの気持ちをよく説明し、精神疾患のある当事者をホームステイさせてくれないか、フルタイムのホームステイに応じてくれないかというアプローチをしました。そして二家族が承諾してくれて、つながりができました。

その後、州の責任者に、未成年者の里親経験者だけではなく、経験のない家族でも制限なく成年の当事者を受け入れケアできるように申請をしました。二〇一二年、こうして私たちは成年のための同居支援をはじめたのです。

森越　先日、精神疾患のある人と難民が暮らす共同アパートを見学しました。ユニークな取り組みですね。

マリーナ　二〇一四年夏、リビアで戦争が起きて、トレントにもかなりの数の戦争難民がやってきました。そして、デ・ステファニがきっかけをつくって、プロジェクトにつながりました。

イタリアは経済危機がずっと続いていて仕事がない。トレントも例外ではなく、冷蔵庫をつくっている有名な企業があったのですが、そこも閉鎖してしまってトレント市民の中でも失業者がけっこう出ていました。そういう状況の中で難民の受け入れがはじまったわけです。

難民として住みはじめて、最初の一年は支援を受けられるシステムがあるのですが、一年たったら地域で自立するようにという状況で、二〇〇人の難民が来て、たった三人しか仕事が見つからない状況でした。たとえば、ナディアという黒人の女性は、トレントのありとあらゆる区域を転々としていました。彼女は集団で住むことが、まったく上手くいかない。というのも、彼女は複数の人と一緒にいるとたくさんの声が聞こえて混乱してしまう。実際グループで住んでいると叩かれたり当事者の誰かとけんかして出されたりすることを繰り返すので、複数で住むのではなくて一対一で住むことが必要だろうと考えました。そこで私たちは予算の手配をして、仕事として彼女の世話をする人をつけたのですが、その人も彼女には根をあげてしまった、それぐらい大変だったのです。

　そこで私たちのこれまでの経験上、世話をするという考えではなくナディアの苦しみに寄り添えるように、同じような苦しみを経験した人をマッチングさせればいいのではないかと考えたのです。つまり、ナディアを助けるではなく、ナディアの苦しみを理解できるような同じような体験をした人をマッチングさせよう、と試みたのです。

　ウッフェとの仕事の経験から私たちがわかったことは、ウッフェというのは自分が苦しんできたからこそ苦しみを深く理解できるということです。そしてもう一つ重要なことは、苦しんできたからこそ、下手に他人の苦しみを背負ったりしない、苦しみを知っているからこそバランスを取って苦しみと接することができることです。「実際に苦しみを抱えて生活するためには特殊な能力が要求されるが、苦しみを超えてきた人は関係をつくることができる」とはルーカの言葉ですが、そういう特殊な能力があるのではないかと思います。

　この人ならナディアと住めるのではないかと考えたのが、トーゴの難民の女性です。彼女は小児麻痺で、歩くのにも困難があり、学歴があるわけでもなくハンディを抱えて、イタリアで仕事も見つからず苦しんできた人でした。けれども彼女は世界に微笑みを持って接するような能力を持っていました。夫は戦争で亡くなり国を脱出しなくてはならなかったし、難民キャンプみたいなところにも入れられ、子どもは国に残さざるをえませんでした。そういう困難を背負ってきた人です。現在、ナディアと彼女が一緒に住みはじめて五年になります。未成年者ではなく、いわゆる大人のための大人の同居のアイデアが実現したのです。

ナディアとその女性との関係はすごく親密です。爪を綺麗にしたり髪を整えたり、時には二人で怒鳴り合いもするのだそうです。ベッドで怒鳴り合いをして、わあわあとなるのですが、怒鳴りあうことでナディアはすっと落ち着いて眠ることができる。ナディアの家族はナディアに冷たいと感じていたので、こんなふうに人と触れ合うことは初めての経験で、二人は本当の家族になったといってもいいほどです。ナディアは以前よりはとてもいい感じで暮らしています。病を抱える困難に理解を示し、環境をつくれる人というような募集条件をつけ、一緒に住む人との人間関係の構築していく。そのうちの一つの例がナディアなのです。

森越　関係性によって人はそんなにも変わるのですね。ダニエルはナイジェリア内戦による難民と伺いましたが、どのようないきさつで職員になったのでしょうか。

ダニエル（訪問アシスト）　私は、ナイジェリアのビアフラという町の出身で、政治家、軍人でもありました。クーデターがあり、生活が大変で、ものすごい危機がありました。そこで国を出て砂漠を超え、海を超え、イタリアまでやってきました。イタリアでも最初はとても大変でした。大変な状況がずっとずっと続きました。

二〇一五年当時、仕事がなくて、何もやることがないからせめていいことしようと給与なしの寄り添いボランティアを始めました。通所アシスタントや同居アシスタントを知ったのもそのころです。つまり、仕事がないので仕事を探したらこういう仕事があると教えてもらったのです。

二〇一六年になって、自分のやりたいことをやってみようと思い、困難を抱えている人を支援する仕事をはじめました。最初は高齢者の支援で老人ホーム、そして精神疾患を抱えている人、ハンディキャップのある人をケアするネットワークにも参加しました。ハンディキャップには、身体的なもの、メンタル的なものがあります。私は、ハンディキャップを持つ人ではなくて、同じ弱い立場の友人のように感じています。実際、お互いに助け合うっていうということにおいては、友人といってもよいと思っています。楽しくもあり腹がたつこともあるのが自然でしょう。

マリーナ　アシスタント登録には、面接と保証人が必要で、ダニエルの場合、ナディア（※先の当事者と同姓同名の別の職員）が人柄を保証してくれたので登録することができました。

森越　住む場所を中心に人や社会とのつながりがつくられていくのですね。住居支援を申し込むときは、保健センターが窓口になるのですか。また手続きはどのようなものですか。

マリーナ　住居には保健公社のもあるし、州のものもあります。私は保健公社に所属しているので、保健公社が持っている物件は直轄できますし、他のネットワークとも連動しています。たとえばダニエルが所属するのはトレント市なので、研修費用も市から出ました。保健公社のものは県から出るという管轄の違いはあります。しかし情報は共有しているし、地域医療メンバーのネットワークもあり、所属というかいちおう管轄があるといえばありますが連携が取れているのです。ですので、どこか一カ所に申請すれば、申請者は、地域にある住居のすべての情報を得ることができます。個人情報が共有されていますから、管轄が違っても再申請しなくてもよいのです。

お金の出所は、成年同居型のプロジェクトは県から、ダニエルの業務にはトレント市から、と違っていますが、トレントは小さい町ですから、すべての可能性をつなげるネットワークが機能するのです。

難民とは、母国の紛争や人権侵害などから命を守るためにやむを得ず母国を離れざるを得ない人たちである。その背景には、政治体制、民族や宗教の対立、貧困、戦争など複雑な国際状況があり、国連は、難民数を世界の七八人に一人、総数一億人を超えたことを発表した（二〇二三年五月現在）。激動の世界情勢の中で、ヨーロッパ各国では、当時も政策の焦点となる問題であり、滞在中もニュースで度々この問題が取り上げられていた。市民レベルで難民の受け入れ問題が語られる。なじみのない人々に向けられる視線は、かつて精神障害者が受けていた偏見にも似ていると、後述のジャーナリストが語った。

ファーレ・アッシエーメの各部門を取材、研修しながら感じたのは、ピンチをチャンスと捉え、多様性を包含しながら、その関係性をうまく織り合わせていくということだ。この「織り合わせ」について、難民同居型居住支援システムをつくったトレント市職員のニコラに話を伺った。

森越　行政の側から居住支援について教えてください。

ニコラ（トレント市職員）　トレント市には、市民に寄りそうかたちで公共サービスを行う、というポリシーがあります。いろんな相談を受けて、社会的な課題や問題を解決するために動く六つ部署があります。部署のことを「ポーリー」と呼んでいますが、意味は「極」。北極とか南極とかをポーレーというのですが、社会の支点といった意味です。

市民への介入には二つの方法があります。一つは市民がこちらに来る方法。市民がこちらにやってきて要望を言い、それに対して何ができるか考えます。年間一八〇〇件の相談があり、昨年はソーシャルスタッフ五〇名で、計五五〇〇人の市民の声に耳を傾けました。

もう一つは自分たちから行く方法。この方法に非常に力を入れているところですが、市民の生活をよりよくするために何ができるかという関心を持って問題を解決していくアプローチです。問題が起きてから行動するのではなくて、問題が起きる前に動き、問題を未然に防ぐ。たとえば、一人で行動できなくなった高齢者の自宅に伺い、必要に応じてボランティアをベースとして支援するプロジェクトを行っています。前もって行動することで高齢者の行動範囲が狭まることを防ぐことができるのです。

問題を先取りして解決していくことは重要な要素で、クリエイティブなプロセスでもあります。難民同居型居住サービスもそうです。外国人であろうか障がい者であろうが関係なく、お互い助け合える雰囲気づくりに努力しており、そのような中に同居型や、たとえばシングルで住んでいる人でも交流できるように工夫をしています。

精神疾患のある人と難民との同居は、たぶん世界でもあんまり類を見ないものだと思います。この企画を思いついたのもデ・ステファニ精神保健局長との付き合いが役に立っていますし、ホームレスのための対策もやっていましたので、それらの経験がミックスされたと思います。

森越　精神疾患のある人と難民との同居型居住支援について詳しく教えてください。

ニコラ　なぜ精神疾患のある人と難民との共同生活が始まったかという話ですが、ある日、警察から相談がありました。「ちょっとすまないが、取り壊さなければいけない空き家に外国人の若い男たちが一〇人くらい住んでいる。困っているからなんとかしてくれ」と。そこで、行って話を聞いてみると、「私たちはコートジボワールから来た」と、難民の人が一〇名住んでいました。警察にどんな人たちですかと聞いたら、「いい奴らなんだ」と言うのです。別に危険なこともないし、ちゃんと滞在許可書も持っている。ただ、住む家がない。資格もない。あと、イタリア語も話せない。イタリアでなんとかやっていくにも困っている、だけど、いい人たちなのです。それで私も何ができるか考えました、まずは施設に収容先がないかと。

この通報を受けた同じ日に、別件で精神疾患のある人と一緒に住む家族の人や里親が全然いないという相談を受けました。このような相談はとても多いことは私もわかっていましたが、その朝また通報が入って同居する家族がいないというのです。精神疾患の人の里親、ホームステイ先の家族は、一〇年間で二家族ぐらいしか見つかっていないのです。そこで、コートジボワールから言葉も通じない国に来て、壊れる寸前の空き家に住むような過酷な状況下で生活できるのだったら、精神疾患で症状がある人と住むことなどたぶん全然問題ないのではないかと、ちょっと面白いことを考えたのです。実際、いっしょに住んでいればお互いに助け合うだろうし、お互いが助け合うということが大事なので、よいではないかと思いました。

デ・ステファニに話したら、「それはいいな、コートジボワールの人か。そのアイデアは思いつかなかった」と答えました。そこでまず、会ってみようということになりました。私もデ・ステファニも彼らと一緒にやれると思えたので、じゃあ、どうやって共同住居をスタートさせるかを考えました。

まず研修が必要と思いましたが、どのようなことが必要かはわかりませんでしたから、レンツォを含め、保健局の職員も一緒に研修内容も考えました。一人で考えたらとてもできないことだと思いましたが、みんなで考えたら実現できたのです。その後、難民だけではなく知的障害の方との共同生活も加わりました。誰もがいっしょに住むことはできるし、いっしょに住んだら助け合うことができる。私はこのことをこの経験から学んだのです。

2　就労支援

イタリアの就労支援の多くは社会的協同組合が担っており、ごく少ない割合で公的機関内の社会的弱者のための採用枠もある。

第一章で紹介したが、トレント精神保健局では、社会的協同組合での仕事が困難な精神疾患のある人たちのために就労支援ＮＰＯ法人ラ・パンキーナ（パンキーナはベンチの意）を設立した。行政と連携しながら、自分たちのルールで就労支援が行われており、ここでも多くのボランティアとウッフェが活躍している。ラ・パンキーナの建物は、ＩＴＥＡと賃貸契約を結んでおり、作業場、共同スペースのほかに、短期滞在ができるセルフヘルプ型居住スペースもあった。

日本では一般就労が困難な障害者のために、二〇〇六年、障害者自立支援法（現・障害者総合支援法）のもと、就労分野では就労移行支援、就労継続支援Ａ型（雇用型）、就労継続支援Ｂ型（非雇用型）のサービスが始まった。両者の大きな違いは、日本は身体、知的、精神障害を対象とする「福祉」の領域で行われることに対し、ラ・パンキーナは、精神障害を対象とする「医療」の領域で行われていることだ。デ・ステファニは、「自分の人生の主人公は自分だという感覚を持てること」が精神科治療の目的であり回復であると語ったが、就労の現場にもその思想が浸透していた。

トレント精神保健局就労担当職員のフェデリコ、家族ウッフェとして就労支援を行っているジャンニーナ、家族ボランテイアのグイード、そして、セルフヘルプ型居住スペースに住みながらラ・パンキーナを利用しているアメットに話を伺った。

森越　ＮＰＯ法人ラ・パンキーナの就労支援について教えてください。

フェデリコ（就労担当職員）　私は、ここで就労支援に携わっています。ラ・パンキーナは、トレント精神保健局と協定を結び活動を行っています。この一〇年でこの活動は目まぐるしく発展しました。

就労支援には二つの大きなカテゴリーがあります。一つは、精神保健センターで展開している就労支援の活動で、登録者リストに基づいて展開しています。仕事は基礎となるような基本的な作業ができる状態を取り戻すことを目的としており、仕事内容は当事者と家族が話し合って決めます。どうすれば人生をよりよく生きることができるか、そのために仕事をどうするか。話し合いの時、当事者の一人が「仕事をするのはよいことだと思っているけれど、仕事の入り口に立つのはどうすればいいか、私は職の入り口にすら立てない状況だ」と発言しました。

そこで、まず行政との関係をつくろうということになり、相談して清掃の仕事からはじめました。清掃といってもその基本となる業務を体感することからはじめたのです。

現在では仕事が増えました。清掃に加え、カバン作りやケータリング、庭の手入れから箱の組み立てなどです。毎週水曜日、当事者全員がミーティングに集まり、仕事のせりを行って、それぞれの仕事を決めています。仕事を求める人に仕事があることがコンセプトで、ミーティングに集まってくる当事者すべてが仕事のシフトに入れるシステムになっています。仕事がほしい人が、仕事がなくてしょんぼりと帰るではなく、何か見つかることを大事にしています。また、この仕事はいわゆるサッカーでいうセリエＢみたいに思ってほしくはない。サッカーもセリエＡがあってセリエＢがある、いろんなチームで構成されている組織であって、ちょっとうまいひとがそうでない人のバックアップをする、みんなが仕事を覚えていくという過程は一緒です。

すべての仕事に担当の責任者が一人ついています。それはボランティアの場合もあるし、当事者の場合もあります。誰でも責任者になれるわけではなくて、責任者には仕事をしたいと集まってくる人を巻き込めるような何かを持っている人を選びます。例えば、ジャンニーナは説明するのが上手ですので、水曜日に何が起きるかということを話してもらいます。

ジャンニーナ（ウッフェ）　ミーティングはここ、グループホームのなかのセルフヘルプの部屋で行われます。毎週水曜日にみんな集まってくるわけですけど、目的は二つあります。一つは仕事をみんなに割り当てるため、もう一つはみんなと一緒にいるためで、みんなが過ごしやすい雰囲気づくりに努めています。

ケータリングやカバン作り、ダンボール箱の組み立て、清掃などいろんな仕事があります。自分の意思で仕事を決められることの良い点は、例えば、今日彼女が庭仕事をやったとしましょう。一つは仕事を覚えるための見習いができること、そして、その見習いの時にその仕事が自分に合っているか、できそうかということを自分で考える時間があることです。バール（※コーヒー中心の飲食店）業務もありますが、「あんまりバールの仕事は自分の性には合わない、なぜならバールで仕事をするのはずっと一人でいることになるから、一人は何か嫌なのよねえ」というような感じです。そういう感じで仕事を学んでいくのです。

チームといいますか、仕事では雰囲気を盛り上げていくことが要求されていると思います。そうでないとうまく仕事もできないし、みんなで笑顔もつくっていけません。また、時間を守ること、仕事というものに責任を持つことはとても大事なことです。連絡なしに仕事に来ない無断欠席の場合、ペナルティとして次の一週間のシフトから全部外されます。事前に電話をして休んだ欠勤の場合、次の週のシフトを一つだけ外します。

いきなり何も知らない仕事にポーンと放り込まれると大変です。先ほども言ったように仕事内容を学ぶプロセスというものを設け、それぞれ仕事をゆっくり覚えていけるよう工夫しています。

仕事を覚えたら、次に勤務時間が長くなることに慣れることを体験する。そうやって仕事の感覚をつかんでいくのですね。こういった段階がないと、時間厳守、責任感というものが育ちません。実際、外の仕事でもし時間を守らず責任感を持たなかったら、二日間くらいで解雇されるでしょう。だからここでの仕事は基礎づくりの作業でもあり、仕事を外できちんとできるようにするための訓練です。一つの仕事はだいたい三時間のシフトで、一時間四ユーロ支払われます。また、ラ・パンキーナには、外部の仕事とつなぐ調整役や、仕事の紹介、外部の機関とコンタクトを取り合って研修先を紹介する役割があります。

新しい仕事に入る場合、最初の一回目は給与なしの研修で、現場の人が一緒について仕事を教えてくれます、こんな仕事だよ、と。それで気に入ったら仕事が始まって報酬が支払われます。自分に合わないと思ったら別にその仕事を選ぶ必要はありません。最初に必ず試用期間というか研修期間があり、自らを試すわけです。

今説明したのは、初期の準備段階の仕事ですが、ベースができたら次のステップとして外部の、いわゆる民間企業で働きます。企業の障がい者雇用があります。そういった企業で働くためにこの基礎づくりが役立つのです。

実際、インターン期間は二カ月から最長で一〇カ月です。その間行政から一時間四ユーロの賃金がその人に支払われます。一〇カ月以上働く場合は雇用契約を結ぶことになりますが、会社が絶対雇用しなければならないわけではありません。トレントは人口一四万人の都市で、精神障がい者は約二千人、そのなかの三〇〇人がこの就労支援に参加しています。

自分も以前は仕事ができる状態ではなかったですけど、この就労支援で仕事ができるようになりました。こうなってくると外の仕事にもつながっていくのだと思います。

森越　実際に働いてみていかがでしょうか。

アメット（利用者）　私はうつ病で、精神保健センターでうつ病の人たちが集まるセルフヘルプグループにも参加しています。この二週間の仕事は、電気蚊取り線香をつくる制作と配達業務で、週ごとにつくっては完成品を届ける。届けると次の新しい材料をまた組み立てていく。そういった作業をやり続けます。

就労している自分たちを含め、お互い助け合うといいますか、なかには仕事の早い人、遅い人がいて、そのときはお互いに助け合って仕事を教え合います。実際の仕事として働いていますが、仕事量とかつくる数とかが大事なのではなくて、その作業に従事している人が心の束縛から解き放たれることがとても大事なのだと思います。そういった意味でも助け合うことは悪いことではありません。

将来的にはピザ屋とか、ビストロといって小さなレストランで働けたらいいなと思っています。今はラ・パンキーナで仕事をして、もっとプロフェッショナルな能力を磨きたいですね。可能であれば小さなものでもいいのでビジネスの世界に関わっていきたい。

ラ・パンキーナの就労支援は利用のタイムリミットはありませんが、仕事をやっていくうちに外の別の仕事を自然と探したくなりますよ。

フェデリコ　そういえば、ラ・パンキーナの始まりは、今、みなさんが宿泊しているカーサ・デル・ソーレの掃除です。以前はそこに住む当事者と職員がやっていましたが、ボランティアの人をお願いしようとなって、ラ・パンキーナがかかわり今日に至るという、そういった自然発生的な変化が起きてきたわけです。必要に応じて仕事が増えたというわけですね。

これからボランティアの一人として、グィードが話してくれます。長年シェフの経験があるグィードが入ってきてケータリングというものが市場で競争力を持てるようになり、非常に大きく成長しました。

グィード（家族ボランティア）　私は、利用者と現場で一緒に働いていて、同時に、外の仕事とのコーディネーター的な役割もあり、利用者を育成していく責任ある立場でもあります。これまでも利用者が、ひとりで仕事をこなせるようになり、重要な役割を任せられるまで成長していきました。

これからみなさんと一緒に食べるランチは私と利用者たちが一緒につくりました。ラ・パンキーナでの目的は、社会で仕事ができる力を取り戻し、育てるということです。一般の職場では、精神医療に詳しい人がいるわけではないし、治療に携わる人が仲間にいることはめったにありません。だからこそどんな環境でも利用者が働けるように、仕事の能力を取り戻すことに役立てるよう心掛けています。

他人の評価は人を元気づけるものですが、仕事のなかには、他人の評価がすぐにわかる仕事とそうでない仕事がありますね。例えば、庭仕事とかケータリングは他人の評価がすぐわかる。つくるばかりではなく、自分がつくったものを他人が食べたり使ったりする場面を見て、感想を聞き、そのようなことから学ぶことができる、それを踏まえて仕事をするべきだと思います。

皆さんに言いたいのは、私たちがしている仕事は、外のケータリング業界の仕事と全く変わりません。どんな会社にも、ある人は仕事ができてある人はできない、また、この仕事はできるけれど、逆にここは全然ダメといろんな違いがありますね。私はそういう世界で仕事をしてきました。

ある人はものすごく仕事が合ってどんどん上達していく、上達すると学びたくなる、そういう人もいるし、まあ何か肌に合わなくてやっぱりイマイチという人もいる。誰にとっても生まれ持っている適性というものがある。私がやろうとしていることは自分が関わる利用者の人たちの適性を見極めることであり、それに合わせた指導をしていくことです。ですから、ここで行われている仕事はぬるい感じではなくて、外の仕事と同じようなコンセプトで接していますし、実際そのようなことが現場でちゃんと体験できるようになっています。

現場では、私は自分を偉いシェフだと思っていません。一緒に料理をする仲間であり、レシピも一緒に考える。もちろん調理を一緒にしますが、おっちょこちょいの人、失敗する人もいるので時には叱ります。人は失敗するものですが、注意散漫で失敗したときには叱るのです。

叱ったからといって別に彼らは逃げ出したりしません。叱られたからもう嫌だという感じではなく、叱った理由をわかり合うことで、彼らは留まって一緒に仕事をしてくれる、これはとても大事なことです。例えば、外の世界で仕事をした場合、ちょっと意地悪な人だっているわけです。意地悪をしてきたりすぐ怒ったりする人もいる、そんな人に会った場合どうなるかということです。

怠けたり、ボーっとしたりする人には厳しく注意して、ちゃんとやろうぜという感じでやるようにしています。外の世界の感覚を持ち込んでいます。利用者とか患者とか言い方は何であれ、不幸なことに病気になって苦しんでいる。けれども病気は当事者たちが生まれながら持っている能力まで奪ったわけではありません。仕事する能力という意味においてですが。ただ不幸なことに病気になってしまったのでその能力というものをどこかに置き忘れた、あるのだけれど見えなくなってしまっている、それを私たちはいかに引き出すといいますか、どこにどの能力が眠っているかということを見つける気持ちで接することが大事だと思っています。

第7章　ファーレ・アッシエーメ—一緒にやろう—

ファーレ・アッシエーメは、トレント地域精神医療のすべての活動を支える理念でありアプローチであり、組織体である。当事者、家族、職員、市民が対等の立場でともに学び、活動をすることであり、みんなが主役であることに価値を見出すアプローチである（付録1「トレント再発見された言葉たちをめぐって」参照）。

ファーレ・アッシエーメのどの活動でも、「病気」を人生の一部として受け入れ、発症や症状の悪化をクライシス（人生の危機）として捉える思想が浸透していた。「人生の危機」を乗り越えた力を、今後の人生や誰かのために役立てたいという思いはだれもが同じだ。危機を乗り越えた経験は、自分はもとより他の誰かの回復を支え、支えられた経験はまた大きな力に変わる。そしてその力を発揮させるために、信頼と希望を持って一緒に力を合わせることがファーレ・アッシエーメである。ファーレ・アッシエーメを構成する部で、さまざまな人に話を伺った。

1　ファーレ・アッシエーメ部

ファーレ・アッシエーメの理念を実現するために、さまざまな企画・活動を行うファーレ・アッシエーメ部が置かれている。ここでは責任者のロベルタ、コーディネーターのレナート、当事者ウッフェのフェデリカに話を聞いた。

ロベルタ（責任者）　ファーレ・アッシエーメはあらゆることに関連してきますので、この時間ですべてのことを説明することはできません。話題を選びながら説明しますので、何か興味のある分野で質問があればどうぞ。

森越　「ファーレ・アッシエーメ部」は、各部署のファーレ・アッシエーメに関わる活動をつなぐ役割として考えてよいですか？

ロベルタ　その通りです。ファーレ・アッシエーメ部の役割はさまざまな部署に関わってネットワークをつくることです。朝の全体ミーティングはもちろん、他にも必要な部署のミーティングに参加して、情報をアップデートしつつ共有し、それぞれの仕事がスムーズにいくように連携をはかります。また、各部署や職員だけではなく、平等な立場で当事者や家族、職員、市民を巻き込んでいくセクションです。目的は当事者の主体性というか、当事者でも家族でもだれもがみんな「自分が主人公であること」を大事にすることです。重要なことは、誰もが役に立つ知識をもっているということです。当事者と家族の経験知からくる知識、専門家の知識、それらの知識を合わせていくことがファーレ・アッシエーメであり、いろいろなグループが協働してつくってきました。

森越　取材の中で、ファーレ・アッシエーメの思想が各部署に浸透していました。活動はどのように始まったのでしょうか。

ロベルタ　始まりは二〇〇〇年ごろ、セルフヘルプグループと家族会活動がきっかけとなって、時間をかけて育まれてきました。

セルフヘルプグループには統合失調症のグループ、双極性障害のグループと、ある疾患に特化したグループと、あらゆるトピックを扱うＡＭＡというグループがあります。

もう一つの大きな柱である家族会は、基本的に週一回ずつ八回のプログラムが組まれており、一回のサイクルに一〇から一二家族が参加します。

次に、ファーレ（FARe）という新しいプロジェクトについてお話しします。これは、家族、職員、多くの人が協働して内容を考え、一緒につくる講座、研修的なイベントです。市民に向けた一般的な講座もありますし、特定の人、たとえばボランティアになりたい人向け、疾患や症状のセミナーなど多彩なテーマがあります。精神保健センターのサービスとして始まりましたが、だんだん他の社会福祉サービスや公共団体と関わるようになっていきました。啓蒙活動にもよいということでどんどんフィールドを広げています。

森越　アンドレアのインタビューの中で、心理教育がとても役立ったと伺いました。

ロベルタ　アンドレアは、このファーレで二回、二つのファシリテーターを務めました。当事者ウッフェとしてＧＰＰ（サービス向上グループ）の一員でもあります。取り扱ったテーマの中で非常に成功を収めたのがリカバリーについてです。主に当事者を対象に、病気を持ちながらもいかに人生をよくしていくかを目指した内容です。治るということは病気の症状がなくなるということではなく、本当の回復とは生活の質が上がっていくこと、そういう視点から見るのがリカバリーです。

テーマの選び方ですが、テーマのリストがありまして、ここに候補になるテーマがたくさん挙げられています。それを当事者が「こんなテーマで話したい、こんなテーマでディスカッションしたい」と選びます。最初は少ない人数でも始め、会を重ねるうちにグループの形ができていきます。会にはコーディネーター、ファシリテーターが必要で、職員でも当事者でもそのテーマに詳しい人がコーディネーターをしていくことになっています。

森越　ファーレ・アッシエーメでは、当事者と家族ウッフェが活躍していますが、組織や制度としてのウッフェについて教えていただけますか。

クーニ（コーディネーター）　私は代表ではなくコーディネーターで、GPPの一員です。アンドレアの話もありましたが、彼はウッフェとしてこのファーレ・アッシエーメに熱心に参加してくれています。

組織としてのウッフェについて話します。ウッフェはトレントに四〇人ほどおりまして、三分の二が当事者で三分の一が家族。ここ数年平均年齢は下がってきています。以前は五二歳、今（※二〇一七年現在）四三歳です。

ウッフェとは「経験知を生かす患者と家族」ですから、理論的にも方針的にも、精神疾患を経験した患者と家族なら誰でもウッフェとしてオファーできるわけです。ウッフェになるために試用期間というか研修期間もあります。研修というよりプロセスといったほうがよいかもしれません。ウッフェになりたいと思ったら、まずファーレ・アッシエーメの事務室に行き、責任者のロベルタに話をして、ウッフェとは何か、ウッフェのミッションとは何か、そういった説明を受けます。ウッフェについてあまり知らない場合は、まずボランティア的な活動を通して、ウッフェというものを理解してもらうようにしています。

ウッフェは、保健局や居住、就労、病院、地域と、ある意味すべてのエリアで働いているので、まずウッフェの現場を体感するために、さまざまなエリアを見て回ります。カーサ・デル・ソーレもしかり、アパートメントもしかり、いろいろ見て回り、全部一回りした後、どの仕事を一番やってみたいか尋ねます。最初はもちろん職員を含めて一緒に考えますが、いいと思った現場に入って仕事を習う、いわゆるオンザジョブです。仕事の現場で、まずはウッフェについて業務をオンザジョブで覚えてもらう。それが研修といえば研修です。その仕事ぶりを評価して、互いに大丈夫と思ったら、本格的に働くシフトが組まれて、ウッフェになっていくのです。

仕事が始まったら、一カ月に一回、そのエリアのウッフェと職員、そしてファーレ・アッシエーメ部署の職員が集まって話し合いをします。仕事ぶりや、何よりもそのエリアの職員とウッフェがいい関係をつくれているかというのを見ていきます。

一カ月に一回のミーティングは、時を経るにしたがって大きく性質が変わってきました。最初のころは職員がウッフェの働きぶりを評価して、それを話すようなミーティングでした。しかし今は平等な立場で、ウッフェも職員がどういうふうに働いているかを話し合うのです。（笑）

ウッフェも職員も対等な立場で働きぶりを話すようになってきました。なぜそのような変化が起きたかといえばウッフェの文化が根付いてきて、信頼が生まれたからだと思います。信頼があるからお互いの立場で意見を言い合えるようになってきたのです。どのようなことでも変化していくプロセスが必ずあるものです。

森越　活動の中で調子を崩したときは、どのように対応しますか。

クーニ　そうですね、病気を抱えていると、時には再発することがありますが、活動の最初のころは調子が悪くてもウッフェのポストを失ってしまうのではないかという恐れから隠してしまうことがありました。周りも分かっていて、見てみないふりをしている、そういうことがありがちでした。今では、調子を崩した場合や再発した場合は休ませます。そうして回復してからまた戻ってきてくれということになりました。

そういうことが日常として根付いたので、現在ウッフェが現場で気分が悪くなった場合もウッフェは自分で気分が悪くなったと言えるのです。回復したらまた戻れるようになっているからです。少なくともそういう保証があります。

あと大事なこととして、ウッフェはパンキーナから給与を支払われています。とても大事なことで、何かしら能力があってそれが役立つからお金が払われるわけで、収入を受けているということはとても自信につながりますし、保証というものはそういうものだと思います。パンキーナも大きな収益があるわけではありませんが、ウッフェの仕事にきちんと給与が払われているということがとても大事なことだと考えています。

森越　ウッフェの年齢層はどのようですか？　外国人はいますか。

クーニ　最年少は一八歳です。家族メンバーで未成年の子供達がウッフェとして働きたいということもあったのですが、未成年のウッフェは取っておらず、成年に達するまで待ってもらいます。最高齢は八四歳で今は引退しました。外国人の家族ウッフェもいます。アルバニア人の若いウッフェもいるし、さきほどバールにいた中国人も元ウッフェです。

森越　仕事時間は？

クーニ　フルタイム、パートタイム、一日一、二時間勤務の人もいます。

森越　ウッフェになりたいという希望者は多いでしょうか。また、定員もありますか。

クーニ　志願者は月一名ぐらいで、それほど多いという感じでもありません。定員は予算の限りです。総額一七万ユーロで、うち一四万ユーロは保健公社の予算です。給与はいらない、ボランティアでいいと言う人もたくさんいます。

森越　フェデリカはファーレ・アッシエーメ部の当事者ウッフェと伺いました。

フェデリカ　ええ、私は現在、双極性障害の治療を受けながら、三年半、精神保健センターのファーレ・アッシエーメ部門で働いています。それ以前は、一四年間公務員として働いていましたがハッピーではありませんでした。デ・ステファニと話し、自分に合った仕事を見つけたいと思いました。話が飛びますが、私は第二次世界大戦の本をたくさん読みましたが、トレントは精神医療の第三次世界大戦のような状態だと感じたのです。ホロコーストは許せるものではありません。

森越　ファーレ・アッシエーメ部では具体的にどのような仕事をされていますか。

フェデリカ（当事者ウッフェ）　ここでは、職員、当事者、地域の人々が助け合う場で、私は精神医療の専門スタッフと私たち当事者を結びつける仕事をしています。当事者であっても、センターは私に権限を与えてくれて、責任感を感じるとともに、自立を促してくれるように思います。まさにスタッフと私たちの共同体です。というのは、スタッフには専門知識があり得意分野があるけれども、それは私たち当事者の届かない場所にある。逆に当事者の強い分野は職員の届かない場所にある、その二つを合わさることによってすばらしいことが起こるのです。

たとえば、私は、スタッフから「フェデリカ、もうちょっとおさえて。あなたはほんとうにたくさんのことを知っていて教えてくれるけども、ちょっとおさえたほうがいい」と言われます。ただ私にはすごく話したいという情熱があふれている。その中間点を探るといった意味で、スタッフと当事者はすごくいいタッグを組んでやっているのです。

そこには論理というか思考回路がみえてきます。わーっと話すとき、相手がいると自分の思考回路がみえてきます。リフレクションとコラボレーションが非常によい効果をもたらします。ある日、私は、「私があまりにも情熱をもちすぎて話すのは、もしかしたら別の動機があるからではないか」と話しました。もしかしたら失敗するのが怖いという恐れから情熱をこめて話しているのかもしれない、と。そういうことを他人と話し合うことは非常によい効果を生むと思います。ファーレ・アッシエーメはそんなダイナミズムがあります。

森越　双極性障害では、元気があるときにエネルギーを使い切ってしまうことがあると思いますが、エネルギー配分を工夫されていますか。

フェデリカ　仕事は情熱をもってやっているので消耗は感じません。でも、仕事が終わったあとに思春期の娘と接するときは消耗します。（笑）

私はポジティブにものを考える方で、何であれ楽しく取り組めます。たとえば、ファーレ・アッシエーメのメンバーから、「フェデリカ、あんたは偉いよ。プロジェクトを起こして、考えて、行動して。それで何かうまくいかなくても、がっかりしちゃだめよ」と言われますが、別に一人でもできると思う考え方です。私はトスカーナ出身ですが、トスカーナはこういう元気な人が多いですね。

森越　当事者として精神医療に取り組む思いを聞かせてください。

フェデリカ　薬は回復の一部にすぎず、すべての問題を解決するものではありません。学校での啓蒙活動、今ここであなたたちと話すこと、そういったことすべてが治療につながっていきます。デ・ステファニとか医者はもちろんいいことやってくれるけれども、それはほんの一部であって、大部分は私たち当事者にかかっているのです。病気は、病気の当事者自身の行動にかかっている、と思います。

2　ウッフェたち

ファーレ・アッシエーメの理念のもと、当事者と家族がウッフェとして、あらゆる部署で活躍している。

ここでは、勉強会から生まれた家族会のメンバーのパウラ、精神保健センターのドアを開けると受付で迎えてくれるマーラ、クライシスのときに患者に寄り添う当事者ウッフェのマウリッツオを紹介する。

家族会　パウラ（家族ウッフェ）

私は息子が発症して家族会に来ました。ここ三年ほど参加しています。最初のころは、病気のことも何が何だかさっぱり分からなくて、非常に怖かったことを覚えています。家族会に参加するようになって、かなり安心ができるようになりました。

どのようにして今の家族会の形ができあがったかというと、週一回、八名から九名の家族で、毎週会うことを続けました。自然発生的におしゃべりの場やグループができあがってきて、それが続いているわけです。毎週、会って話をする、自分にはそれがとても重要なことでした。今日も六時から集まります。

ここで話し合ったりもするし外でも会ったりもするし、映画を見に行ったりもします。もちろん全員で行くわけではありませんが、何であれフレンドシップ、友情のつながりがあるということがすごくいいのです。とても人生が変わりました。すごく楽になった。このように三年過ごしてみると、メンバーを家族とも感じます。お互い問題を共有しあっているのでほんとうに家族みたいなものですね。孤立しないですみますし、気持ちを共有できるのですから。

外でも自由に会うと言いましたが、私たちにとってここで会うということも、かなり重要な意味を占めていると思います。週一回、八回シリーズの会合を続けるうちに、自然発生的に会ったりする仲間ができて、サイクルが終わってもつながりが続いています。

精神保健センター受付　マーラ（当事者ウッフェ）

チャオ。受付で働いているマーラです。発症のきっかけは、七年間付き合っていた恋人との別れと、両親の離婚が重なり、私の世界は崩れ落ちました。生きる気力を失って死ぬことばかり考えていて、ヴェローナにある私立の精神科クリニックに連れていかれました。そこで、暗い部屋で電気ショックを受けました。目が覚めても何も考えられなくて、詰め物をされたように自分が自分ではないという感覚をありありと覚えています。卵の中に入って、その殻の外で何かやっているような感覚、そのあとはたくさんの錠剤……。

数年後、父に連れられてトレント精神保健センターに行きました。自分の苦しみを知ってほしくて、医師の足をつかんだことを覚えています。医師は私の境遇に理解を示してくれて、長い時間がかかったけれど、回復がはじまったのはそのときからだと思います。

今は双極性障害という診断名で、強い不安感がベースにあります、不安感からくる何か、呼吸が浅くなると不安に連動するような症状です。青いカプセルの薬を朝夕服薬していて、自分に合う最小限の分量だと感じています。私の場合、躁が強く出る感じですが、不安感というのはやっぱり自分の遠くにやっておいたほうがいいと思います。

受付で働いてから一〇年になりました。火・水・金の午後に入って、訪問者と接しています。刺繍や読書をしながら、リラックスして活動できるのがいいです。

かつて症状に苦しめられていたとき、ようやくたどり着いた受付で目にしたのは呼び鈴だけでした。それを鳴らして待つことしかできなかったけど、その数分が何時間にも感じたのを覚えています、不安が大きくなって取り乱して……。人が対応すること、これにどんな効果があるか身をもって体験しています。特別なことをするのではなく、ほほ笑みとわずかな言葉だけで心が穏やかになり、安心感が生まれるのです。

笑顔で迎えること、傾聴すること。私の役割は、保健局で働いている人につなぐことだから、自分が接している相手の内面から発せられているもの、悩みを抱えていることを受け止めて、渡す。医師やセラピストが来るまでどうしても待ち時間が生まれるから、負担をかけずに待ってもらいたいと思っています。

――マーラの笑顔は本当にホッとしますが、笑顔の秘訣を教えてください。

特に秘訣はないけど、熱中すること、刺繍があることかしら。幼いころから絵を描くのが好きで、木の棒に彫り物をしたり、海で拾った石に絵を描いたり。症状がひどいときは描けなかったけど、センターのアート教室に参加して、もう一度絵を描きたいという気持ちが目覚めました。私を回復に導いてくれた人たちの何かの力になりたい、そんななかで自分の力を再発見できたことはとても深い喜びで、自分を解放していくプロセスであったように思います。

地域医療急性期対応チーム　マウリッツオ（当事者ウッフェ）

四〇歳のときに、最初の症状が起きました。そのとき私は技師として働いていて、妻、三歳・一一カ月の二人の娘、妻のお腹にはもう一人子どもがいて、もう少し子どもたちとの時間が取れるよう仕事を変えようとしているころでした。

症状には三段階ありました。最初は疲れを感じる段階、うまく言えませんが普通の疲れとは違う疲労感。次にちょっと不安というか、神経過敏な状態で眠れなくなり、最後には食欲がなくなって部屋に閉じこもるようになりました。明日はよくなるんじゃないかという思いと、よくならないんじゃないかという不安を同時に抱えて過ごしていました。

そんな調子でしたから仕事も解雇されました。次の仕事が見つからないのではないかという不安、子どもを育てられないのではないかという恐怖が襲ってきました。「大丈夫、大丈夫」と言い聞かせましたが、ネガティブな感情の波はおさまることがありません。妻が異変に気付き、「精神保健センターで診てもらいましょう」と声をかけてくれましたが、自分自身で何とかしたい、いや、何とかできると思い拒否しました。この強がりが、私をますます世界から孤立させたように思います。自分は役立たずで敗北者だという強迫観念に打ちひしがれていると、妻の顔が見えました。「何とかなるさ」と言う私に、「何とかなってない」といたわりながらも断固とした口調で話す妻。彼女が精神保健センターにつなぐ役割を果たしてくれました。妻はほんとうに素晴らしいと思います。

しかしその後、症状はそのうち消えるだろうし、俺は頭がおかしくなったんじゃない、精神科なんか行きたくないと、センターへ行くのを渋りました。新たな就職も決まり、次第にセンターから足が遠のきました。しかし、今度は仕事場で発症するのではないかという恐怖に襲われるようになり、仕事場に入れなくなりました。妻は仕事もしていたし、娘を保育園に連れていったりと大変でしたが、自分は何もできない、でも精神科には行きたくないと。そんなある日、「今日、もし予約しているところに行かなければ、家にいれない」と言われて、しぶしぶ出かけました。そのとき医師に、「一人ではこの問題は解決しないよ」と言われて、はっとしました。一人でこの症状に立ち向かうことはできない、と。そのときからほんとうの自分の治療がはじまったと思います。

とてもラッキーだったのは、そこにウッフェのジュセッペがいたことです。ジュセッペは、自分はこういう経験をして、こういう気持ちだったと話してくれて、ほんとうに助かりましたし衝撃を受けました。もう一人のウッフェ、名前はクーニといいますが、とても良い人で、私が診察に行ったときにカフェで一緒にコーヒーを飲んだり、笑顔でよくなろうぜと、モチベーションをあげてくれたのです。そういったことがすごく私の助けになったのです。

クーニは同じベルガモ出身で、病気の前からの知り合いでした。「病気になったことは君のせいじゃない、君に罪はない」と彼は言いました。そして、「もし罪があるとしたら、治療をしないと君が決めたことだ」と。カフェでコーヒーを飲みながらそんな話ができたことが、治療に抵抗していた私を助けてくれたと思います。

ジュセッペは、すばらしいウッフェで、常に手を差し伸べてくれて、話していないのにメッセージが伝わってくる。彼とのやり取りを通して、私もその一員として参加したいと思いました。そのことを妻に話すと、妻は自分を信じてくれたし、責任も感じさせてくれました。責任を感じさせてくれて……えーと、ごめんなさい、何かいい言葉が突然ふっと消えることがあるんです。ともかくウッフェをすることで、自分によい効果がある、自分を助ける効果があることを確信しました。

ウッフェとして一〇年になりますね。最初はウッフェの先輩に同行して急性期病棟で仕事をしました。朝、外出がおっくうになっている患者とコーヒーを飲んだり、トランプをしながらおしゃべりするのです。私は彼らの経験に耳を傾けます。関係性が醸成する時間は人それぞれですから、まずは聞くことが大切です。発症の話を聞くと、自分もまた発症するのではないかと恐怖に襲われることがありましたが、同様にそれを乗り越える力も見ていたので安心することができました。

次に、精神保健センター内の地域医療急性期対応チームの一員として働くようになりました。月から金曜、朝八時半から夕方の四時ぐらいまでのフルタイム勤務です。急性期の患者の家に医者やセンターのコメディカルと同行して出かけます。医者から、「マウリッツオ、君のウッフェとしての対応が役に立つから来てくれ」と言われたときに、一緒に行って対応するという感じです。

——今朝のミーティングで、希死念慮のある患者さんの話し合いのとき、「彼はマウリッツオを信頼しているから訪問チームに同行してもらおう」と決まりました。どのようなことを心がけて患者の家に行くのでしょうか。

患者にもよるのでパターンはないけど、まずはコミュニケーションというか、話を聞きます。次に、自分の役割は経験を話すことなので、わかると思う部分は経験を話します。心がけているのは、患者にも責任感をもってもらうようなアプローチです。「自分に対しての責任があるから、医者の言っていることを信用してはどうだい」「薬を飲むことは自分への責任を持つことだから、自分を治そう」と。すると、患者も自分の状況を話してくれて、当然ながらいろんな苦しみがあることがわかります。そんなときは、「私も苦しい思いをしたからわかる、薬を飲みたくない気持ちは同じだった」と言いながら、「責任を持って治療をするから、医者の意見も聞いてみようよ」と諭すように話すことを心がけています。

先週の話ですが、ある患者さんが薬を絶対飲まないと言う。医者とかかりつけ医、看護師もいて、そこで自分の経験を話しました。「私だって、まあ薬を飲まないと悪くなる。だから、飲んだほうがいいんだ」と経験を交えて話したら、彼女は分かってくれて、薬を飲んでくれました。

朝のミーティングもそうですが、ウッフェは専門スタッフと同等に会議に出席します。そして自分の見解や意見を専門家に伝えられる環境がちゃんとできています。強制入院の判断にも関わっていて、入院はダメだと思ったら、そのように言うことができます。意見を尊重されるということはとても重要なことです。自分の仕事が尊重されている証であり、そこから責任感が生まれるのです。

ウッフェとして関わって、自分自身にとてもよい効果があることを伝えたい。私には娘が三人いて慕ってくれるし、父親がどんな人生を生きてきたかもわかってきました。たとえ、今体調が悪くなってもまたよくなること、助けることができること。そういった価値を自分の子どもに与えることができる。再発のリスクが私にも潜んでいますが、殻を打ち破ることは可能だと常に考えています。私を信用してくれる人たちがいる、そう思うともっとうまくやろうと思えるのです。

教育現場で話すウッフェたち

ファーレ・アッシエーメの活動の一つに、ウッフェが学校に出向いて子どもたちに経験を話す出前授業がある。私たちも高校の授業に同行した。生徒たちは熱心にウッフェの話に聞き入り、質問も飛び交う活発な対話となった。その翌週は、話を聞いた生徒たちがセンターを訪れ、地域精神医療の現場を体感していた。

教師　今日はこのグループで、話し合いの中から何が生まれてくるか見ていきましょう。

これからウッフェが精神疾患というテーマで話します。ウッフェとは、「精神疾患を体験した本人と家族のスペシャリスト」のことで、今日は、本ではなく体験から得たことを話します。

精神疾患というのは軽いテーマではないことを事前に話し合いましたね。トレント精神保健局はすぐ近くにあるので、皆さんも前を通ったことがあるでしょう。システムの説明をすると、この地域の人は心の不調を感じたとき、この精神保健センターに行きます。来週私たちも見学に行きましょう。

トレントは、ユニークな精神医療を展開していることで世界に知られています。つまり、イタリアはバザーリア法により精神科病院の廃止を決めましたが、その後、地域で具体的にどのように精神保健医療を展開するかは決められていませんでした。そこでトレントでは、当事者と家族の求めに応じた就労支援や、学校訪問など地域に根ざした活動を行っています。また、地域精神保健の重要な担い手として、精神疾患を体験した人や家族などウッフェが活動しています。

それではお話をお願いします。

ウッフェ1　まず皆さんに質問します。狂気とは何か。狂人とは何者か。何か衝撃的なことを言うつもりはない。みなさんの多くは、狂人とは、異なった考えをする人、困難を抱えた人と考えているかもしれない。狂人とは変わった行動をする人なのかもしれない。そういう定義であるなら、多くの人が気がおかしくなっているということだろう。ということは君だってそこから遠いところにいるわけじゃない。難しく考え過ぎてうまく社会とも自分とも距離が取れない、そういうこともちろんあるだろう。僕自身、そういう思いもしたし、多くの友人を失ったから。内面の世界に触れて狂ってしまったのか､僕も変わったことをするかもしれない。いいやつ、悪いやつもいるし、人間的なやつもいる。いろんな人間がいる。僕は、子どものときから音楽が好きで、今も音楽をやっている。とてもいい友人がいたが自殺して、僕はそこからおかしくなった。オタクと呼ばれる人たちがいるが、それは性格の一つだと思う、心に鎧があるだけだけど。そんな友人がいるが、みんなそれぞれ変わった人間たちだ。狂人と話すのは簡単なことではない、そこに人間がいるから。

電気ショックのことを知っているかい。昔はあったんだ。動物が電気の柵に引っかかって感電したのを見て、精神科医がこれはいいんじゃないかと思って電気ショックが生まれたのじゃないかと思う。私立の精神科クリニックではまだやっているところがある。もちろん麻酔を打って行うんだが、いい結果もあるし悪い結果もある。

人間性とは何か。僕は、感覚的にしゃべっていて、悪いと思うが言葉が安定したものではない。テレビを見ていたら、ある有名人が怒っていた。おかしいことを言ったりもする。

先生は狂人についてどんなこと話しているかい。僕は、自分は狂人だと言うことができる。分かって欲しいのは、閉じこもる者、テレビに出る者、この世界にはいろんな人間がいるということだ。（突然立ち去り、学生は呆然としている）

ウッフェ２　私の話が役立てばと思います。私が病を克服したお話です。

私は、読書が好きで、詩を書くのが好きです。先生になるのが夢です。ちょっと難しいと思いますが、いつか本書きたいです。

今ウッフェとして働いています、そう、地獄からウッフェにきたような感じです。私はアルバニア出身で、一九九七年ごろ暴動が起こり、首相も辞任して一時無政府状態になりました。それまでは普通の人生でしたが、内戦に巻き込まれて右半身がおかしくなりました。そこでイタリアに逃げ、治療をはじめました。息子がいていろいろと手配してくれたのです。二〇〇〇年一月から働きはじめました。医者は、「そんな無理して働くな」と言いましたが、働きました。悪化してまた手術して治療して、それでも状態はどんどん悪くなっていきました。お医者さんはいろんな薬を使ってくれましたが痛みがとれません。ガンに使う薬も使いましたが痛い。本当に疲れてしまったし、自分自身にも自信がなくなって、うつ病になりました。

心理士がセラピーを勧めたのでその意見に従いました。私は、現実的に多くのものを失ったと思います。最初、うつ病というものを認められず、薬も飲まずにいました。それを見かねた息子が私をトレント精神保健センターに連れて行きました。そこで私は、自分の態度が間違っていたことに気づきました。認めなかったために、私はこれまでなんという代償を払ったでしょうか。自分の体は内戦で怪我したけれど、うつ病で失ったものを認めていなかった。大変な損害でした。許せなかった、でも、許すのは私なのです。

人生というのは誰に何が起こるかわかりません。体の悲鳴に耳を傾けること。家族の助けがあって、自分の心の危機を認める決意をしたのです。精神保健センターから何回か逃げ出しましたが、職員や医師のおかげで、ほんとうにいい治療ができたと思います。そして、語る言葉が戻ってきたのです。

ウッフェ３　トレント精神保健局の受付窓口で働いています。ほかにも働いている人がいますが、ウッフェは受付で、来た人を歓迎する仕事です。人を助けること、認めること、受容すること。

仕事はそんな内容です。

自分の息子は、あなたたちと同じくらいの年齢です。私は年寄りだから、話が長くなるかもしれないし、ちょっとした偏見の話をするかもしれません。私は、ここトレントで生まれました。寄宿学校に入ったとき、急性期で初めて精神科病院に入院しました。その当時、選択肢は入院しかなく、そうせざるをえませんでした。入院したら、昔は特殊学校へ行くしか方法がなく、学校辞めたくて仕方ありませんでした。そこで、中部のプラートという町の高校に転校しました。高三の時、勉強には向いていないということを言われましたが、大学に入学し卒業できました。ものすごく勉強しましたね。勉強向きじゃないから、たとえば農業をやったらと言われるかもしれないけど、でもそんなことは必要ありません。やる気があれば何でもできるのです。

大学卒業後、トレントの、精神疾患の子どもたちが通う学校の職員になりました。夜中の二時、三時まで仕事をして、そこでうつ病になりました。昔の精神科病院のイメージがあったから、自分が精神を病んでいることを受け入れたくありませんでした。しかし、眠れない、食べられない、精神病の特徴ですね。一〇日ぐらい入院して、そこで受けた精神治療が功を奏しました。

仕事に復帰しましたが、完璧主義だったのが、自分との距離がすごくとりづらくなっていました。自分のことが好きになれない。家族にもわからなかったでしょう。それでも時は移りゆきます。息子は結婚して新婚旅行に旅立ちました。

二〇一一年、双極性障害の診断を受けましたが、私も役に立つことがあります。みなさんは、私を通して精神疾患がわかりますね。この私の状態から、何か学んでほしいと願います。私みたいにならないこと、精神疾患にならないことは素晴らしいことだということを学んでほしい。無知にこそ恐怖が宿るのです。

今日来ている日本のみなさんの講演で、四つの幸せの定義を聞いて衝撃を受けました。人間の幸せとは何か。人に必要とされること、人にほめられること、人の役に立つこと、人に愛されること。そこで私が思ったことは、人からの愛情を求めるのではなくて、自分も人を愛することができるんだと知ること、それが大切だということです。自分が精神疾患から抜け出した体験からそう思うのです。そのことに気づいたことを思えば、精神疾患だとしてもまあいいかと許せる気がします。許すこと、自分も他人を許すこと。それは、自分と他人の可能性を開くということです。それはピュアな感情です。ピュアとは何かを話すには時間が足りないですね。みなさんありがとう。

3　ボランティアたち

イタリアにおけるボランティア活動は長い歴史に支えられており、国民全体の一二・六パーセント、実に七〇〇万人のボランティアが正式に活動している。トレント州においては、フルタイムボランティアの割合が労働者の二二パーセントに及ぶ。イタリアの個人情報法は厳密に適用される法規だが、精神保健サービス施設においてはボランティアとの完全な協働が認められており、当事者のプライバシー情報へのアクセスもボランティアに許可されており、違反した場合は、職員と同等の責任を負うことが要求される[1]。

取材中、そこで働いている人が、職員なのか、ウッフェなのか、ボランティアなのか質問しなければわからなかった。ロベルタにそのことを伝えると、それがファーレ・アッシエーメなのよ、と笑った。ここではボランティアの方々のお話を紹介する。

ロベルタ（責任者）　ファーレ・アッシエーメ部では、ボランティアの研修もやっています。ボランティアのオファーを受け、いろんなエリアのボランティアのセッティングもします。当事者の人がボランティアの仕事を希望することもありますし、市民の誰にも扉が開かれています。

ソーニャ（病棟の教育福祉士）　急性期病棟でもデイセンターでもボランティア活動を取り入れています。拘束しないという治療的な戦略のためにもいろいろな活動が役立っています。

みなさんが病棟を訪問されたとき、みんなが「何だ、何だ」と言って動きが生まれる場面がありましたね。ふっと風がふくように、外から誰かが来るだけ病棟の中にちょっとした動きが生まれます。患者さんの状況を見ますが、体を動かすレクリエーションがよい感じの日は、内面よりは外面的な動きを増やすようにします。患者さんは体が動きやすくなると、自信がつくようです。

研修で来た方たちに、私たちからボランティアとしてやらないか、と声をかけること多いです。ボランティアのイザベラや、プレンツィアの活動は、非常に意味のある活動です。教わったことは家でも同じことができますし、夜眠れないときに力を抜く練習をしていきます。いったんその訓練が身についたら、日常生活の必要な時にリラックスできるのですから。

イザベラ（リラクセーションボランティア）　九年前からボランティアを続けています。私は心理学を専攻し、インターンの時にサンタキアラ病院（急性期病棟のある病院）で、患者と家族のために話を聞くサービスを行っていました。今はデイセンターのリラクシング・グループの中でボランティアをしています。

具体的には、指圧や呼吸法で、五〇分ほどのセッションで、庭で散歩しながら呼吸を整え体の中の力を感じてリラックスするような感じです。

プレンツィア（絵画ボランティア）　五年前からデイセンターで油絵を使ったセラピーをやっています。教えるというより一週間に一度グループで絵を描く活動です。風景画とか物を描くのではなく色を使い、内面のハーモニーを表現します。テーマを決めますが、同じテーマでも人によってずいぶん違います。（実際の絵を見せて）この会のテーマは「ブルーのもつイメージ」。これはブルーの色が円を描いてずっと回り続けながら外から守ってくれるイメージ、これは中に光が入っていて、中の光が守ってくれる。守られるイメージでこれだけ違います。

これは少し暗めの色だけどハーモニーがいい。ちょっと暗いのが影かな、光が少し小さい。これは水が多いな。水があちこち漏れているような。これは抱きしめる感じではなくて、心の動きを表わしている。これは赤の色を基調とした作品になっている。色の美しさとかグラデーションを意識して描きます。それまでは白黒だった世界を花に変えた人もいました。

ミケーレ（スポーツボランティア）　五年ほどサンタキアラ病院でボランティアとして活動しました。火曜日と土曜日の一時から四時まで、運動したり散歩したりする。家族が参加することもあります。誘える活動というものはすごく良くて病棟から出る。出るとリラックスする効果があるようです。

オリエッタ（傾聴ボランティア）　ボランティアの活動は、まず傾聴し、気持ちを受け止めること。その内容を医師につなぎます。活動は、会合サイクル、セルフヘルプグループ、家族のコーナーという場があり、知識の共有と分かち合いを促しています。家族ボランティアは四人いて、一週間に一回ぐらいのシフトで家族会合のサイクルを回しています。六週間一サイクルで、進行役は専門スタッフばかりでなく、ボランティアも務めます。

ボランティアをはじめたきっかけは、二〇〇五年に夫がうつ病を発症しました。イタリアの家庭にはかかりつけ医がいて、そこで薬をもらって治療したのですが、治ったような治らないような状態が続き、二〇〇八年にはかなり病状が悪化してしまいました。仕事ができなくなるぐらい悪くなったのです。そこで通院先を精神保健センターに変えました。二カ月に一回の医師の診察と薬物療法を受けました。だいぶ良くなったのですが、夫の母の死去や会社の倒産をきっかけに再発しました。良くなったり悪くなったりの繰り返しでしたが、二〇一五年ごろに「もう治った」と言われました。

そんなとき仕事が決まって、実際とても良くなりホッとしましたが、少量の薬は飲み続けています。夫は薬を手放そうとしません。

実は、三三年前、私が一八歳の時、父がうつ病で自殺しました。当時はうつ病をおおっぴらにできない、隠す、そんな時代でした。家族が苦しんでいるときは、同じように当事者の家族が助けになると思うし、自分の父親に起きたようなことを経験させたくない、そんな人が少しでも減るように、そんな思いで精神保健センターのボランティアに登録しました。家族が情報を知って、助けを求める人を助ける場はとても有用だと思います。

私は、身内が発症したときに家族が感じる苦しみと孤独を経験しています。私のときはなかったですが、話す場があることは救いです。何があったのか、がっかりというか落胆の気持ちが強く、再発したときは自分がやってきたことは全く意味がなかったのではないかと落ち込みました。

夫は、入院はしませんでしたが、食事も外出もしない、壁をじーっと見て止まっている状態でした。幸い私は仕事をしていなかったので、一緒にいられる時間があり、時々家から連れ出しましたが、何の興味も湧かない状態を見るのはつらかったですね。

そんなとき、アドバイスをもらえたらよかったなあと思います。うつ症状に対してどういうふうに対応すればいいのか、再発したときにどうしたらいいのかという体験者のアドバイスが何よりも支えになります。医師のアドバイスももちろんですが、同じことを経験している者の言葉は大きな支えになるのです。

私は夫のそばにいられたので入院はなかったですが、もし時間がとれない場合は入院になったと思います。家族のサポートがある場合は、入院率は下がるでしょう。ただ、入院が自殺の抑止力になるかというと、そうではありません。実際イタリアでも入院中に自殺したケースもあります。自殺防止については往診が役立っていると思います。

昔は精神科の病気になった人のことを「変な人」と呼びました。変な人だから隠さなきゃ、恥ずかしいみたいな感じだったのです。でも、それが「うつ病」という病気であるという認識が高まって、家族が話すようになりました。社会の見方、呼び方が変わったことは大きいと思います。

クーニ（コーディネーター）　実際、彼女がご主人についていることができたので入院しなかったけれど、もし、そこまで時間が割けない場合や希望があれば入院になったでしょう。家族のサポートがある場合は入院を避ける率が上がりますが、重度の場合、入院になるのはイタリアも同じです。地域医療チームの往診、訪問は毎日でも行われます。薬も持参して薬剤調整をしながら診ていきますが、リスクが高い時には入院になることもあります。

偏見の話がありましたが、昔に比べて、今はもっと話せる雰囲気になったと思います。うつ病が病気であるという認識が高まったので、それで話すようになったと思います。

付け加えますと、ファーレ・アッシエーメのセクションが全部の統括しているわけではなく、ファーレ・アッシエーメができる前からボランティアというのはたくさん存在していました。各職員の知り合いとかで、そこから入っていくボランティアもいますし、自分が知らないボランティアもいます。例えば、イザベラはファーレ・アッシエーメを通したのではなく、デ・ステファニの紹介です。元々彼女は心理士の資格を持っていて、ちょうどいいバランスの取れた年齢でもあるから、ぜひ何かやってくれと言われたそうです。デ・ステファニが言うには、「制度上でのカウンセリングはできないけれども、もし患者があなたに話を聞いてほしいと言ったら聞いてもらいたい。話を聞くカウンセラーとして、このセンター内をぐるぐる回ってほしい。その中で自分が役立つ場所があったらそこで何かしてくれ」と。このようなことで、ボランティアというのはあちこち入っています。

それは一種のコラボレーションみたいなちょっとイタリア的な寛容さもあるのです。ファーレ・アッシエーメは一応フィルター的な役割を果たしているけれど、すべてを統括しているわけではありませんし、緩やかに受け入れる流れがあります。

何かあった時のために、保険に加入しています。実際、過去に問題もあったけれども、つらくなったらボランティア続けなくてもいいのです。文化的にボランティアを認める土壌があって、私達も良い心がけでやっているし、職員の方も分かっているからお互い信頼のようなつながりがあります。

イタリア政府もボランティアは大切な資産だってことは分かっています。みんなが自分のことしか考えていないのだったら社会として世の中止まってしまうという哲学がある。それでボランティアというものを認める土壌ができていると私は思います。

森越　絵を描くにしても、症状への影響や治療的な効果もあると思いますが、ボランティアサークルと治療チームのつながりもあるのですか？

プレンツィア（絵画ボランティア）　状況によるのですが、例えば、私達の場合で言えばチームにカウンセラーや精神科医がいて、その精神科医と三カ月に一回はミーティングしています。そこで共有できるものがあれば共有する。多分臨機応変に対応しています。もし何かしら通常ではない問題が見られた場合は職員にすぐコンタクトして共有しています。

レチアーノ（サービス向上グループボランティア）　私はボランティアで、サービス向上グループのコーディネーターをしています。社会的協同組合でコーディネーターの経験があり、このような仕事に慣れていることもありますし、ジャーナリストとしてのキャリアもあるので自分の意見も生かしつつやっています。

サービス向上グループはある建物の移転問題で結束した小さなグループが母体です。自分たちの意見を市長や保険公社のトップや政治家に伝えるために、委員会をつくり、グループで話し合いを重ね戦ったのです。このグループでは、関係者で選挙を行い、当事者、職員の中から一五人が選ばれます。民主主義の国だから皇帝はいません。立候補できない人もいます。たとえば、重要な役職を持っている人。デ・ステファニは立候補できません。と言っても、私たちは共有し合う、協力し合うというものだから敵対しているわけではありません。

精神保健局のすべてのサービスの問題を吟味するのがサービス向上グループの仕事であり、その問題点は誰でも提起してもらってよく、出された問題をまとめて、カードのような冊子をつくっています。数字をふっていますが、たとえばカードナンバー一二は、ちゃんとした丁寧な言葉遣い、尊敬を込めた言葉遣いが欠けているという提起です。

言葉というものは大事なものです。尊敬の念をもった言葉遣いをしよう、例えば、あいつ仕事なくなったらしいよとか、本人がいないときにぶっきらぼうな言葉を使ってしまう。そのような言葉が、悪い印象につながっていくわけです。病気や仕事がその人自身ではないのですから、たとえその人がその場にいなくても、尊敬の念を欠いたような表現をしないことは大事なことではないか。カードナンバーはそのような提案が書かれています。

提起されたさまざまな問題について考察し、具体的にどのようにすべきか、考えられる対処法、解決法をまとめたこの冊子はデ・ステファニと私のサインが付いた手紙とともに、すべての職員、すべてのウッフェに送られます。そうして、去年と今年の号を比べて、本当にこの冊子が生かされてきたのかの検証を行うわけです。せっかく出したのに、本棚に眠っていただけかもしれません。いろいろ現場の声も聞いてどうだったか検証していきます。

しかし、たとえば、どこかに花を置きましょうといったものでもかまいませんが、ここでは扱いません。また、就労についても関わりません。仕事にはやり方があるので、それは私たちのグループが口を出すものではないと考えています。私たちはクオリティ全般を見ていくものですから、就労システムまでありとあらゆるものに権限をもって口を挟むようなものではないと考えています。たとえば、誰かを雇用したり解雇するとか、給料を上げろと要求するなどは私たちの意図しているものではありません。先ほどから述べているのは組織全体のサービスという観点からいろいろな提案をするのがサービス向上グループだということです。

重要なサービスに関わること、クオリティを高めることなど、サービスのかなり大きな大枠について取り上げます。ただ大枠と言ってもよく出てくる問題は、いかに人間関係を円滑にできるか、ということです。関係性はとても大事なものですから人間関係を構築することには非常に重きを置いていて、例えば部屋に入るときにこういうふうに振る舞うと良いでしょう、というような具体的な事項も含まれます。

話し合いは毎月第一週目の木曜日。実際賃金も発生していますので参加状況は非常によいです。重要なことは、だれでも問題点を挙げること、グループに来て話すことができるということです。この活動も三年目に入り、また選挙をし直す予定です。

このグループが機能しているかどうかの確認として二つの検証方法があります。まず私たちのグループが役に立っているかどうかのアンケートをとります。そして、メンバーが自分たちでほんとにちゃんと機能しているだろうかという深い考察をまとめる。この二つの方法で検証していくプロセスです。また、新しいプロジェクトとして、外部のクオリティグループが、サービス向上グループが役に立っているかどうか評価する役割を果たします。

アレクサンドラ（リカバリーグループボランティア）　精神保健センターには「リカバリー・グループ」というものがありますが、それは病院のなかではなく地域のなかにあります。活動は幅広く、さまざまなセミナーや集まりがあり、主催者が責任者となります。スポーツのグループや当事者活動があり、私はそこでボランティア活動しています。

私は、小さいころに、てんかんと診断されました。一五歳までてんかんの薬を飲んでいましたが、発作が出なくなったのでそれ以降は飲んでいません。ただ、うつ症状があるのでその薬は飲んでいます。私は以前、私立、公立の学校で、ドイツ語と英語の教師をしていました。学校では、勉強へのモチベーションが低い子にも教えないといけないのですが、私はとてもストレスというか怒りを覚えました。ほんとうに学びたくない子もいますね。今、トレント州図書館の司書としても働いています。週五日三五時間勤務で七年になりました。精神保健センターの就労サポートに登録して、どういう職で働きたいか、どういった仕事がしたいかという面接があり、自分で望んで就職しました。図書館に来る学生は、知りたい、学びたいというモチベーションができているので、ストレスも少ないです。業務は貸出や新刊紹介ですが、購入する本を選べることが楽しいですね。また、今はインターネットの時代ですから、インターネットで調べてアドバイスすることにも喜びを覚えます。

イタリアではてんかんに対する偏見が昔はとても強かったです。家族も、隠していましたね。今でも精神疾患に偏見がありますが、他の精神疾患に比べたら、てんかんへの偏見はないと思います。というのは、治るというか対処法があるというふうに思われています。昔は、てんかんを持っているから仕事ができないとか結婚できないとかありましたが、今はないですね。運転免許は取れませんが。発作を止める特効薬が出てから、てんかんで道に倒れている人を見なくなったことがたぶん影響していると思います。私の母は、私と同じ病状を持っている子どもの親と組んで、啓蒙活動を行いました。理解が深まれば、より良い世界がつくれる、そう思います。

4　行政とのファーレ・アッシエーメ

最初に述べたように、精神保健局はトレント市のサービスであり、スタッフは公務員である。ゆえに精神医療サービスは公的サービスであり、情報も一元化されていた。ここでは、トレント州の統括者、市議会議員、警察官の話を紹介する。

アンドレア（トレント州保健公社理事長）

私はトレント州全体を統括する立場で、デ・ステファニの上司です。いまさらかもしれませんが、きてくださってほんとうにうれしく思っています。トレントに住んでいる日本の方と家族ぐるみのお付き合いをしたことがあって、日本人はとても親切だという思い出があります。

トレント州全体の人口は五〇万人、トレント市は一四万人ですが、州全体の福祉、精神保健サービスをサポートすることが私たちの組織の役割です。州全体の職員は二千人で、そのうち精神医療関係に従事している職員は六〇〇人です。全員公務員ですので、予算の配分で人員が決まります。

組織には大きく二つのラインがあります。一つは病院での医療領域。もう一つは地域での領域です。

この二領域はそれぞれ三つのカテゴリーにわかれており、一つは小児を含む未成年のカテゴリー、二つめは精神保健、三つめは、アルコールや薬物中毒といった依存のカテゴリーです。実際は、例えば薬物中毒の未成年もいますので、お互いに連動しあってやっています。認知症など高齢者は精神医療とは別の管轄で、予算も別枠で組まれています。

ヨーロッパの平均的な規模からするとイタリアの職員数はすごく少なく、それだけコストかけずに、やっているのです。

マリアキャーリア（トレント市議会議員）

私はトレントの市議会議員です。イタリアではいろんなものが州単位で決められていくので精神保健の政治的な関わりも州のほうが強いのです。ですから自分が関わっているのは法律的なことではありませんが、精神保健にまったくノータッチではありません。

私は市議会議員なのでまさしく地域そのものと関わっています。地域と関わっているということは地域の具体的な人々と関わっているということで、当事者も地域の人々ですから、精神保健の問題も私の仕事の範疇にあるのです。

まさしく地域に暮らす。そういった意味でデ・ステファニとの関わりができました。具体的な制度については州の仕事になりますが、地域の人々との関わりを通して精神医療に関わっているといっていいと思います。

精神障害に関しての陳情を受けることがありますが、たとえば「隣の家がうるさい」とか、「夜まで騒いでいて腹立たしい」といった内容で、それは本当に苦情であって偏見ではないような気がしますね。あまり偏見を感じたことはありません。

市民の声に耳を傾けるのは政治家の仕事です。問題があると市民の人から相談された場合、話をきいてしかるべき社会福祉サービスの窓口に連絡をとっています。反対に、困っている当事者がいて明らかに助けが必要な状況であるのに放置されていたり、社会福祉サービスをちゃんと受けていていない状況があれば、なぜなのかを自分で考えて、精神保健局に状況を伝えることもあります。

差別的な感情をもっている市民に対していえることとは、一言で言えば、偏見と闘うことです。住みよい世界をつくるとか、ファーレ・アッシエーメの活動にとって偏見は大きな問題です。私は、偏見に対して大事なのは、まず情報を得ることだと思います。ですから市民にはこういった社会福祉サービスがあるとか、そこにいけば情報が得られますよということを伝えています。私は情報提供を促す役割を担っていると思います。あといわゆる研修的なものでしょうか。お互いが相手を知るために一緒に活動する、例えば日曜日にスポーツをするとかです。こういうことが偏見を減らすにとても大事だと思います。最近始まった精神保健と地域を結ぶセミナーとかイベントを企画しましたが、こういうことに政治家としての役割があるのだと思いました。

社会的課題解決のためには、地域をもっとよくするためにどうすればいいかということを考え続けなければなりません。ベストな状態というものはなくて、すべて改善していかなくてはならないのです。たとえばネットワークの問題。移民の人もそうですし、困難を抱えている人にとってネットワークは大事な問題ですのでよりよくなるように取り組んでいます。

住居に関する問題もまだまだ改善できると思っています。ＩＴＥＡの話と連動しますが、収入や世帯など入居条件がとても細かい。それはある意味、非常によくできているといえばできているのだけど、あまりにもカテゴリー的に決められていて、個々人に必要なこととか、ここに至るまでの生活の歴史とか、差し迫った状況を反映していないように思います。ですから、住居に関しては現実に即した対応が求められていると感じています。そのための情報提供も必要でしょうし、やるべきことがたくさんあると思います。

ピエランジョロ・ベスコビ（トレント市警察官）

イタリアの警察組織は、トップに局長、次に副局長、その下に五人の長があり、私はその五人のうちの一人で、地域セクションを担当し、一〇〇人くらい部下がいます。警察には市と州の二つの警察組織がありまして、私の所属する市の警察は、国の法律と市の条例にしたがって、保健局と共同戦線を張るような感じです。

一二万人ほどの住民に対して地域を一五の区画に分けて、その区画ごとに担当者を配置し、全体で一六〇名の警察官がいます。配置された警察官はその地域をよく知ることが要求されます。その地域をよく知るということは、いろんな問題も知るということで、当然精神医療サービスを知るよい力になるわけです。

精神保健局で何か問題があると、私に連絡が入ります。トレント精神保健局と警察は、非常に良好な連携をとっています。具体的には、必要なときに警察が精神保健サービスに介入できるシステムがあります。精神保健センターだけでは対応できないような状態がおきた場合、警察が介入するのです。

たとえばトラブルが起きて、センターが警察に助けを要請したとしましょう。強制入院が必要となった場合、現場の医師ともう一つの公立機関に所属する医師、二人の医師が承認し、次に市長が強制入院の承認を出します。この流れで法律に基づいて警察が介入できるようになっています。しかし、法律は個人の自由を守るためのもので、私たちが介入することで個人の自由を制限することにつながってはいけません。そのために誰かが許可を与える手順が必要で、その役目が市長なのです。

また、やむを得ず介入するとしても強制的に何かをするのではなく、尊厳を大切にして人間的な方法で接することが絶対的に求められています。いきなりつかまえて押さえつけるのではなく、まず説得を試みます。そのようなときには医師のアドバイスが必要です。警察官がいると、当事者も手荒なことはされないだろうと思って安心し、事態がうまく収まります。

イタリアには警察が介入できる二つの方法あります。一つめは先ほど述べたＴＳＯ（緊急措置入院）、二つめはＡＳＯと呼ばれていて、強制的に入院まではさせられないが警察が介入できる方法です。ＴＳＯは行政措置で、いわゆる身柄の確保ですが、ＡＳＯは常に同伴するというかたちで当事者をガイドします。いずれにせよ個人の自由を狭めることに変わりはないので双方とも市長のサインが必要です。

身体の拘束、すなわち肉体的に体の自由を奪うようなこともやらざるをえないときがあるかもしれません。が、それは最後の手段だと思っています。イタリアでは誰がそのようなことを実践するかといった議論が常に交わされていて、精神保健局の責任者が関わるべきだという意見もあれば、警察当局が関わるべきだという意見もあります。トレントにはデ・ステファニ精神保健局長がいて、精神保健局と連携ができていて、治療に効果的な実践が警察の間にも滲透しているので、ソフトなアプローチが可能になるのです。

また、なぜ連携が重要かといいますと、警察官は通常の役割では危険な人に頑として立ち向かわなければならないので、ソフトなアプローチには不慣れだからです。しかし精神保健局と連携することによって、患者の情報が共有されて、患者を知れば知るほど理解が深まり、準備もできるわけで、現場の者はソフトなアプローチをこころがけるようになります。「ああ、これは精神疾患だからこんなことをやっているわけで危険なわけじゃないな」とわかります。精神疾患を持っているのであれば、それにあわせて動く。ですから連携をとるということは非常に効果的なのです。

警察で精神疾患の研修はありません。知識を得るのは現場です。現場主義というか、現場で会って情報交換して関係性をつくり、経験を積み重ねて現在の関係ができあがりました。

実際、ある当事者が興奮状態にあって、医療スタッフだけではなかなか大変、しかし措置入院は避けたいというときに警察が呼ばれることがあります。ちょっと助けてくれ、と。措置入院を防ぐために、医療者と警察が一緒になって患者をなだめたり、対処する。「大変だからちょっと一緒に手伝ってくれ」みたいな感じで対処する関係性をつくっています。警察官というと罪を犯した人を捕まえるというイメージが強いかもしれませんが、悪い人から患者さんを守る、保護するという安心を感じてほしい。これもファーレ・アッシエーメ（いっしょにやろう）の一つです。

イタリアでは、犯罪を犯した精神疾患の人は別の部署で判断します。ただ実際、トレントや自分の知っている範囲で、患者が病院から外に出たから危険が増えたとか、犯罪が増えたということはありません。患者が地域になじめばなじむほど、住民の人も安心するわけです。特に私はトレントの精神医療と連携した環境にいて、「精神疾患患者は危険だ」という声が住人側から挙がるとは思えません。

警察官という立場上、あるときは当事者への措置が必要です。最後の最後に自由を奪うように押さえ込むようなことをせざるをえない場合もありましたが、押さえ込むという行為が患者を悪くするものではなくて、回復につながるようにという気持ちでやってきました。必要なのは、患者が地域になじむ環境をつくることにあるのです。

5　メディアとのファーレ・アッシエーメ

本書で度々言及した『イタリア精神医療への道』（原題　Psichiatria Mia Bella）と『再発見された言葉たち』の共著者ヤコポ・トマージは、エリクソン出版社のジャーナリストである。イタリアでは、「ジャーナリスト」は国家資格となっており、三年の学士過程、二年の修士過程でそれぞれ資格を保有し、ジャーナリズム専門の教育機関で二年課程のコースを修了しなければならない。ヤコポは、トレント地元紙の記者として働くうちに精神保健に関心を持つようになり、デ・ステファニと交流して先の本をまとめ、出版社の部門に配属されたという経歴を持つ。報道から精神医療をいかにとらえているのか。同じくジャーナリストで、トレントの新聞記者ニコラとともに話を伺った。

ヤコボ・トマージ（ジャーナリスト）　今年（二〇一七年）は、バザーリア法ができて四〇年目の年。すなわち、精神科病院が閉鎖されて四〇年が経ちましたが、偏見はまだまだ根強くイタリアに残っていると思います。偏見をなくしていくことはメディアの役割でもあります。何もしなければ偏見は次の世代に受け継がれていくでしょう。現在はソーシャルネットワークの時代で、ぱっと人目をひくものに目がいきやすくなっています。ある事件に関わった人が精神疾患を持っていたとき、精神疾患に関して詳しく調べたりしないで、センセーショナルに事件だけを書いたりすると、そこに偏見の危険が高まります。

記者として一番大切なことは、言葉の使い方ですね。日本でもあると思いますが、メディアの倫理規定がイタリアのジャーナリズムでも高まっています。

プライバシーをきちんと守りながらいかに言葉を的確に使うか。スキャンダラスな言葉ばかりをつかっていくと、いわゆる三面記事というか興味を引くような事件に扱われてしまう危険があるので言葉の使い方はとても重要です。精神疾患の人の事件をドラマティックに書く傾向はだいぶ減っていきています。

日本の話を聞いていると、精神障害者への偏見は、イタリアでは現在、移民の人たちへのそれに近いと思いました。「外にいると危険だ、怖い」という住民の反応は、イタリアでは移民に対してそう感じています。

実際に、移民の人や外国人がきて犯罪を犯すと、「治安が悪くなるので怖い」という感覚は人の自然なリアクションですし、移民に対して偏見があり、偏見があるから怖いのだと思います。移民が犯罪を犯したときに、ドラマティックに書いた記事を目にすることがあります。そのような記事は偏見というものが書かせていると私は思うのです。

日本の状況を聞いていると、精神疾患の人をよく知らないから偏見となり、偏見によって恐怖というのが生まれてくるのだろうと思いながら、聞いていました。

ニコラ（新聞記者）　偏見の問題とつながると思いますが、私は、病気を最初に持ってくるのではなくて、最初に人間を書くことを心がけています。病気の前に人間である、ということが大事ですね。人間についての記事を書くということがジャーナリストの使命だと思っています。病気であっても可能性があるし、人間ならば仕事においても何においても可能性を持っている、人間であれば誰かのために役に立つ。そういった気持ちが大事だろうと思います。自閉症の人を助けるグループに友人がいますが、自閉症を強調するのではなくて、その人の人間が出てくるような文章を心がけます。もちろん、記者は事実を書かなければならないですが、病気の事実ばかりを書くのではなくて、その人間がどんな可能性を持っているかという部分を強調して書く。人間を書くとはそういうことです。

【引用文献】

（1）レンツォ・デ・ステファニ、ヤコポ・トマージ著、花野真栄訳『イタリア精神医療への道』日本評論社、二〇一五年、四〇頁。

終章　これまでの旅、これからの旅

二〇日間の旅が終わろうとしている。

最後に紹介するのは、長年家族会の代表を務め、ウッフェとして活動するミケーレ・ポッリだ。パルマ出身の彼は、青年期にバザーリアと協働した経験を持つ。『イタリア精神医療への道』にも紹介されており、家族会に参加した際、静かな口調で皆を励ます様子に心を打たれた。もう少し詳しい話を聞きたいと最終日にインタビューを申し込んだ。彼自身の来し方を知らぬまま対話に臨んだが、大伯父のこと、子どもたちのこと、亡くなった妻と歩んできた人生に言葉を失った。

ミケーレは語る

森越　木曜日の家族会ではありがとうございました。デ・ステファニの本に掲載されているミケーレさんのインタビューを読みました。（レンツォの本を見せる）

ミケーレ　この写真を撮影したときですが、実は私は鏡を見ない主義というか、だから鏡に映る自分を見たことがほとんどないんだけど、この写真を見たとき「あっ、父親だ！」ってびっくりしました（笑）。父は五六歳で亡くなったんだけど、……私のほうが長生きしているな、年取ったなあって。気持ちはもっと若いけどね。自分の心に耳を澄まして、やっぱり気持ちは若いぞと感じる……。

森越　私も同じです（笑）。木曜日にお話をお聞きしまして、家族会が一一年も続いているということに、すごく力を感じました。ミケーレさんのご出身はパルマですよね。

ミケーレ　生まれはパルマです。大学も同じ。二五歳までパルマにいました。

森越　パルマ大学では、バザーリアと一緒に活動したそうですが、まず、パルマでミケーレさんに起きた出来事についてお聴きしたいと思います。というのも日本の現況は、いまだに多くの精神科病院が存在していて、ちょうど三〇年ほど前のイタリアのような状態です。どのようにしてバザーリアの提唱した運動が起きたのでしょう。

ミケーレ　パルマでのバザーリアに関しては本も出ています。私に起きた出来事を話しましょうか。若いころ……良い時代でした。自分はいわゆる伝統的な家族に生まれました。そのことには感謝しなくてはね。若いころの自分は、他の家族メンバーに比べて突っかかっていくような面があったと思います。

森越　反骨精神？

ミケーレ　まあそうです。母方の家系は、地元では知られた名家で、裕福でした。それに対して父方のほうはつつましい家系だった。そして母は父と出会うことになるのですが……。まあいわば母のちょっとした反乱がきっかけでした。母方のほうは「女は学業などせず、家の中にいるべき」という古い伝統を踏襲する家で、母は４人姉妹の一番下。そして、今の時代だと変な感じですが、母の父、つまりおじいさんは4人姉妹をそれぞれ従兄弟に嫁がせようと考えていました。つまりおじいさんの兄弟の子どもと結婚させようと。一番下の母はそういった慣習に「NO！」という姿勢をとりました。そして二八歳のとき、「勉強したい、学位を取りたい」と言って街に出ました。そして成人が通う夜間大学に登録し、父と出会ったのです。

父はそこで教師をしていました。これが二人のなれそめです。そんなわけで、私は二つの世界を見ることができました。母方の家族とも交流してね、母方のほうは会社も経営していました。当然そこに入ってビジネス方面を歩む道もありましたが、私は別のことに興味がありました。パルマで大学をスタートしたとき、私は勇気を出して、自分が関心のあることを追い求めようと考えました。地区の政治活動グループがありました。学生だけでなく、大学の先生も参加しているグループです。政治方面にかなり入り込んでいる者もいました。

市、いや県議員もいてその人物は後年かなり有名になりました。バザーリアに関する本にも出てきますが、トマジーニ議員です。そのころトマジーニは、保健と公共サービス分野でトータル・インスティテューション（全制的施設）を開放することに意欲的でした。私は大学の経済学部に所属して学んでいました。父は教師でしたが、伝統的な母方の叔父みたいな考えになっていて、会社で働くことを私に期待していて、父の出した条件は「経済学部で経済を学ぶのなら、大学進学を許可する」でした。本当はラテン・ギリシャ文学に興味があったけど、そこは我慢して。経済を勉強していたといっても、実は最初に記した小論文は『アサイラム』という本で、アメリカの全制的施設に関して記された本。精神病院、刑務所……といったね。

さてパルマでは、トマジーニ議員は、脱施設化を可能なかぎり推進していくという政治姿勢を持っていました。全制的施設の脱施設化です。最初に行ったことは養護施設、親がいない子どもたちのいる施設を廃止し、開放することでした。ちょっと脱線するけど、私には二人の息子がいて、その一人ダヴィデがここの精神保健センターで診てもらっていますが、彼らは私の実の息子ではありません。さっき話した養護施設が開放されたときに、私が引き取って預かった子どもです。

バザーリアが来る前から、私たち学生は地区政治活動グループと協働で多くの政治社会問題に取り組んでいました。パルマにはボルミオリ・ロッコという名で知られるガラス製品を製造している当時一番大きな工場があり、女性従業員も多くいました。特に子どものいる女性従業員は問題を抱えていたので、私たちは子どものための放課後学校を始めました。そこで勉強もできるし、宿題もできる。当時いわゆる終日生徒を預かる学校はまだなく、学校は昼で終わるので午後から子どもの面倒を見る必要があり、居場所も必要でした。それで工場側と交渉し、私たちは工場に足を運んで、従業員の子どもたちを預かりました。

高齢者問題にも取り組みました。ロマニーニ・ミルコという大きな高齢者居住施設（老人ホーム）があり、施設をアパートや小さな家みたいに改築してそこに高齢者が暮らしていました。私たちグループはそこでレクリエーション活動、食事補助、散歩を一緒にしました。他にもハンディキャップをかかえた子どもたち、詳しく言うと、小児性（脳）麻痺の子どもたちのための活動もしました。一六歳までだったと思うが、子どもの面倒を見ている協会がありました。家族から見放されるか、引き離されて施設に入っている子どもたちが、リハビリや勉強、余暇活動をしていました。そこにバザーリアがトマジーニと一緒に、この町の精神病院のことで手助けしてもらえないか、とやってきたのです。

森越　バザーリアと直接会ったのですね。

ミケーレ　そうです。バザーリアの妻フランカ・オンガロとも会いました。フランカも当時からバザーリアと一緒に精力的に活動していました。バザーリアがパルマに滞在したのは短い間でしたが、とても強い印象を受けました。オープンな姿勢と創造性と知性、そしてなによりとてもきめ細やかな配慮をする人物でした。実際のところ彼はたくさんの用事を抱えていましたが、私たちの活動をフォローしてくれました。いわば監督のような立場で、私たちの動向や気持ちをよく見てくれました。いくつかのメンバーに対しては、これは彼の親切心からの言葉でしたが、「活動は止めたほうがいい」と告げることもありました。実際メンバーの中には悩みを抱えながら活動していた者もいましたから、これはバザーリアの気遣いでもありました。

本当のことを言うと、私も活動中に拒否感を感じてしまう出来事もありました。というのも、パルマにはコロルノ精神病院（マニコミオ）がありました。かつて侯爵家の邸宅、もともとはブルボン家、オーストリアのマリア・ルイーザの王宮だった建物で、コロルノはパルマの街から一五キロくらいの場所。大きな精神病院でしたから、たくさんのベッドがありました。大部屋にたくさんの病床。治療にはプライバシーもなく、患者が床や廊下に転がっていてね、着ている服もシャツのような服一枚のみで、ズボンは着用していません。しかしバザーリアの到来で変化が起き始めました。よく覚えています。私たちは患者の着る服も運んだし、すべてが変容していきました。私たちは病院内に入り、そばにいて、話をしたり、新聞を読んであげたり、何かしら活動をしました。彼らと初めて接することになったとき、知らない世界だったから、うわあという驚きと、イタリア語でいうガチョウ肌〔鳥肌〕が立ちました、すぐに慣れましたが。

森越　変容していったのですね。思い出がありますか。

ミケーレ　それから一〇年後のことだったかな、レッジョ・エミーリア〔エミリア・ロマーニャ州の都市〕の精神病院で、バザーリアのもとで活動にいそしんでいたとき、その活動について実家には話していませんでした。叔父は私に「仕事をしろ」と言っていましたしね。

ある日のこと、母に私のバザーリアとやっている活動について話しました。母はとても狼狽したようでした。そして私に打ち明けました。裕福な母の家系で、母の父親の妹の息子、そのいとこは、ヴェネツィア大学で学んだ後、オーケストラ指揮者で、マリピエロという著名な音楽家の同僚でもあった人物らしい。しかし彼は心神耗弱状態になってしまい、家族は彼を精神病院に閉じ込めてしまいました。けれども家族は周囲の人には「彼はアメリカでオーケストラ指揮者をしている」と。でも兄弟は母に本当のことを伝えていてね、これは誰にも話さないように、と。そのいとこがレッジョ・エミーリアの精神病院に入れられたのは三〇歳のときでした。母はそのことを思い出しました。それで母は「私を会いに行かせていいか」とそのいとこに尋ねて、私は彼に会いに行きました。その精神病院にね。これは私に非常に強いインパクトを与えた出来事でした。私がそこで会ったのは一人の老人でした。彼は一九〇〇年くらいの生まれでしたから、七二か七三歳だったと思います。つまり四〇年間精神病院の中にいたということです。その精神病院はすでに開放されていたけれど、まだ数名の患者は中にいたのです。

森越　彼はどんな感じでした？

ミケーレ　一九世紀の小説から出てきたような雰囲気というか、一九世紀のような立ち居振る舞いというか、あいさつとか儀式的で。病院であてがわれた服だったから、大きすぎるサイズの靴や服を着ていました。私たちは一緒に散歩したり……出ることだってできたはずだけど、彼はそれを望みませんでした。一度彼を母のところに連れて行ったこともあって、彼はとても喜んでくれました。面会の帰りはいつも門まで私を見送ってくれました。でも病院の外に出るのを怖がっていました。考えさせられ、心を強く動かす出来事でしたよ。彼はとても怯えていて、私が彼に触ると「うつらないから大丈夫。感染しないから」と何度も言うのです。

森越　そうですか……探しあてて面会に来てくださったときはどんなに喜ばれたことでしょう……ことばがありません。

コロルノ精神病院では、バザーリアと一緒にパルマの学生グループが活動したのですね。バザーリアは当時すでに有名だったんですか？

ミケーレ　いいえ、有名になったのは後からです。当時はバザーリアの名前もまったく知りませんでした。私が高校を卒業したのが一九六八年。いま話しているのは一九六九年に起きたことです。バザーリアの名前は聞いたことがなかったし、名前を耳にするようになったときには、彼はもうパルマにいませんでした。私の覚えているバザーリアは、シンプルで熱心で……まあ、革新的なことを行おうと当時パルマに集っていた学生たちと同じような感じでした。

森越　社会問題を変革しようという学生運動は当時どのような様相でしたでしょう？

ミケーレ　一九六八年は学生運動が盛んで……イタリア中のすべての大学でね。ミラノ、パリから起こって欧州に広まった運動でした。当時はそういう時代でした。一九六六年にフィレンツェの洪水があったとき、そのとき私は一六歳で、救助活動に行きました。社会問題への参加が若い世代にあった時代。それが脱施設化、精神病院の閉鎖へとつながったのです。

話を戻すと、私は地区政治活動グループで女性と知り合い結婚しました。その妻は最近亡くなりました。彼女は医者で、同じように社会政治活動に興味を持っていました。私は二〇歳、彼女は一九歳で一緒に生活を始めました。それでさっき話した児童養護施設で誰にも引き取られない子ども二人がいて、その二人の子どもを引き取ったのです。養子縁組が可能な子どもは養子に出されましたが、里親を探すのが困難な子どももいました。イタリア家族法では養子縁組には子の両親の同意が必要とされていて、つまりは子どもを単に預かる、といった方法がなかったのです。トマジーニは関連する県条例を変更して、一定期間でも子どもの預かりが可能なようにしました。困難や病気を抱えた子どもを里親志望者に預けられるようにしたわけです。そこで私と妻は里親を志願しました。ダヴィデは三歳でとてもかわいらしいかった。自閉症だと診断されていました。もう一人は知的障害。二人ともかわいらしい子どもでしたよ。ダヴィデは一六歳までは特に問題なく成長していきましたが……。

森越　ほんとうの脱施設化ですね。すごいです。『プシコナウティカ』という本の中にパルマのこと、トマジーニさんのこと、学生たちが病院を占拠したことやボランティアのことが書かれています。

ミケーレ　そう、私はそこにいたのです。私が経験したのはそんなこと。森越さんも精神科医なので関心があるのはわかります。

当時のことで特筆すべきは、子どもを「養子として引き取る」のではなく、「まずは預かる」

ことができるようにした、ということです。なぜならその子どもたちには実の両親がいましたから。とても難しい問題を抱えていた家族でした。私たちの活動は、施設で生活する以外の方法を家族に認めてもらい、連絡は保ちつつ、といったことでした。なんであれ気ちがいじみた熱で当時の活動は実践されていたと思います。私はすごく良いことをしていると感じていましたが、いま思えば、とてもリスクがある案件ばかりです。たとえば私と妻がダヴィデとセルジョの二人を預かること……。

森越　奥さまも積極的だった？

ミケーレ　子どもを預かることに、妻はそこまで積極的でなかったと思います。私たちは学生結婚で、とても若いときに結婚して、妻は医学を学んでいました。そして私は経営学を専攻して卒業しましたが、結局はファミリー経営の会社を辞めて、教師になりました。子どもを引き取ることに関して、妻は「分かった。とても良いと思う。でも基本的にあなたが責任持って面倒見てよ」と言われました。妻は医師という仕事にとても情熱を持っていて、時間が取れませんでした。自分は教師で比較的時間がありました。でも妻は賛成してくれたし、とても楽しそうでした。実際、子どもにとって母的な存在はとても重要なものでしたし。

預かった二人の子どもにはそれぞれ異なるストーリーが展開しました。ダヴィデのそれは、まあひどいものでしたね。セルジョはそれに比べて手がかからなかったと言えるかな。ダヴィデが一八歳のときに正式に養子にしました。それまでは「預かり」状態でした。もう一人のセルジョには母親がいるからね。ダヴィデは法的に私の息子となりました。けれどもセルジョはそうではない。まあどちらも大切な私の息子だし、息子たちの子どもは私の孫です。それはどこでも同じです。当時は本当にクレージーで……バザーリアが活動していた時代の空気がね。妻も私もその時代の熱に感染していたのです。一緒に活動していた多くの仲間は、やがて時代の熱が冷めると、いわゆる普通の人になっていきました。妻と私は、その時代が終わっても相変わらずクレージーなまま続けていたんですね（笑）。君たちがわかるかどうかわかりませんが……。

自分の取った行動は、バザーリアたちの影響を大いに受けていました。自由とはなにか、相対的に関連づけて物事を捉えること、自分の頭で考えること、幸せとはなにか……そんなことを教えてもらいました。そうだ、一つ森越さんに尋ねたい質問があります。バザーリアとの協働経験が私というものを形成したといえますが……その中に精神疾患というものは存在しない、という気持ちがありました。当時の話です。しかし今日において私は、精神疾患というものはやはり存在すると思うようになっています。バザーリアも精神疾患というものは社会が課す条件から形成されるものであり、私も強くそうだと信じていました。セルジョは知的障害だけと診断され、その一方でダヴィデは精神疾患だと診断されました。私たちが引き取らなければ三年間施設送りになるところでした。精神疾患の施設です。妻と私は「それは違う」と。ダヴィデは非常に特殊な家族に生まれ育っただけだ、と。それで引き取ることに決めたのだけれど、ダヴィデは騒ぐこともあって、ある種の攻撃性、壁に頭を打ち付けたり、地面に転がって叫んだりすることもありました。私がダヴィデに愛情を持って触れようとしたら、抵抗して叫び声をあげてね。それで私は彼がそのような急性症状になったら同じ目線でやってみました（ミケーレ、床に転がってバタバタした動きをする）。こんなふうにね。彼と一緒に同じように。たとえ家の外でもね。するとそのうち立ち上がって静かになりました。

森越　ダヴィデの気持ちを鎮めるためのアクションですね。

ミケーレ　それである日のこと、どれくらいだろう、七、八カ月後かな。私たちは駐車場にいました。他の車も停まっていて。四歳のころです。ダヴィデは立ち上がって笑顔を見せたのです。私の手を握ってね。それから他にもそんなことがあって。当時私は「精神疾患というものは存在しない」と確信を持っていたから、やはりそうなのだろう、と。だから薬の服用もさせなかったし、精神科医を訪ねるということもしませんでした。一六歳までは至極健康でしたよ。ところがその後、急性期症状になり、誰かを殺害するのではないかという妄想を持つようになりました……まあ何を言いたかったかといえば、現在、私は確信しているのは「精神疾患はある」ということです。精神科医として森越さんはどう思います？

森越　症状をおこす基礎的なものが病気としてあると思うんです。それを社会がどういうふうに扱うかで、悪くなったりよくなったり変化すると思います。だから、生物学的に症状を発するきっかけになる病気はあると思います。それをどういうふうに社会が扱うかで、ひどくなるか治っていくかが異なってくる。だから、もしダヴィデが他の家族の中で育っていたらもっと大変だったと思います。

ミケーレ　ありがとう（笑）。自分としては、病気というものは存在しないと本当に思っていたのです。でもやがて、その存在を信じるようになって……。ダヴィデを診てくれた精神科医のことも信用するようになりましたが、その精神科医も同じようなことを話してくれました。

森越　もう一つお聞きしたいのは、家族会のことです。ウッフェでも証明されているように、家族の力には大きなポテンシャルがある。日本の精神医療はまだ家族のポテンシャルをどう扱っていいかわからない状況だと思います。トレントでは、ミケーレさんが中心になって、家族の力や可能性を集めて一緒につながって実践的な活動につながっていますね。その秘訣を教えていただけますか。

ミケーレ　まずはトレントの精神保健サービスが——これはレンツォの業績だといえます——オープンにする勇気を持ったことが大きいと思います。つまりサービスが自ら、内部からオープンになりました。だから家族会の運営はスムーズに進んだと思います。

森越　しばしば家族会にとってもオープンになるのは難しいですね。

ミケーレ　そうそう。イタリアにも精神保健センターと協働せず活動する家族会があって、しばしば敵対的な立場を取っていますからね。

森越　家族が、保健サービスや医師に対して敵対的ということですね。

ミケーレ　お察しの通りです。まあ元来、私自身も敵対的な立場を支持していたわけですしね。だけど変化していくことは大切なことだと考えています。これまで私は別の活動もやっていて、たとえばエイズのグループにも関わっています。三〇年前から、ＨＩＶ、ＡＩＤＳ患者をケアし、エンパワメントすることを目的とした「リーラ」(LILA／Lega Italiana Lotta contro AIDS) という協会を運営しています。それは病院との協働型で、病院に敵対する性質のものではありません。

私の視点から見れば、トレントの精神保健サービスはその活動と似た関係性があります。リーラに出会ったとき、「ああ、ここは私のための協会だ」と思えました。必要としている人が存在できる、とても安心していられる場所だと感じたのです。だから内部で家族会をつくるアイデアを実現しようとしたとき、家族がそれぞれ感じている思いを表現できるような場にしようと思いました。それは可能なことなのだ、と。

たとえば、トレントのレオポルド会合では、「これは良くない、ここは変えよう、それは素晴らしい」と活発に発言できる環境で、それは決して「ああ、本当にどうして……」というような悲嘆で終わってしまうのではなく、何かが提案される場であるように心がけています。これは精神保健サービスがオープンでなければ、とても難しいことでしょう。もちろん今日でも家族会では——あなたたちも見たように——泣き言ばかり話す人はいるもので、「ああ、本当にどうしてきちんと治療してくれないの……あの医者は……」という感じで、何かを待っているだけの受け身の姿勢もあります。おそらく本能的に私たち人間はそういうものだと思います。そんなとき、私は「うん。分かるよ。その通りだと思う。しかしこうやってみたらどうだろう」と声を掛けます。私たちの家族会が賞賛を受けるとすれば、それは開かれた精神保健サービス内部から、家族主導で発生した家族会だということでしょう。協働せず外部にいて活動するだけでは疲労に終わってしまうことも多い。だから、もし保健サービスが勇気を出してオープンになれば……もちろんリスクはつきまといますが。かつてパルマで、私たちが孤児を引き取れるようにサービスを変えたときにもリスクがあったようにね。

森越　個人的な質問ですが、ずっとこうやって戦って、自分の信じるものに対してまっすぐ向き合って戦っていらした。その魂というか勇気というか……どこから湧き出るのでしょうか。

ミケーレ　そうですね……うん、それはとてもいい質問です。どこからそういったものが生まれ出てきたのかは分かりません。ビッグバンの起源とか生命の神秘が分からないようにね。たぶん生まれつきのものだと思うのだけど。発見したというか……。あと自分自身が苦しんだからでしょうか。悲惨だと定義されるような苦しみや困難を認識し受け止めるところから、主流的な社会概念から忌むべき扱いを受けているような問題とか、そういったものを受け止めるところから生まれるのだと思います。

ひどいこと、苦しみや痛みにも何かしら意味があることを見つめる勇気と知性が必要です。逃げだすのではなく、上にのしかかって来るものを受け止めるか、その狭間に立って、ちょっと触ってみるとか……。恐ろしいと感じるかもしれませんが、そこで変容することだってあります。苦しみ……いや苦しみだけではなくそこには笑顔になれるときだってあります。ここに何かエネルギーがある。そこでパワーが再生産されるというか……。私にはそういったものが必要で。しかしどこから湧いて出てきたのかは分かりません。

森越　つらい状況に陥ったとき、どのように自分を立て直しましたか。

ミケーレ　私にも息子のダヴィデにも大変な時期はありました。そういうときしばらくは気分が沈んだ状態になります。なんでそんなことになるのか理解不能で。これは自分がまだまだ至らないからだと考えたこともあります。

森越　家族会や友人グループで話すことも役立ちましたか？

ミケーレ　もちろん誰かと分かち合うことは効果があります。けれども何よりも自分自身が腑に落ちるプロセスは……そう、受け止めること、歓迎することですね。なんであれつらいことは……そう四カ月前に私の妻は亡くなりました。四六年間一緒でした。死にゆく妻に付き添えたのはある種の幸せであったと感じています。さあ行こう、と。なんというか解放へ向けて付き添うような心持ちでした。妻はとても泳ぐのが好きだったから、「ほら、飛び込むんだ」と、「そう飛び込んでごらんよ」と語りかけました。そして妻は旅立ちました。大きな心の痛みだったけれど……そう腕を広げて受け止めることです。私自身のやり方はね。

　苦しみといえば、現在ひざが痛くて治療をしています。ガン治療もしました。私が学んだことは、苦しみは幾層ものレベルから構成されているが、本質的には二つあるということ。一つは避けることができる苦しみ。もう一つは避けられない苦しみ。私がこれまで生きてきて学んだことは、一般的に私たちが落ち込み、つらいと嘆くものは避けることができる苦しみなのだと思います。そしてそれはきっと避けることができる。まあ当たり前のことですが回避できる可能性のある苦しみは、つらい心持ちにさせます。その一方の、避けられない苦しみ、これは、もう受け止めるしか対処しようがありません。歓迎すると決意した瞬間、それは少し楽になります。避けられる苦しみは、私の言葉で言えば苦しみに苦しむ状態、なぜ私にこんなことが、というジレンマです。しかし、そういったものは避けられる苦しみです。取り除くことができます。

森越　すごい。言葉がない……。

ミケーレ　息子のダヴィデについて、なぜもっと彼の人生に良いものを与えられないのだろうと悩んだことがあります。学位とか仕事とかね。他の人には与えられているのに……。けれどもそう思うのはとんでもないバカな話、そもそも自分が欲してダヴィデを引き取ったのですし、かけがえのない、太陽みたいな輝かしい私の息子であることに変わりはないのですから。ダヴィデ自身が認められたと心から実感できる出来事もありました。例をあげれば数年前、トレント精神保健局が企画した、帆船での大西洋横断にダヴィデも参加しました。そのニュースは新聞に掲載されてね。私はその新聞を友人たち、かつての同僚の先生仲間たちに見せたのです。しばらく会っていなかった同僚たちに。私に息子がいて、障害者だとは知らなかったから「えっ、そうだったのか、それは息子さん大変だねえ、私の息子はアメリカ留学もして修士号も取ったし、あんなことやこんなことも……」。

私はこう思いました、「ダヴィデは一〇〇％（第一級）の障害認定者で、精神疾患があるけれど、お互い意見も合って私たち家族は幸せに暮らしている」と。つまり、ダヴィデは一〇〇％の障害認定をされていても、同僚の息子の修士留学と同じように価値ある立派なことをできているのだ、と。もし私が、「なんてことだ息子よ。お前は修士号取得も取れない、情けない障害者……」と考えてしまったならば本当に苦しいことでしょう（笑）。

ダヴィデが今日ここに一緒だったら本当によかったなあ。私がダヴィデのことで幸せを感じることを挙げれば、ダヴィデはパラノイアを伴う統合失調症で、かつては幻聴もありました。ひどい強迫観念があってね。反復して何らかの行動をする症状があって、そうしなければ何か大変なことが起きるのではないか、と。ダヴィデがとりわけ苦しんでいたことは、自分の状態をなんとかしなければ、セルジョの子どもたちを殺してしまうのではないか、と。その子どものことはダヴィデも大好きなのだけれど、「しかし、さもなければ殺さなくてはならない」といった感じの強迫観念に囚われていました。私はトレントのセンターで精神科医に相談したこともあります。若い女性の精神科医で心配してくれました。まあ……私はダヴィデにこう言いました。「お前は決して他人に害のあることはしない。私は分かっているよ」。そしてしばしばこんなふうにしました。「よし、私は出かけるから、子どもたちのベビーシッターを任せたぞ」と。つまり子どもたちとダヴィデを残して出かけたのです。ダヴィデは感じる必要がありました。「おまえは子どもを殺さない」と私が本当に確信しているんだ、ということをね。ただこれだけはダヴィデに言い聞かせました、「セルジョや妻にはこのことを話さないように」と。もちろん彼らにとってダヴィデは大切な家族であることに変わりはないですが、ダヴィデが「恐れていること」を話すと、怖がらせてしまいますから。しかしつくづく私も相当頭がおかしいと自分自身思わなくもありません。でも伝えたいことは、現在ダヴィデは幸せで、私も幸せで、つまり私のファミリーは幸せに暮らしているということです。もちろん変な家族ですが。ダヴィデはすべての活動ができるわけではありません。けれども「天国にいる気分だ、楽しいなあ」と毎日話してくれます。それで私も幸せを感じます。私にとって「リカバリー」という言葉は、健康な良い暮らしを実現するために活動し、ときには戦うという意味なのだと信じています。自分が置かれた現状がいかなるものであったとしてもね。自分自身が幸せを感じられるように模索すること。たとえ精神疾患があったとしても、幸せになることができる、と。

森越　お話しくださったことは日本の当事者家族に勇気とインスピレーションを与えてくれる話だと信じます。何より私自身にとってそうでした。

ミケーレ　いつも自分のあり方をどういうふうにすればいいか、ということを迷うばかりの仕事だったので、なんかすごく今日は励まされました。人間としてのあり方というか。（写真を見せながら）えーと、家族一同の写真はこれです……これがダヴィデ、セルジョの子どもたち、飼い犬、と。

それでは、もう行かなくては。日本でもいろいろがんばって。よい旅を。

新たな旅へ

地域精神医療の制度やシステムの違いを知ろうと始まったイタリアをめぐる旅は、目に見える違いを超えて、一人ひとりの確かな言葉を集める旅となった。病や障害があっても助け合い、喜びを分かち合って生きる人々。精神科病院がなくても、患者は地域で暮らしていける。

トリエステのメッツイーナは、日本の現状を認識した上で、私たちにこう語った。「精神科病院を閉鎖せよという戦いをしてはいけない。良い治療をしたいと働いている人は必ずいるのだから、彼らの施設の中で良い治療共同体をつくっていけばよいのです。人間の本質に立ち戻り、良い治療共同体を、時間をかけてつくる。そうするとプロセスの中で必ず変化が起こるのです」と。

治療と支援の目的は、医療と福祉を超えて、尊厳をもって社会で暮らしていくこと。信頼を結び、ともに希望を探すことが、病を癒し、障害を力に変える。国や制度が変わっても、「信頼と希望に基づくアプローチ」は、日本で多くの人の力になると確信している。

デ・ステファニは、日本に帰ってもつながってやっていこう、と励ましてくれた。目の前の患者たちとできる小さなことを積み重ね、自分たちの「信頼と希望」をつくる旅は始まったばかりだ。

〈付録1〉 トレント「再発見された言葉たち」をめぐって

一九七八年五月、一八〇号法の改革がイタリアを駆けめぐったとき、デ・ステファニは、ペルジーネのトレント精神病院に数日前に赴任したばかりであった。トリエステ、そしてボローニャ、フィレンツェなどいくつかの町では変革運動の高まりを見せていたが、トレント周辺の地域ではまだうつらうつらして眺めるようなものだった。しかし、病院長から組織の末端まで、職員の大部分が望んでいないにもかかわらず、法律は適用されなければならなかった。未来の到着とともにやってきた若き精神科医は、ありったけの情熱を注いでこの冒険に飛び込んだ。当時の経緯については、邦訳されている『イタリア精神医療への道』(日本評論社、二〇一五年)に詳しく書かれている。

精神科病院閉鎖に伴い、まず必要なものは住む所と働く場だ。イタリア各地で市民の草の根の運動が始まり、働く場がつくられ、その一〇年後、ようやく法的に認められた社会的協同組合が始動した。まず、市民の力、行動、実践があり、法制度につながる流れは、日本とは異なるものである。〝優しい革命〟と評価されるトレントでの改革も、草の根から始まり、地域を巻き込み、うねりのように動いてきた。地域でともに暮らすためにさまざまな対話が重ねられ、工夫し、実践された。トレントの特徴であるファーレ・アッシエーメとウッフェ、PCCの活用などは、「人々の対話の中から自然発生的に生まれた」とデ・ステファニは幾度か言及した。

二〇一九年、トレントの精神医療を伝える二冊目の本として、イタリアで『再発見された言葉たち』が刊行された。トレントから始まった小さな集まり「再発見された言葉たち」からウッフェやファーレ・アッシエーメの理念が確かなものになっていく過程、そしてその活動が、イタリア全土、そして国を超えて世界のあちこちに広がる状況が語られ、あるべき未来への思いが込められている。本付録は、イタリア、エリクソン社から二〇一九年に刊行されたレンツォ・デ・ステファニ、ヤコボ・トマージ著『再発見された言葉たち』(原題：Le Parole Ritrovate) の一部抄訳である。本文と重複するが全体の要約として読んでいただきたい。(翻訳／森越あき)

「再発見された言葉たち」とは?

「再発見された言葉たち」とは、利用者や家族、医療従事者、行政、市民、誰でもが、話し手もしくは聴き手として開催される集まりと、その集まりを広げていく活動である。一九九三年一〇月、トレントで初めて「再発見された言葉たち」と題する全国大会が開催された。その後七年を経て、二〇〇〇年からは毎年の全国大会開催を重ね、二〇一九年に二〇回を迎えた。

トレントの精神保健サービスで、利用者や家族の参加を強化し、彼らの声に耳を傾け、彼らを主役にしようと声を聴き始めたことが始まりである。再発見された言葉とは、これまで言葉を持たなかった人たちに単に言葉を与えるということではなく、一緒に言葉を探すことである。「再発見された言葉たち」の集まりでは、利用者、家族、精神保健サービスのスタッフが、現実にある制限や抑圧、困難を言葉にして見える形で共有し、声をあげる。年に一回の全国会議で集まったメンバーがそれぞれ地元に持ち帰り、地域で開催を続けた結果、現在ではイタリアの全土に「再発見された言葉たち」が広がっている。

四つの基本原則

原則 1　再び言葉を見つける

「再発見された言葉たち」という言葉通り、何よりもまず、発することができずにいた声を発見し、多くの人に届けることを第一の目的としている。自分の言葉を見つけ、自由に発散させ、その言葉によって自分自身を発見するのだ。

二〇〇〇年当時はともかく、残念ながら現在でも、精神保健福祉関連の学会で利用者の声を聞くことは、決して当たり前のことではない。しかし、「再発見された言葉たち」に集う人たちにとって、利用者の声を聞くことは必要不可欠な条件である。具体的には、古典的な会議のように、あらかじめ準備されたルールや決められた条件はなく、各々が好きなときに、自由に、自分の最も興味のある話題に触れ、自分の個人的な経験をもとに参加することができる。野心的で、ちょっと無茶な目標に感じるが、次第に心地よさを感じるだろう。そうしてそれぞれが自分の言葉を本当に見つけ始める。

原則2 知恵の融合

「再発見された言葉たち」は、利用者の声を聞くと同時に、その声を他の人の声と組み合わせて、新しい何かが生まれる場である。それは専門家だけの会議、家族だけの会議ではできないことだ。ここでは、閉じた会議の沼から抜け出して、様々な役割を担う人が次々と登場して、交流し対話する。さまざまな立場の混在がユニークで並外れた、全く新しい文脈を生み出す。不平不満、討論や参加につながらないディスカションもあるが、これはそれぞれが自分の「小さな庭」に閉じこもっているからであり、「再発見された言葉たち」では、扉を開き、現場の空気を変え、人々を集め、新しい空気とアイデアを循環させる。一人ひとりの知識や経験知を尊重し、融合を維持しながら変化していく。これが私たちが共有しているファーレ・アッシエーメの力につながっていくのだ。

原則3 「輪」の中に身を置く

「再び言葉を見つける」ことと「知恵の融合」の二原則は、この活動の基本であり財産である。利用者も専門家も研究者も誰もが等しく重要であり、患者の経験知、家族の経験知、実務家の専門知、市民の地域社会の知恵など、それぞれの知識と知恵を、最大限に有効活用するために円陣を組むのだ。あらゆる場面で、「輪」の中に身を置いて、意見を平等に聞き、話し合うことは、互いの知識を高め合うための強力な触媒であり促進剤となる。

原則4　ポジティブな風土を育てる

最後の原則は、関係性の風土を醸成すること。家族だけ、専門家だけ、利用者だけという集まりでは、そこにいない人たちへの苦情や論争が展開されがちである。精神医療のキーパーソンが一堂に会し、誰もが自由に自分のことや経験を語ることができれば、その場でわかり合え、大きな差異の発見もある。「再発見された言葉たち」のミーティングを終えて外に出ると、多くの人が「私は、問題や怒りで胸がいっぱいの状態で参加しました。自分自身や自分の問題について話すことができ、私と同じような話をたくさん聞くことができたので、心が軽くなり、家に帰ってから自分の状況を違う目で見ることができました」と話すのだ。

ファーレ・アッシエーメの〝優しい革命〟

「再発見された言葉たち」は最初の一歩からぶれることなく一本の道をたどってきた。その道は時間の経過とともに強固なものとなり、今日、この活動を貫く思想ファーレ・アッシエーメが実を結んだ。

二〇〇〇年一〇月の第一回会議の時点で、利用者、家族、支援者、市民を「一緒に」集め、互いの経験を自由かつオープンに交換できるようにする、という決定的な方針が定められた。これは、それまでの歩みから得られたものであり、メンタルヘルスにおけるまったく新しいアプローチで、地域の保健福祉の他の分野でも活用できるものである。

精神医療の世界に関わるすべての人ができるだけ平等に関わることから始まり、関係性、知識の向上、共感共有、そしてともに作り上げる福祉サービス、生きることの根幹から大きな変化をもたらすこの活動ファーレ・アッシエーメは、のちに〝優しい革命〟と呼ばれるようになった。

ファーレ・アッシエーメの変革

関係性の変換

精神医療保健はもちろんのこと、医療保健サービスにおける従来のアプローチは専門家の知識に依存している。この伝統的な医療アプローチは、服用すべき薬から守るべき生活習慣まで患者が従うべき行動を教育的に伝え、明らかな上下関係の中で、知識（と権力）が上から下へ（実際には医師から患者へ）下ろされるものであった。ファーレ・アッシエーメはこのパターンを覆し、決定権も選択権も患者に与えられ、新しい関係性に置き換えられる。上下の関係から、次第に対等な関係へと移行し、トップダウンの教育は話し合いと交流（経験知の交換）の場へと変わる。

知識の向上

伝統的な医学的アプローチでは、知識はもっぱら専門家の手に独占されている。一方、ファーレ・アッシエーメでは、知識は分散され共有される。専門家の知識に、利用者や家族の経験的な知恵が加わって好循環が生まれ、その結果彼らは必然的に「専門家」となる。もちろん、精神医療の世界に地域社会の知識をもたらす積極的で意欲的な市民の知識も忘れてはいけない。

サービスの共同設計と共同制作

福祉サービスにおいても伝統的なアプローチとして、治療や支援は専門家によって提案され、時には同意なく押し付けられるが、この〝優しい革命〟では、医療福祉サービスの内容が共有されるだけでなく、可能な限りともに考え、共同生産される。つまりファーレ・アッシエーメでは、利用者、家族、オペレーター、市民が医療福祉サービスの内容を一緒にデザインし、組み立て、実践するのだ。これは従来の医療アプローチの基準に比べてすでに多くの結果を生み出している。

精神医学的知識は、利用者や家族のみならず、若者や学校をはじめとする地域の市民にも提供される。それを学び、人々がつながり、実践活動まで至り、幅広い展開をみている。こうして共有される思考と実践が生まれ、サービスの核である「良い治療」を実現する方法に革命をもたらし、専門家のみならず精神医療に携わるすべての人々を巻き込みながら、一人ひとりに合わせた治療方針や経過、ＰＣＣが整えられていく。

「再発見された言葉たち」は、ファーレ・アッシエーメという〝優しい革命〟を生み育てる土壌であり、次の三つの信念が備わっている。

①個人の責任という価値を信じる

過酷な病を経験している人でも、自分の責任を表明することは可能だ。本人が責任を引き受けることは、利用者が積極的な役割をもって治療の過程をともに歩んでいくという、治療への士気を高める。大きな精神的苦痛を受けた人はしばしば無責任であると判断されがちだが、そのように考えるなら、すべては不可能なものになってしまう。

②変化はいつでも可能だということを信じる

努力しても利用者が変わらないと思うのはもう止めよう。生まれ変わる可能性を信じなければ、ファーレ・アッシエーメは無意味となる。変革はみんなが信じてこそできるもの。輪になって、難しいことでも話し合い、よくなっていくことを信じて、みんなで作り上げることができるのだ。

③誰もが資質を持っていることを信じる

重度な精神障害に苦しむ人々には多くの偏見が付きまとう。今こそ固定概念を覆し、発想の転換が必要である。その人自身が問題なのではなく、他のどの人も大なり小なり問題を抱えているのと同じように、その人が問題を抱えているのだ。見方を変えれば、みんなの資質から出発する道を育むことができる。生活の質、コミュニティへの帰属、尊厳を（再び）見出すことができる道、それはリカバリー（回復）と呼ばれ、ファーレ・アッシエーメを最高の触媒として、回復への道を見出すことができるのだ。

ウッフェ、ファーレ・アッシエーメのよき実践

ウッフェは、二〇〇四年、トレントのメンタルヘルスサービスで誕生した。ファーレ・アッシエーメの活動が定着し始めた当初、情熱を持って参加する利用者や家族が増えつつあったものの、サービスの実践に参加するまでには至らなかった。しかし、病を経験した彼らの意見や要望には捨てがたいものが多く、希望する利用者や家族にサービスの中に〝入ってもらう〟ことが重要だと考えた。利用者や家族が、支援者の側に立ち、他の支援者と一緒にサービスに入ってもらう。利用者や家族が、自分たちの知識や経験が他者に価値をもたらすことを認識し、その知識や経験を、今苦しみ、精神的な苦痛を味わっている利用者や家族に役立てるのだ。こうしてファーレ・アッシエーメに一本の筋が通った。

ウッフェの参加が特別な道を切り開いていることはすぐに明らかになり、利用者と家族の経験的知識を〝根源的な〟価値として強化していった。

実際に〝言う〟から〝実行〟に移すのは、そう簡単なことではない。ウッフェの運用を軌道に乗せるには、保健局（Azienda sanitaria）から許可を得て、特に専門家の世界との相違を引き起こさないために、充分な注意と慎重さが必要であった。現在では、トレントの精神医療のすべての分野にウッフェが配置され、目覚ましい成果をあげているのである。

ウッフェに求められるものは、医療現場で医師や看護師など医療スタッフとともに働くとともに、訪問、グループホームなど福祉サービス全域に配置され、役割を果たしている。ウッフェは、自らが経験した苦難、そして回復という過程で得たものをすべて仲間に提供できる存在であり、「私はあなたが今経験していることを経験しました。あなたが望むなら、私はあなたの治療という旅に参加し、私の経験をすべて提供します。それは、あなたが困難に直面し、それを克服するのに役立つでしょう」と伝えることができるのだ。

レオポルド会議

二〇〇二年一二月、トレントの精神保健サービスの利用者、家族、運営者全員に、サービス責任者から一通の手紙が届いた。それは、「レオポルド会議」への招待状であり、ここに最初の本格的かつ公式なファーレ・アッシエーメの実践、〝優しい革命〟が始まったのだ。

当時、「良い治療」に向けて、利用者、家族、支援者全員が集まってお互いに向き合い、相談し合う時間が設けられていたものの、さらに具体的で共有できる取り組みが必要と考えられた。そこで、「レオポルド会議」として、何が問題であるかを話し合う全体会議と、そこで対処が必要だと判断された特定の問題に具体的に対処する小グループが設置されて、定期的にテーブルを囲むことになった。

レオポルド会議は、最初の会合から基本的な二つのルールを貫いている。一つめは、利用者、家族、支援者、誰かが無作為に提示するすべての提案は、必ず議論すること。二つめは、すぐに解決策が見つからない場合は、利用者、家族、支援者が混ざった小さなグループ（通常は二カ月以内にグループを作って代替案を作成する）に託され、彼らは次のレオポルド会議の会合に実施可能な解決策を持ってくることを約束すること、である。

すべての提案は必ず議題にあげられ、話し合うことを保証される。これは決定権を管理者から平等に分配する明らかに新しい考え方であり、技術革新に関する提案はもちろん、一見すると微々たる提案も、すべてレオポルド会議を通じて行われている。ファーレ・アッシエーメが大きな成果を上げている活動の一つである。レオポルド会議は一七年間で九六回開催され、五〇〇人以上が参加し、現在も続けられている。

ファーレ・アッシエーメで居住支援

住居、仕事、社会性（la socialità）は、地域で暮らす市民にとって最も重要な三つの権利である。これらの権利を使いこなせない人は、排除される可能性が高く、しばしば福祉サービスの利用者にも排除が起こりうる。それゆえ、精神医療では、これらの権利を扱う機関や団体と協力し、利用者の権利を保証するために強く取り組む必要がある。トレントサービスの経験は、ファーレ・アッシエーメがいかにこの分野にまで影響を与えているかを示している。

亡命希望者との同居について

既存の解決策では対応できない危機的な状況もある。そのような場合、「勇気」と「想像力」という二つの力を使うべきである。例えば、トレント市の行政と共同で、サービス利用者と亡命希望者の同居生活を試みた。最初は奇妙に思えたこの策は、今日、（トレントだけでなく）多くの市民に異和感なく受け入れられている。手順としては、マップの使い方から、ルームメイトの選び方、自分に合ったアパートの探し方まで、利用者による同居人探しと言ってもいい。しかし、すぐにわかったことは、亡命希望者の貢献がいかに豊かであるかということだ。多くはアフリカからイタリアにやってきた亡命希望者であり、彼らは、トレントにおける精神保健の仕組みを理解するための短期講習を受けた後、利用者とともに生活することになる。専門的な技術の必要はなく、弱いメンバーでも、彼が求めるならいつでも受け入れ伴走するという拡大家族の原則が有効なアフリカ文化になじみやすいものであることを、利用者たちに示す。そしてそれは、ファーレ・アッシエーメの原則に完全に適合するのだ。

利用者は亡命希望者を本当の家族として認め、彼らから生活の質や人間関係を導き出してきた。亡命希望者は保護者的な役割を果たし、社会的地位と役割、家族を手に入れた。この非常に特別な結合においても、ファーレ・アッシエーメは重要な役割を果たし、すぐに他の分野においても拡大し、一〇〇件近い同居生活が行われた。亡命希望者との同居でも、利用者間の同居でも、経済的には大きな節約となる。もちろん、亡命希望者は、子どもの保護に関する規則に従って、ささやかながらも補償を受けることができる。この取り組みは、前述の難民の地位を確立するための非常に重要なステップであり、困っているイタリア人に提供する援助が評価されるだけでなく、そのイタリア人の養育者となり、移民という繊細な問題につきもののあらゆる固定観念を覆すという意味で、重要な位置を占めるものである。イタリアではこのような同居生活が盛んに行われており、人と人、資源や弱点を結びつけることで、常に新しい視野と可能性が開けることを改めて証明している。

講演　コートジボワールからトレントへ
オマール・サンガレ　再発見された言葉たち全国大会（二〇一六年一〇月七日）

私はコートジボワール出身で、政治難民として、約八年間イタリアに住んでいます。イタリアに来てから、私は一からやり直さなければなりませんでした。私はフランス語を話せますが、イタリア語は話せないので、言葉が理解できない人々との交流が始まりました。そこで、文化にも適応し、人と出会い、より良いものを見つけるチャンスを得るために、語学の習得に努めました。シチリア島のシラクサにいました。その後、ローマに移り、ローマのテルミニ駅の路上で、毛布の下に段ボールを敷いて一年ほど寝ました。毎朝、通り過ぎる人々を眺め、食事をするために食堂に行ったり、シャワーを浴びたり、コートジボワールの家族には言えないようなことばかりでした。そして、トレントに来て、トレント市、社会福祉局、精神保健センターのおかげで、私は精神障害者のための「ホスピス」になるためのトレーニングコースに参加することができました。

コース終了後は、さまざまなソーシャルサービスでの実習を行いました。私は、ジュゼッペという困難を抱えている人を紹介されました。彼は、精神保健センターのサービスが嫌いなため、ミーティングに出ることができなかったのです。それで、彼と付き合い始め、会いに行き、友達を作り、おしゃべりをし、彼を知っていきました。一カ月ほどして、「一緒に暮らさないか」と誘われ、「イエス」と答えました。

最初のうちは、彼と家を共有するのはとても大変でした。彼は時々危機的状況に陥り、ネガティブなことを考え続け、人々やサービス、何に対しても腹を立てていました。自分には理解できない、乗り越えられないものでした。しかし、時間とともに私も変わり、少しは彼の立場になって一緒に物事に向き合わなければならなくなりました。彼が危機的状況にあるとき、私は彼に近づき、冗談を言ったり、おしゃべりをし、散歩に連れ出したり、友達の家に夕食を食べに行ったりするようにしています。時間が経つにつれて、彼のものの見方が少しずつ良くなってきたのです。彼は、料理もしない、掃除もしない、何もかもタダで暮らすという構造に慣れてしまっていました。そして、私との家でも同じだと思ったのでしょう。私は、自分の人生をより良くしようとするためには、物事を一緒に行わなければならないことを説明しました。私が彼のために何かをするのではないということをはっきりさせて、一緒に何かをするようにしました。一緒に料理や掃除をし、買い物もする。やるべきことがあるときは、私を待っているのではなく、やり方を聞きに来てそれを教えてあげると、やってくれるようになりました。最初のうちは大変だったけれども。

次第に強い絆が生まれ、私はもはや「ホスト」としてではなく、兄弟、友人としてそこにいます。週に一度、支援者のパオロと自治体の人たち、そして家のオーナーであるトレンティーナ・アコグリエンツァ・ストラニエリの人たちが集まり、前の週に行ったこと、進行中のこと、苦情、問題などがあれば話し合い、一緒に解決策を考えています。私が家の窓口となりますが、私一人で解決策を見つけるのではなく、一緒に見つけていくのです。そして、危機と回復の瞬間も一緒に乗り越えようとしています。同居して三年になりますが、彼のことは十分わかっているつもりですし、彼もずいぶん良くなりました。以前は外出するのも大変で、バスに乗ることもなく、レストランで食事をすることもありませんでしたが、今ではよく外出し、友人を家に招いて夕食をとり、楽しく過ごしています。屋根があり、路上で生活することもなく、困っている人を助け、彼らの近くにいて、自分の社会性を高めることができています。彼は私にとっての先生で、一緒にイタリア語を勉強しているときに私が文を間違えると直してくれたり、イタリアの文化について教えてくれます。これはとても嬉しいことです。彼が病気なのは残念ですが、一緒に住んでいる他の二人とでも、お互いを理解し、共通の空間を共有し、一緒に何かをし、時には一緒にパーティーをし、友達を誘ったりして、我が家は大丈夫といえるでしょう。

回復のゴール　こうすればいいんだ—ファーレ（FARe）

ファーレ・アッシエーメのアプローチが根付いているところでは、精神保健サービスを利用者とともに共同設計し、共同制作することは難しくはない。トレントでは、ファーレ・アッシエーメの手法でリ

界のメンタルヘルスにおいて重要性を増している。リカバリーを一つの言葉で言い尽くすことはできないが、世界のメンタルヘルスにおいて重要性を増している。

一九八〇年代には、症状の改善を目指す臨床的な回復とは異なり、主体的な選択の可能性、症状管理の戦略、ピアサポート、共同作業、社会的包摂、将来への希望といった〝個人の回復〟への道筋について語られるようになった。ボストンの精神科リハビリテーションセンター名誉所長のウィリアム・アンソニーは、リカバリーを「自分の行動、価値観、感情、能力、目標、役割に変化をもたらす、深く個人的でユニークなプロセスで、病気による制約があっても、有意義な活動や人間関係に参加し、満足のいく人生を送る方法である」と定義した。

リカバリーは、利用者の責任と主体性を高めるために、ファーレ・アッシエーメや「再発見された言葉たち」に沿って、私たちの語彙に追加すべき言葉である。そして、リカバリーのための最も効果的な介入は、利用者や家族、貢献を受ける人々がまず参加し、共有するものである、という信念のもとに、トレントではファーレ(Fare Assieme Responsabilmente、責任ある行動を共にすること)プロジェクトが強化された。これは、利用者、支援者、家族、市民の共同により、多様な人々を対象とした、メンタルヘルスに関する研修や啓発活動を実現するものだ。

FAReでは、各グループが数カ月かけて企画し、制作・実施する。各イベントでは、利用者、家族、専門家、市民が講演者として参加する。この取り組みの革新的な点は、まさにこの点にある。例えば、うつ病についてのイベントでは、精神科医が語るのではなく、参加者たち自身がイベントを企画・運営し、精神保健に携わる人々が自身の経験をもとに語り、異なる視点での発言と場を提供する。自由闊達に、さまざまな角度からそのテーマを取り上げた。それは、精神病のイメージを一新するものであり、プロが単独で登壇する他のイベントとは異なった楽しさを味わうことができた。

イベントには、スキルや戦略、情報、意識を高めることに熱心な利用者とその家族、スキルを高めたいと願う支援者、メンタルヘルスに関する知識を深め、必要に応じてそれを活用したいと願う市民など、さまざまな人々が集う。会議の存在を最大限にアピールするため、時間や会場などすべてのイベントを掲載したカタログを印刷し、配布した。また、地元メディアにも各ミーティングの情報を提供するよう依頼した。二〇一五年の開催は充分な手応えで人数的にも研究成果的にも良い結果が得られたため、次年度もファーレを実施することが決定し、他の団体（近隣サービス、民間社会団体、学校）とのつながりを広げるなどいくつかの改良が加えられ、拡大していった。参加者と講演者の数は二倍以上に増え、多くの良い結果が生まれている。ひとつは、一般市民が参加することで、精神疾患に対する偏見が薄れ、より多くの情報が得られるようになったこと、もうひとつは、リカバリーへの道のりを共に歩むために、利用者とその家族の士気を高め、希望を示すことができたことだ。

二〇一七年から、共同作業グループは、病気に関わらず、精神的苦痛を抱える人が自分の人生の質を向上させる個人的なＰＣＣを作成することに着手した。ウッフェとトレーニングを受けた支援者が進行する一連のテーマ別コースを特定し、利用者、そして家族にも提供する。この理論的根拠は、英国にあるリカバリーカレッジによるものである。毎年、様々なテーマと予定を記載したパンフレットを郵送し、利用者や家族は、関心のあるコースに申し込む。コースはテーマによって異なり、一回二～三時間で三回から一〇回まで開催される。テーマは、個々の利用者や家族からも案が寄せられ、充実した内容となっている。

二〇一七年、二〇一八年ともに、合計二〇ほどのテーマ別コースに、一〇〇人以上の利用者や家族が参加した。利用者と家族にとって、ファーレ・アッシエーメとリカバリーの道への具体的で実践的な活動となっている。

実現したイベント

「再発見された言葉たち」は、利用者、家族、支援者、市民を巻き込んで、冒険さえもファーレ・アッシエーメの精神で、ともに挑戦してきた。目的は、精神疾患に対するスティグマや偏見に挑むことである。「普通」のことが難しいと思われがちなメンタルヘルスサービス利用者がいわゆる「普通の」市民が夢見るような冒険をやり遂げること、まさに自らの行動で精神疾患に対する社会の偏見やイメージを変えていくことだ。

二〇〇六年は、「特別な」イベントの第一回目、「オセアノ・デントロ」を行った。当時、精神科の患者向けにクロアチアへのショートクルーズを提供していた船長と「もっと冒険をしたい」と話したことがきっかけだ。カナリア諸島からアンティル諸島まで、コロンブスのルートに沿って、ヨットで大西洋を横断する冒険だ。クルーはもちろん、利用者、家族、オペレーター、そして同行したジャーナリストで、旅を記録し、ドキュメンタリー映画「オセアノ・デントロ」を制作した。

大西洋を横断する一〇人の男女は、「トレント・メンタルヘルス・サービス」の利用者でも世界の果てまで行けることを証明するため、夢を追い求めた。目の前にありながら、一人ひとりの内側にある海を渡る狂気の航海だ。大洋を渡る二〇日間、船の狭い空間では緊張感が漂うこともあった。しかし、二〇日間の海上生活の後、横断の目的地であるアンティル諸島のサンタルシアの山々が現れたときの興奮は、このような冒険を体験できたという参加者全員の満足感に変わった。この映画の主人公であるヘキサフォン奏者ピエールのコンサートや、嵐で全員が倒れた中でも学位論文に没頭するアドリアーノの粘り強さ、横断中のパーティーの様子など、旅の逸話は枚挙に暇がない。船長であるダビデの人間味あふれる逸話はもちろん、横断中に彼が課す鉄のような規律によって、食事の準備から船の掃除、そして横断の最大のリスクであるコンテナの漂流を防ぐための夜勤まで、全員が仕事を公平に分担した。月と星に照らされた夜の海が与えてくれる、深くスリリングな孤独、一〇人の参加者の記憶に残る冒険となり、大きな成功を収めた。

二〇〇七年には二回目の冒険となる「北京行き特別列車」が行われた。コロンブスの代わりにマルコ・ポーロの足跡を辿って、ヴェネチアから北京までの旅を再現することになった。アイデアが気に入られ、イタリア全土の仲間に広がっていった。リグーリア、ロンバルディア、トレンティーノ、ヴェネト、エミリア・ロマーニャ、トスカーナ、マルケ、ウンブリア、ラチウム、カンパーニャ、サルディーニャ、シチリアと、主要なイタリア各地の「再発見された言葉たち」が力を合わせ、参加者は、総勢二〇八名（利用者七七名、支援者四七名、家族二八名、市民五六名）となった。

ブダペスト、モスクワ、ウランバートルを通って北京へ向かうシベリア鉄道の特別列車による一五日間の旅である。狭いコンパートメントのカオスの中、皆で力を合わせる努力は素晴らしいもので、予期せぬ出来事や困難の連続を恐れていた人たちを裏切る旅となった。ここでも、利用者、家族、支援者、市民が混ざり合い、共有、平等、責任の冒険をすることに成功したのだ。一緒にやるという精神は強固になり、イタリアに帰っても深い友情で結ばれた。その旅の精神と意味は、人生の質を根本的に変え、旅先で出会う人をも巻き込んだ。「再発見された言葉たち」の構成と情熱に感銘を受けた中国の精神科医は、この活動の意義を理解し、これをきっかけにファーレ・アッシエーメとウッフェが中国に進出するためのコラボレーションが生まれた。

二〇〇八年は「再発見された言葉たち」初のイタリアツアーを行った。最終的な目標は出来るだけ多くの地域で刺激を与えたり集めたりする社会的運動が出来るようになることである。

大西洋横断、北京への特別列車、イタリアツアー、そして何よりもイタリア全土で行われる無数のミーティングは、この運動に対する認識を高め、積極的支援を得られていなかった人々に声を与える役割を果たしている。

二〇〇九―二〇一一年、ケニアのムイエィエ村で一緒に学校を作った。北京から戻ると、今度はアフリカに向けて、苦しんでいる現実に大きく貢献するための冒険を始めるエネルギーが湧いてきた。「再発見された言葉たち」は、ケニアのムイエィエ村に学校を建設することを夢見て、すでに国際協力の分野で活躍している団体とチームと力を合わせることになった。軽犯罪、売春、貧困の中で生きなければならないすべての青少年に開かれた無料の職業訓練校である。

北京行きの特別列車と同様に、「再発見された言葉たち」のグループは、ピエモンテ、リグーリア、ロンバルディア、トレンティーノ、ヴェネト、フリウリ＝ヴェネツィア・ジューリア、エミリア・ロマーニャ、トスカーナ、マルケ、ウンブリア、ラツィオ、カンパーニャ、サルディーニャ、シシリーなどイタリア各地から集まった。各グループは、学校の建設費として約一〇万ユーロを負担した。

アフリカに学校を建設し、それを現地に寄贈することは、決して当たり前のことではなく、当初は「いずれ違う用途に使われるから」と反対するＮＧＯも多かった。しかし、企画、準備をして、ファーレ・アッシエーメの理念から、保護者、教師、自治体、運動の代表者からなる学校運営委員会を設立。幸いなことに、すべてが順調に進んだ。現在では、数百人のティーンエイジャーにさまざまな分野で働く機会を提供し、活発に活動している。

学校建設の際には、イタリア全土から集まった「再発見された言葉たち」のグループの協力が不可欠で、彼らはムイエィエ村に足を運び、作業を見守り、精神保健の世界で対等なパートナーであるこの貧しい村と理想的な関係を築くために尽力してくれた。村人たちと何度も会ううちに、意思の共有と深い友情が生まれたのだ。二〇一一年二月の開所式は、忘れられない祝賀会となった。村人たちとイタリアからやってきた三〇〇人以上の人たちが、自分の仕事に誇りをもって楽しく踊っているような心弾むひとときであった。

二〇一一年にはアメリカ大陸横断に挑戦した。ボストンからロサンゼルスまで、史上最もクレイジーな coast to coast（CTC、海岸から海岸まで）が行われた。CTCは、おそらく多くの人にとって夢であり、不可能な旅の一つであろう。

トレントのウッフェは、アメリカでウッフェとファーレ・アッシエーメについて語るように、招聘されたのである。ボストンからロサンゼルスまで海岸から海岸までの旅を企画した。四人の支援者、三人のウッフェ、三人の市民、一人の研究者、二人の学生、そして旅を記録する二人の映画制作者の計一五人が、三週間にわたってイタリアを離れ、アメリカを横断しながら、九つのカンファレンスを開き、全員が自分の経験や感情を一〇分ずつ語った。

会議場はいずれも格調高いものばかりだった。ボストン大学精神科リハビリテーションセンター（マサチューセッツ州）、ベッドフォード（バージニア州）の戦争帰還兵回復サービス、レバノン（ニューハンプシャー州）の「ダーマス・ヒチコック医療センター」、モンペラーのバーモント精神保健協会など。その他にはエール大学地域精神保健回復プログラム（ニューヘイブン、コネチカット州）、テンプル大学回復サービス（フィラデルフィア、ペンシルバニア州）、戦争帰還兵回復サービス（ピッツバーグ、ペンシルバニア州）、ロングモント精神保健センター――デンバー（コロラド州）、ロサンゼルス精神保健省（カリフォルニア州）と、四台のSUVで全米七〇〇〇㎞以上を走破。会議、高速道路、ちょっとした観光の合間に、無尽蔵のニューヨークと見逃せないグランドキャニオンを訪れ、忘れられない二一日間を過ごした。

イタリア地域精神医療の思想と実践

患者・家族・支援者は語る

二〇二二年十一月二十八日　第一刷発行

著　者　森越まや

発行者　川畑善博

発行所　株式会社　ラグーナ出版

〒八九二－〇八四七

鹿児島市西千石町三－二六－三F

電　話　〇九九－二一九－九七五〇

ＦＡＸ　〇九九－二一九－九七〇一

URL https://lagunapublishing.co.jp

e-mail info@lagunapublishing.co.jp

通訳・翻訳協力　花野真栄

装幀　都築　純（W.H.O）

印刷・製本　シナノ書籍印刷株式会社

定価はカバーに表示しています

乱丁・落丁はお取り替えします

ISBN978-4-910372-25-9 C3047

〈付録2〉 PCC（Percorsi di Cura Condivisi / 治療共有プロセス）3版

ＰＣＣ３の目標　自分らしい暮らしをつくるために

・利用者、家族、支援者が、ＰＣＣ３を通じて真の「チーム」となり、互いの専門性を発揮しながら治療過程を共有します。

・チームの外部に、適切なケアが行われているかを確認するガランテ（保証人）をおきます。ガランテは中立的な立場から、利用者、家族、支援者の平等と情報の共有を促す役割を果たします。

・ガランテにはウッフェや家族が選ばれます。リカバリーの経験があるウッフェが寄り添うことは大きな効果があります。

・ＰＣＣ３は、利用者が「行動する」ことで「自分の生活環境を変える」ことを支援します。利用者は、保護された状況から、ガランテの助けを借りながら自らの手で自分の生活環境を変えていくのです。これは、リカバリーの達成のために不可欠なことです。

・ＰＣＣ３のミーティングは、常に机の前ではなく輪になって座り、誰も除外することなく全員と話をします。

・平等で自由が保障された場で、納得がいくまで話し合います。そして、互いの目標を承認し、実現に向けて行動します。

対象となる人

より良い協力関係を築きながら、より効果的なコミュニケーション、道筋を見つけ、現実的で共有された目標に向かって歩むことを希望する人は誰でもＰＣＣ３を利用できます。また、友人、家族、支援者など他の人が利用を薦めることもできます。

チーム

利用者と担当精神科医、地域医療のスタッフ、そして利用者が希望する

重要な人物がメンバーとなって、同じ目標に向き合うことでお互いに助け合う「チーム」となります。

私たちの人生には、手を差し伸べてくれる多くの人々が交わっており、重要な存在となる人は、時と場合に応じて変わることもあります。このため、チームメンバーの構成を臨機応変に検討する特定の部門も設けられています。

構造

ＰＣＣ３は、一目でわかるように色別に記載されます。

緑色で表示されている利用者､青色で表示されているシートを持つ｢チーム」全体、赤い色で識別されたページには、ツールと " チーム " の軌跡に関する情報が記載されています。

一般情報

有益な情報は、ＰＣＣ３の基礎となります。キーパーソンは、サービス、診断､投薬などの必要な情報をすべて把握することが重要です｡疑問に思っていること、情報が不足していること、得たい情報やもっと知りたいことなどを自由に表現してください。一緒に、これらの溝を埋めるための場所や時間を決めましょう。

私のための欄

信頼と希望は、回復への道のりにとって重要な要素です。この欄を自宅で記入してください。" チーム " 全員で共有し､あなたの希望を伝えることもできます。記入することで､あなたが「チーム」に参加する同意となり、｢治療プロジェクト」に含める目標の基礎となります。

クライシスの初期兆候

クライシスとは、ケアの過程における重要な期間です。このスペースが

あれば、症状が悪化する初期兆候を把握し、クライシスを防ぐために何をすべきかを"チーム"で話し合い、日ごろから気をつけておくことができます。

良いコミュニケーションから良い関係へ

「聞く」「向き合う」「理解する環境」は、コミュニケーションを図るための３つの基本要素です。良好なコミュニケーションは、良好な人間関係の構築を促進し、ＰＣＣ３の共有もスムーズになります。

良好なコミュニケーションを育むためには、以下のことが重要です：

・声を荒げることなく、落ち着いた声のトーンで話す。
・誰にとっても可能な限り明確で理解しやすい言葉を使う。
・自分の視点とは異なる場合でも、相手の視点を理解しようとする。
・話したことが実際に理解されているかどうかを確認する。
・困ったこと、困難なこと、考え直したことなどを自由に伝えてください。
・誰もが、時間をかけて行ってきた努力、関与、改善を認識し、評価します。
・私たちが本当に信頼している間柄であれば、その人の「全体」ではなく、私たちを悩ませている一つの行動を批判することもあります。

危機管理

症状悪化や初期兆候のサインと、その時に本人がどうしてほしいかという希望を共有することで、クライシスが発生したとき、各メンバーができるだけ早く介入して、最も効果的な行動を選択することができます。これらは合意の上で危機管理欄に記録します。

キーワード

「チーム」の各メンバーには、自分が最も重要だと考えるキーワード、自

分にはあまり当てはまらないと思われるキーワード、その存在が自分の人生を変えるかもしれないと思われるキーワードを挙げてもらいます。

また「あなたにとって大切なことは何か」を考えていただきます。

ＰＣＣの過程

ＰＣＣ３は２つの場面で成立します。１つめは利用者と保証人が出席し、治療のための手段が提示され、「利用者の私」というシートが扱われるプレミーティング。２つめは「チーム」全体とのミーティングです。必要に応じて一定期間「チーム」に同行し、最大４回の検証ミーティングを実施します。評価では、以前に決められた関わりの方法の達成度が評価されます。必要に応じて、新たな関わりの方法を再開または再定義することも可能です。

ガランテ（保証人）

ガランテとは、「チーム」のメンバー間の対立時でも平等を保証し、治療の過程を利用者に寄り添って共有することを実現する存在です。ガランテは、トレント精神保健サービスで働いているのウッフェの中から選ばれ、精神疾患の直接の経験から得た知識を共有します。ミーティングやフォローアップの間、ガランテは「チーム」の各メンバーが発言した内容を、この冊子に記録し、各ミーティングの後、「チーム」は、話し合われたすべての内容が書かれた文書を受け取ります。ＰＣＣ３終了時には、利用者にオリジナルの冊子が手渡され、そのコピーがフォルダに保管されます。

臨時全体ミーティング

プロセス中に「チーム」のメンバーが特に重要な問題に気がついた場合、「チーム」はガランテ立会いのもと「臨時」のミーティングを求めることができます。

サービス・診断に関する情報

本サービスの仕組み、診断、投薬についての完全で明確な情報があれば、あなたはご自身の治療過程に責任を持って参加することができます。■（はい）、■（まあまあ）、■（いいえ）の3色は、得られた情報の度合いを示しています。赤色は情報が得られていない箇所、黄色は情報が不足していて改善できる箇所を示しています。是正措置は、コースの最初のミーティングで、チーム全員の立ち会いのもと、定義されます。（原書では、■＝青、■＝黄、■＝赤）

サービス	プレミーティング	チェック1	チェック2	チェック3	チェック4
本サービスとその活動に関する十分な情報を受け取っていますか？	■はい ■まぁまぁ ■いいえ	■はい ■まぁまぁ ■いいえ	■はい ■まぁまぁ ■いいえ	■はい ■まぁまぁ ■いいえ	■はい ■まぁまぁ ■いいえ
情報はいりません。					
もっと情報が欲しいです。					
担当：					
予約日	年　月　日	年　月　日	年　月　日	年　月　日	年　月　日

サービス	プレミーティング	チェック1	チェック2	チェック3	チェック4
ご自身の病気の診断について、明確に説明を受けましたか？	■はい ■まぁまぁ ■いいえ	■はい ■まぁまぁ ■いいえ	■はい ■まぁまぁ ■いいえ	■はい ■まぁまぁ ■いいえ	■はい ■まぁまぁ ■いいえ
情報はいりません。					
もっと情報が欲しいです。					
担当：					
予約日	年　月　日	年　月　日	年　月　日	年　月　日	年　月　日

薬の情報

あなたは、服用している薬の効果、効果が出るまでの期間、服用期間の目安、起こりうる副作用、避けるべき相互作用などについて、明確な情報を得ることができましたか？

治療に対する疑問、副作用、他の薬の想定、治療の中断の希望・意思などを医師に伝えることの可能性と重要性について、明確な情報を得ましたか？

薬について	プレミーティング	チェック1	チェック2	チェック3	チェック4
処方された薬の効果／相互作用／影響／機能についての情報を受け取っていますか？	■はい ■まぁまぁ ■いいえ	■はい ■まぁまぁ ■いいえ	■はい ■まぁまぁ ■いいえ	■はい ■まぁまぁ ■いいえ	■はい ■まぁまぁ ■いいえ
情報はいりません。					
もっと情報が欲しいです。					
担当：					
予約日	年　月　日	年　月　日	年　月　日	年　月　日	年　月　日

薬について	プレミーティング	チェック1	チェック2	チェック3	チェック4
疑問に思ったことや、治療を中断したいと思ったことを医師に伝えることができることをご存知ですか？	■はい ■まぁまぁ ■いいえ	■はい ■まぁまぁ ■いいえ	■はい ■まぁまぁ ■いいえ	■はい ■まぁまぁ ■いいえ	■はい ■まぁまぁ ■いいえ
情報はいりません。					
もっと情報が欲しいです。					
担当：					
予約日	年　月　日	年　月　日	年　月　日	年　月　日	年　月　日

意識と感情への負荷

ここはあなたのための欄です。自分で記入し、治療の道のりを共にする人々と共有することができます。人生には、自分の意志とは無関係に思考や行動を阻まれ、人間関係がうまくいかなかったり、人生の歩みが困難となり、精神的に苦しくなる瞬間があります。罪悪感を感じる必要はありません。誰も精神的な苦しみを「選択」したわけではありません。

原因の一つに病気があることが多く、それは「治す」ことが可能です。心理的な不快感に関連した困難な瞬間を認め、受け入れることは時に容易ではありませんが、何が起きているかを理解し、幸福感を回復する方向へと導く為に必要なことです。心の病やそれに起因する不快感は、私たちの生活に大きな影響を与えます。負担を認識することで、サポートが必要かどうかを理解することができます。

意識	プレミーティング	チェック1	チェック2	チェック3	チェック4
今の時点で、自分の中に心に違和感を感じていますか？	■はい ■まぁまぁ ■いいえ	■はい ■まぁまぁ ■いいえ	■はい ■まぁまぁ ■いいえ	■はい ■まぁまぁ ■いいえ	■はい ■まぁまぁ ■いいえ
感情的な負荷	プレミーティング	チェック1	チェック2	チェック3	チェック4
今、あなたの人生の中で、精神的苦痛やそれに伴うものはどのくらいの割合を占めていますか？	■少し ■まぁまぁ ■とても	■少し ■まぁまぁ ■とても	■少し ■まぁまぁ ■とても	■少し ■まぁまぁ ■とても	■少し ■まぁまぁ ■とても

信頼と希望

誰かを信じることができるということは素晴らしいことです。私たちが家族や友人などを信頼するのは、彼らが親しく、誠実で、自分に関心を持ってくれていると感じたときです。支援者も、時間をかけて信頼関係を「構築」し、「この人は私たちの幸せのために働いてくれている」という認識を

持ってもらう必要があります。目標をひとつずつ達成し、病気の経過を改善できるという希望を常に持ち続けることが基本です。これにより、私たち一人一人の経験に意味を与え、回復につなげることができます。精神疾患に関しては、信頼と希望をもつことで精神的な苦痛から抜け出し、生活の質を大幅に改善することが可能であることがわかっています。

信頼	プレミーティング	チェック1	チェック2	チェック3	チェック4
今、あなたはメンタルヘルスサービスをどの程度信頼していますか？	■とても ■まぁまぁ ■少し ■全く	■とても ■まぁまぁ ■少し ■全く	■とても ■まぁまぁ ■少し ■全く	■とても ■まぁまぁ ■少し ■全く	■とても ■まぁまぁ ■少し ■全く
希望	プレミーティング	チェック1	チェック2	チェック3	チェック4
自分の状況が改善されると思いますか？	■とても ■まぁまぁ ■少し ■全く	■とても ■まぁまぁ ■少し ■全く	■とても ■まぁまぁ ■少し ■全く	■とても ■まぁまぁ ■少し ■全く	■とても ■まぁまぁ ■少し ■全く

私の願望

自分の希望を認識することはとても重要です。何を実現したいのか、どこからスタートしたいのかを考えるのは簡単ですが、それを明確に理解するのはもっと難しいかもしれません。以下の質問は、あなたが今、人生の中で何を成し遂げたいかを決めるのに役立ちます。それぞれの分野で、現状と、あなたの希望に応じて何を変えたいか、何を改善したいかを考えることが重要です。あなたの医療ファイルには、あなたの治療プロジェクトに関する項目があります。治療計画にあなたの希望を盛り込むために、主治医や介護者と内容・目的を自由に話し合うことができます。願い事の内容は、家族、愛情、友人関係、仕事、勉強、生活、社会生活、健康、幸福などに関連したものがあります。

プレミーティング	チェック 1	チェック 2	チェック 3	チェック 4	治療プロジェクト	到達点

クライシスの初期サイン

多くの場合、クライシスには新たな側面と、以前のクライシスでも現れた側面があります。

自分が経験してきたこと、乗り越えてきたことを振り返ることで、不調に陥る前の兆候を認識することができ、必要なときに取るべき有益な行動を身近な人が認識することができます。

通常、クライシスの発生を示すサイン（警鐘）は、（優先順位の高い順に）以下の通りです。	私は、自分に役立ちそうな以下のことを行うことを約束します（優先順位順）。
1.________ 2.________ 3.________	1.________ 2.________ 3.________
困難な状況下では、以下の個人を頼ります。	困ったときに頼る場所は：
□家族　□担当医 □ オペレーターサービス □友達　□同僚 □他の利用者 □その他________	□メンタルヘルスセンター（危機対応・傾聴・外来活動） □私の家 □精神科診断・治療サービス（医療部門） □デイケアセンター　□デイホスピタル □その他________

いざという時には、チームメンバーの一人一人が重要な助けとなります。このデリケートな局面に立ち向かうために、誰もが役割を分担してサポートし、強力な支援ネットワーク環境を作ることができます。チームメンバーそれぞれの関与方法を明確にすることで、協力し合い、共通の行動指針を定めることができます。

担当	役割	チェック1	チェック2	チェック3	チェック4

署名 ______________________________

チームの役割確認

良い関係は、チームメンバーそれぞれが責任をもつことによって、常に向上していくものです。そのため、一人ひとりが具体的な役割を持ち、チームの他のメンバーと一緒に時間をかけてそれを確認することで、積極的な参加の環境を醸成していくことをお願いしています。

担当	役割	チェック1	チェック2	チェック3	チェック4	不活発

署名 ______________________________

ガランテの意見

プレミーティング

チーム

チェック 1

チェック 2

チェック 3

チェック 4

キーワード

「チーム」の各メンバーは、「自分の」キーワード、つまり最も重要だと思うキーワード、最も当てはまらないと思われるキーワード、自分の人生を変えることができると感じるキーワードを考えてください。360度の視点で、「チーム」の仕事の指針となるような言葉を探すことができます。キーワードは、それを表現する人がまず関与して、すべてのメンバーが行動的でなければなりません。実際、自分の行動を変えたいと自然に思えば、他人の行動よりも自分自身の行動を変える方が常に「簡単」なのです。

名前	キーワード	チェック1	チェック2	チェック3	チェック4

アンケート

会話の中で、相手の話をちゃんと聞いていないことがよくあります。この質問では、人の話を深く聞き、理解し、人と人との関係を改善しようとする意欲を促進したいと考えています。私たちは、この質問について考え、まず自分自身と周囲の人々に問いかけてください。

はじめる前に——医師と患者の関係に関するアンケート

本サービスで提供するサービスの質を継続的に向上させるために、簡単なアンケートへのご協力をお願いしています。もしよろしければ、貴重なご意見とご協力をお願いいたします。

利用者と医師との関係を表す9つの質問をご紹介します。

文章をよく読んだ後、あなたの経験に基づいて各記述に数字をマークしてください。

	全く納得できない	意見の相違がある	どちらでもない	納得	大変納得している
1) 主治医は助けてくれましたか？	①	②	③	④	⑤
2) 主治医があなたのために十分な時間を作ってくれましたか？	①	②	③	④	⑤
3) 主治医を信頼していますか？	①	②	③	④	⑤
4) 主治医は理解してくれていますか？	①	②	③	④	⑤
5) 主治医は、私の治療過程においての協力を重要視しています。	①	②	③	④	⑤
6) 主治医と私は私の症状の性質について互いに合意しています。	①	②	③	④	⑤
7) 主治医に相談ができました。	①	②	③	④	⑤
8) 主治医の治療に満足している。	①	②	③	④	⑤
9) 主治医はすぐに対応してくれた。	①	②	③	④	⑤

終わりに——医師と患者の関係に関するアンケート

本サービスで提供するサービスの質を継続的に向上させるために、簡単なアンケートにご協力をお願いしています。よろしければ、貴重なご協力をお願いいたします。ユーザーと医師との関係を表す９つの質問をご紹介します。文章をよく読んで、あなたの経験に基づいて各記述に数字をマークしてください。

	全く納得できない	意見の相違がある	どちらでもない	納得	大変納得している
1）主治医は助けてくれましたか？	①	②	③	④	⑤
2）主治医があなたのために十分な時間を作ってくれましたか？	①	②	③	④	⑤
3）主治医を信頼していますか？	①	②	③	④	⑤
4）主治医は理解してくれていますか？	①	②	③	④	⑤
5）主治医は、私の治療過程においての協力を重要視しています。	①	②	③	④	⑤
6）主治医と私は私の症状の性質について互いに合意しています。	①	②	③	④	⑤
7）主治医に相談ができました。	①	②	③	④	⑤
8）主治医の治療に満足している。	①	②	③	④	⑤
9）主治医はすぐに対応してくれた。	①	②	③	④	⑤

訳　森越あき